名医奇难杂症临证精华

主编　赖祥林　赖昌生

SPM 南方出版传媒

广东科技出版社 | 全国优秀出版社

·广　州·

图书在版编目（CIP）数据

名医奇难杂症临证精华 / 赖祥林，赖昌生主编. —广州：广东科技出版社，2021.9

ISBN 978-7-5359-7714-4

Ⅰ．①名… Ⅱ．①赖… ②赖… Ⅲ．①疑难病—中医临床—经验—中国—现代 Ⅳ．①R249.7

中国版本图书馆CIP数据核字（2021）第160580号

名医奇难杂症临证精华

MINGYI QINANZAZHENG LINZHENG JINGHUA

出　版　人：朱文清

责任编辑：丁嘉凌　李　芹

装帧设计：友间文化

责任校对：杨崚松　陈　静

责任印制：彭海波

出版发行：广东科技出版社

　　　　　（广州市环市东路水荫路11号　邮政编码：510075）

销售热线：020-37592148 / 37607413

http://www.gdstp.com.cn

E-mail: gdkjzbb@gdstp.com.cn

经　　销：广东新华发行集团股份有限公司

印　　刷：广州市东盛彩印有限公司

　　　　　（广州市增城区新塘镇太平十路二号　邮政编码：510700）

规　　格：787mm×1 092mm　1/16　印张18.5　字数370千

版　　次：2021年9月第1版

　　　　　2021年9月第1次印刷

定　　价：78.00元

如发现因印装质量问题影响阅读，请与广东科技出版社印制室联系调换（电话：020-37607272）

主 编 简 介

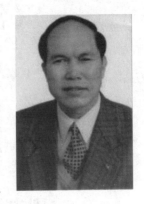

赖祥林　男，1947年7月出生，广西博白县人。毕业于广西中医学院医疗系，中医内科主任医师，曾到北京中国中医研究院西苑医院进修学习，历任广西玉林市中医院副院长、广西玉林市中西医结合骨科医院副院长、广西玉林市老科学技术工作者学会副会长、广西中草药研究会玉林分会副会长、广西玉林市客家海外联谊会常务理事、中国中医药学会广西分会常务理事、广西中医内科专业委员会常务委员、中国中西医结合学会广西内科专业委员会副主任委员、中国中西医结合学会广西活血化瘀专业委员会副主任委员、广西高级专业技术资格评审委员会中医药系列评审委员。根据国务院第351号令，经广西医学会审核，聘为广西医学会医疗事故技术鉴定专家库成员；2018年4月被推荐为河北省科技奖励评审专家库成员。

从事中医临床研究50多年，对肾病、胃病、肝病、中风、胸痹等内科疾病，以及老年病中的中风先兆、中风、老年骨质疏松症的研究和治疗有丰富的临床经验。多年来先后在《中华医学杂志》《中医杂志》《中国中药杂志》《实用中西医结合杂志》《海峡中医》等40多家杂志、刊物上发表学术论文160多篇，并多次参加国际性和全国性学术会议。部分文稿被《中国当代名医医案精华》《当代名医临证精华》《南方医话》等专著刊载。从1994年2月至2018年10月先后出版专著10部，即在广西科学技术出版社出版发行了《中老年百病食疗妙方》《百病防治与病后康复》两书，并主编《古今治癌偏方精选》《古今治癌偏方精选（第二版）》《常见中草药毒副反应与合理应用》《常见中草药毒副反应与合理应用（第二版）》《中风方术优选》《肝病方术优选》《糖尿病方术优选》《岭南特色活血化瘀药的现代研究与临床应用》等专著在广东科技出版社出版发行，深受广大读者欢迎。其中《常见中草药毒副反应与合理应用》一书获2019年度中国民族医药学会学术著作奖二等奖。获得"中风先兆的辨证论治研究"等10项科研成果，"治疗骨疏的复方药及其制备方法""一种治疗肝肾阴虚型中风先兆的药物""一种治疗红斑性肢痛症的药物"已获得了中华人民共和国国家知识产权局颁布的发明专利。几年来经中华医学会广西分会及科协等单位组织的有关专家评审出优秀论文30多篇。近年来常有中国香港、中国澳门、中国台湾地区患者及新加坡、美国、意大利等国家的华侨前来就医及咨询函诊，疗效满意，深得广大患者的尊敬和信赖。1995年2月荣获"广西卫生厅优秀医学科技工作者"称号，1996年12月荣获"广西玉林地区行政公署有突出贡献的专业技术人员"称号，2003年被广西人事厅、卫生厅授予"广西名老中医"称号；2012年7月荣获"第五批全国名老中医药专家学术经验继承指导老师"称号。2014年10月成立广西玉林市首个"全国名老中医专家传承工作室"，开展中医药学术经验的传承工作。

联系电话：13877568333，0775-2690079。

赖昌生　男，1970年2月生。广西玉林市红十字会医院科教科副科长，理学硕士，主任药师，教授，硕士研究生导师。1994年毕业于广西中医学院药学系；2000年毕业于广西桂林电子工业学院计算机信息管理专业，获管理学学士。具有较强的科研能力，共参加10余项科研项目的研究，其中有国家重大科研专项"十一五计划"课题《中医药防治艾滋病、病毒性肝炎等疾病临床科研一体化平台构建及应用研究》，国家自然科学基金项目《乳腺癌裸眼可视蓝色纳米靶向造影剂研究》，广西科技厅项目《肿瘤可荧光探针 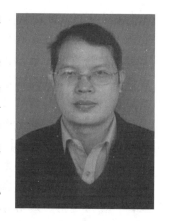 纳米材料的设计合成与性能研究》，广西卫生厅项目《AIDS/HIV生存分析》。获科技成果多项，其中，获广西医药卫生适宜技术推广奖1项，获玉林市科技进步一等奖3项，二等奖5项，三等奖3项。编著了《糖尿病方术优选》《中风方术优选》《肝病方术优选》《常见中草药毒副反应与合理应用》《常见中草药毒副反应与合理应用（第二版）》《古今治癌偏方精选》《古今治癌偏方精选（第二版）》《岭南特色活血化瘀药现代研究与临床应用》等多部专著；发表论文60余篇，其中大部分为核心期刊论文。是赖祥林的长子，现为赖祥林全国名老中医药专家传承工作室主要成员，师承赖祥林。

内 容 提 要

本书重点介绍第五批全国名老中医药专家学术经验继承工作指导老师赖祥林主任医师50多年的临证经验精华，对如何传承中医药学的学术经验，提高中医药学的学术水平和临床疗效，为更好地总结名医的学术思想和临床经验，培养高层次中医人才提供了宝贵的经验。

本书分五章二十四节，第一章为内科疾病，包括心、脑、肝、肺、脾胃、肾脏等脏腑疾病；第二章为内科杂病，包括外感热病、痹症、地中海贫血，红斑性肢痛症、血瘀病症等；第三章为名医名方，包括独创方剂、经方时方、方剂应用新进展、药物配伍应用与用药心得等；第四章为医案医话，包括典型的临证医案和医话；第五章为治法方药精选，选择了120多种治疗方法，每种方法包括选择方剂、常用药物、适用范围等，每种治法也列举典型病例介绍。

本书具有科学性、先进性和实用性，以内科疾病为主，兼顾其他疾病；以实践经验为主，兼顾创新与传承。治法方药精选以治法为主，以法选方，以方配药，灵活实用。本书可作为广大医务人员、医药院校师生、全国名老中医药专家传承团队及广大中医药爱好者的良师益友及临床的参考书籍。

前　言

　　中国中医药学是一个伟大的宝库，应当努力加以传承和发扬这一宝贵的中华瑰宝。随着社会的发展和人类的进步，中医药学对人类的健康事业所作的贡献越来越大，从中草药中提取的青蒿素治疗恶性疟疾等疾病得到了国际上公认，并获得了诺贝尔奖，这些都是在先辈经验的基础上继承和发扬祖国医学的宝贵遗产并加以发掘取得的精华。因此系统总结现代名老中医的学术思想和临床经验精华，充分发挥中医药学的优势，传承精华，守正创新，为人类的健康事业探索出更好的，更有效的方法和药物很有必要。

　　本书分五章二十四节，第一章为内科疾病，包括心脏疾病、脑部疾病，如冠心病、高血压病、肺心病、中风先兆等多种疑难性老年性疾病；以中医辨证治疗为主，或中西医结合治疗，并介绍了病后康复及自我调养的方法；肝脏疾病重点选择了乙型慢性肝炎的治疗体会及独创的抗乙肝冲剂治疗乙型肝炎的临床体会；肺脏疾病着重介绍支气管哮喘急性发作期的治疗及阻塞性肺气肿的辨证治疗和康复调养；脾胃疾病重点选择胃脘痛的辨证治疗经验，以及中西医结合治疗上消化道出血的疗效观察，并介绍脾胃学说在老年疾病中的应用体会；肾脏疾病重点介绍慢性肾炎，慢性肾功能衰竭的辨证施治及康复调养，选择了单味生大黄治疗慢性肾功能衰竭及其研究进展，并列举了补肾八法治疗老年肾虚症及小儿急性肾炎的中医治疗概况。第二章为内科杂病，第一节外感热病，包括中西医结合治疗外感热病及肠伤寒的临床体会，解表法的临床运用，温病的治疗经验等；第二节痹证，包括风湿、类风湿的治疗及康复，辨证治疗痹证的临床观察及独创骨疏宁片治疗老年骨质疏松症的配方及临床研究、疗效观察等，总结了治疗肾虚血瘀型腰椎间盘突出症的经验等；第三节为黄根治疗地中海贫血；第四节为罩捞藤治疗红斑性肢痛症疗效观察；第五节为血瘀病症，介绍了活血化瘀法在血瘀病症中的应用，包括活血化瘀法方剂治验举隅，活血化瘀法在颈肩腰腿痛中的应用，痰瘀同病的辨证特点及痰瘀并治探讨，活血化瘀治疗妇科疾病及内科杂病等的体会。第三章为名医名方，包括独创方剂：骨疏宁治疗骨质疏松症（已于2017年9月15日获中华人民共和国国家知识产权局发明专利证书，证书号第2623832号），九味清淋饮治疗热淋，虎贯茵黄清肝饮治疗肝病，强脊灵治疗强直性脊柱炎，肾病系列方治疗中老年肾病，男性不育九子方治疗男性不育症等。经方、时方择举了镇肝息风汤在老年疾病中的应用，以及六味地黄汤、麦门冬汤、归脾汤、龙胆泻肝汤、酸枣仁汤、八味逍遥散、甘露饮、桂枝茯苓丸、独活寄生汤等古方的临床应用经验及经方的临床运用体会；列举了二陈汤、柴胡桂枝汤、柴胡疏肝散、补阳还五汤在神经系统疾病、血府逐瘀汤在内科、补中益气汤在内科及妇科、龙胆泻肝汤在皮肤科、小柴胡汤在慢性肝病、古方治疗坐骨神经痛及大蒜防治心脑血管疾病、冬虫夏草治疗肾脏病、苦参和黄连、红花、白芍等方面的研究，以及针灸疗法在过敏性鼻炎的应用疗法等的临床应用新进展。在用药方面选择了药物配伍与用药心得，包括葛根、百合、大黄的配伍应用，以及葛根的实验研究与临床应用进展，骨质疏松症的实验研究与临床应用新进展，总结了应用白芥子治疗癫痫、五味子治疗不育症、贯众组方治崩漏的经验和方法，蜂蜜、猪皮、枇杷、硫黄的临床运用，以及治疗小儿遗尿的各种良方。第四章医案医话，选择了痹证、痫症、厥症、胆道蛔虫症、大脑皮质盲、慢性肾衰、肝病、脑病等典型案例及黄芪治疗盗汗的各种临床运用，并做了介绍。第五章治法方药精选，选择了作者50余年以来治疗内科为主的多种疾病的120多种治疗方法，包括养阴十六法、治痹十法、心病八法、肝病二十法、脾病三十法、肺病十法、肾病二十法、脑病辨治十法等，以治法为主，以法选方，以方配药，灵活实用，每法都有适应范畴，病案举例等，使读者一目了然，言简意明，易于掌握，通俗易懂。

　　本人从事中医临床工作50余年，积累了丰富的临床经验，非常注重中医理论与临床实践相结合，在临床实践中不断总结经验，先后在《中医杂志》《中华医学杂志》《广西中医药》《中医教学》《云南中医杂志》《陕西中医》《新中医》《新疆中医药》《四川中医》《河北中医杂志》《贵阳中医学院学报》《浙江中医杂志》《中国中药杂志》《民族医药报》《实用内科杂志》《辽宁中医杂志》《中医研究》《海峡中医》《实用中西医结合杂志》《甘肃中医》《东阳药刊》《明通医药》《中国中医急症》《中国中医药科技》《自然保健》《中国中医药学报》《传统医学杂志》《老年医学新进展》《广西中医学院学报》《中医药信息》《中国老年医学杂志》《中华医学理论与实践》《中华医学月刊》《中医正骨》《中国中医骨伤科杂志》《中国卫生产业杂志》《湖南中医杂志》《按摩与康复医学》《实用中医药杂志》等40多家海内外医药学杂志上公开发表论文。本书选择部分有代表性的论文及长期临床实践经验体会编撰成《名医奇难杂症临证精华》，以供广大中医药临床工作者及中医药爱好者参考。由于文章较多，时间跨度较长，原刊物、杂志的期数、卷数、页数就不一一列举。

由于水平所限，在编撰过程中不足之处在所难免，恳请同道及读者指正。

赖祥林

全国名老中医药专家传承工作室

广西玉林市中西医结合骨科医院

目　录

第一章 内科疾病

第一节 心脑疾病

一、冠心病的辨证治疗与调养

冠状动脉粥样硬化性心脏病系指冠状动脉粥样硬化，使血管腔狭窄或阻塞，导致心肌缺血缺氧而引起的心脏病，与冠状动脉痉挛统称冠状动脉性心脏病，简称冠心病，亦称缺血性心脏病。临床分为隐匿型、心绞痛、心肌梗死、充血性心力衰竭、心律失常（心肌硬化）和猝死型。心绞痛是指由于一时性的冠状动脉供血不足，心肌暂时性缺血缺氧而引起发作性胸骨后疼痛。心肌梗死是指冠状动脉闭塞导致心肌急性缺血性坏死，出现剧烈而较持久的胸骨后疼痛、心律失常、休克等症状。本篇重点介绍心绞痛和心肌梗死。

冠心病多发于40岁以上的中、老年人，脑力劳动者居多。属中医的胸痛、胸痹、真心痛、厥心痛等病范畴。

（一）临床表现

1. 心绞痛

以阵发性胸骨后或心前区疼痛为其临床特征，其中劳力型心绞痛常在体力劳动、情绪激动时发病，休息可缓解。而自发型、变异型心绞痛常发生于静息状态而无明显的心肌需氧量增加，主要是由于大支的冠状动脉痉挛所致，故又称休息时心绞痛。心绞痛患者的疼痛常放射至左肩、左臂前内侧直至小指与无名指，有时放射至颈部、下颌及咽部，亦可放射至左肩胛或上腹部，并伴有消化道症状，可轻可重，绞痛时迫使患者停止活动，直至症状缓解，疼痛常持续 1~5 min，偶有持续15 min，可自行缓解，或舌下含用硝酸甘油后数分钟即终止发作。心绞痛患者平时无异常体征。发作时可见患者表情焦虑，面色苍白，出汗较多，心率增快，血压增高。

1

2. 心肌梗死

多数心肌梗死患者在发病前数日至数周就有先兆表现，即：①原有心绞痛近日发作频繁，程度加重，舌下含用硝酸甘油不能缓解。②有或无心绞痛而突发上腹痛、恶心、呕吐、急性心功能不全，或严重心律失常。心肌梗死发作时，患者突发胸骨后或心前区剧痛，向左肩、臂或他处放射，疼痛持续30min以上，经休息或含服硝酸甘油无效。常伴有烦躁不安、大汗、恐惧、恶心、呕吐、发热、心动过速等。

（二）辨证治疗

1. 心绞痛的治疗

（1）心脉瘀阻证　心前区刺痛，痛有定处，心烦气短，舌质紫暗或有瘀点，少数严重患者尚可见口唇紫暗，青筋暴露，脉沉涩或结代。治以活血化瘀，佐以益气理气。方用桃红四物汤或血府逐瘀汤加减：党参12 g，当归12 g，郁金12 g，赤芍12 g，生地黄12 g，红花6 g，川芎6 g，桃仁6 g，丹参18 g，薤白18 g，瓜蒌18 g，檀香3 g。每日1剂，水煎，分3次服。

（2）胸阳不振、心脉闭阻证　胸闷憋气，心痛阵作，背部寒冷，心悸气短，面色苍白，倦怠乏力，畏寒肢冷，或有自汗，夜寐不宁，食欲不振，小便清长，大便稀薄，舌质胖嫩，苔白润腻，脉沉缓或结。治宜温助心阳，宜通血脉。方用瓜蒌薤白桂枝汤加减：瓜蒌皮30 g，丹参30 g，薤白20 g，桂枝10 g，橘红10 g，干姜6 g，细辛3 g，党参18 g，炙甘草18 g，法半夏15 g，山楂15 g。每日1剂，水煎，分3次服。

（3）脾虚痰聚、阻遏心脉证　体多肥胖，身倦嗜睡，咳嗽痰多，胸憋闷痛，头重如裹，心悸不宁，小便清，大便溏，苔白厚腻，脉滑或弦滑。治宜健脾化痰，除湿养心。方用导痰汤或瓜蒌薤白半夏汤加减：制半夏15 g，瓜蒌15 g，制胆南星6 g，橘红6 g，枳实12 g，茯苓12 g，荷叶梗12 g，白术20 g，党参20 g，薤白30 g，桂枝10 g，炙甘草10 g。每日1剂，水煎，分2～3次服。

（4）肝肾阴虚证　耳鸣，胸闷腰酸，头晕目眩，口干欲饮，夜间盗汗，足跟疼痛，舌质嫩红，苔薄黄，脉细数或弦细。治以滋养肝肾，佐以化瘀活血。方用左归饮加减：何首乌30 g，生地黄30 g，山药30 g，山茱萸15 g，枸杞子15 g，女贞子15 g，丹参15 g，五味子9 g，红花9 g，葛根30 g，赤芍12 g。若头痛、血压偏高者加钩藤30 g，石决明30 g，怀牛膝20 g。每日1剂，水煎，分3次服。

（5）心肾两虚证　胸闷心痛，心悸气短，头晕耳鸣，纳呆倦怠，腰酸腿软，形寒肢冷，或手足心热，夜尿频数，下肢浮肿，苔白少津，脉细弱或结代。治以调补阴阳，益气养血。选用炙甘草汤加减：炙甘草10 g，高丽参（另炖）10 g，桂枝6 g，熟附子（先煎）6 g，生地黄30 g，麦冬30 g，薤白30 g，阿胶15 g（烊化），淫羊藿12 g。每日1剂，水煎，分2次服。

（6）气阴两虚证　气短乏力，胸闷自汗，心悸不宁，动则气喘，心胸隐痛，口干欲饮，五心烦热，小便短黄，大便干结，舌红少苔，脉细而数。治宜益气养阴，佐以清热化瘀。方选生脉散加味：西洋参（另炖）9 g，麦冬18 g，五味子6 g，黄芪15 g，山药15 g，葛根20 g，丹参30 g，甘草10 g。每日1剂，水煎，分3次服。

（7）心脾两虚证　头晕心悸，胸闷气短，身倦乏力，面色无华，夜卧不能，食欲不振，溲清便溏，舌质淡，苔薄白，脉细弱或结代。治以补益心脾，温阳通络。方选归脾汤加减：党参20 g，白术20 g，酸枣仁20 g，薤白20 g，炙甘草15 g，当归15 g，黄芪30 g，茯苓30 g，远志6 g，桂枝6 g，丹参18 g，龙眼肉18 g。每日1剂，水煎，分3次服。

2. 心肌梗死的治疗

（1）气虚血瘀证　多见于急性心肌梗死初期，即发病后3日之内，症见心前区剧痛，自汗气短，倦怠乏力，语音低微，胸闷不适，舌暗或有瘀点，苔薄白，或见舌体胖嫩，脉细或结代。治宜益气活血，化瘀止痛。方选抗心梗合剂加减：黄芪30 g，丹参25 g，黄精25 g，党参20 g，赤芍20 g，郁金20 g，川芎10 g，降香10 g。每日1剂，水煎，分2次服。重者每日可服2剂。

（2）痰浊内阻证　多见于急性心肌梗死中期，即发病后3～4日至第3～4周，此期病情已趋平稳，气虚或阳虚症状减轻，而痰浊较为突出。症见胸闷不舒，气喘多痰，嗜睡乏力，体重不支，纳呆困倦，舌质暗红，苔白滑腻，脉濡缓。治以化痰宣痹，益气通阳，佐以化瘀。方用瓜蒌薤白半夏汤合冠心Ⅱ号方加减：瓜蒌30 g，薤白30 g，丹参30 g，太子参20 g，葛根20 g，郁金10 g，法半夏10 g，桂枝10 g，厚朴10 g，赤芍10 g，生大黄10 g。每日1剂，水煎，分3次服。

（3）气阴两虚证　以恢复期多见，即发病后第3～4周以后，湿热、痰浊之邪渐退，苔由厚转薄，病情转入恢复期阶段。症见心慌，心悸，气短乏力，心烦易怒，自汗盗汗，头昏肢软，夜卧不安，舌质暗淡，舌苔剥脱或少苔，脉细数。治以益气养阴，佐以活血化瘀。方选生脉散合冠心Ⅱ号方加减：丹参30 g，太子参30 g，葛根30 g，郁金15 g，麦冬15 g，赤芍15 g，川芎10 g，五味子10 g，降香6 g，红花6 g，酸枣仁20 g。每日1剂，水煎，分3次服。

（三）秘方验方

（1）当归20 g，熟地黄15 g，桃仁10 g，红花10 g，柴胡10 g，枳壳10 g，川芎10 g，赤芍15 g，党参20 g，延胡索15 g，甘草6 g。每日1剂，水煎，分2次服。适用于胸部刺痛，入夜尤甚者。

（2）瓜蒌15 g，薤白15 g，丹参10 g，白酒50 mL。加水同煎，分2次服。适用于胸痛彻背，感寒痛甚者。

（3）沙棘根30 g，制半夏15 g。水煎后以黄酒送服，每日服2次。适用于胸痛、心悸者。

（4）附子5 g（先煎），旋覆花10 g，红花10 g，丹参10 g，川芎10 g，桂枝10 g，葱白10 g。水煎服，每日服2次。适用于胸痛如刺而畏寒者。

（5）葱白10 g，大蒜2头，生姜10 g，山药100 g，芋头100 g，白酒500 mL。将药物捣烂，后掺入白酒，外敷前胸及后背痛处。适用于胸痛而寒，胸闷气短者。

（6）冠心片（主要由丹参、赤芍、川芎、红花、降香组成），每次6～8片，每日3次。

（7）丹七片（主要由丹参、三七组成），每次3～5片，每日3次。

（四）饮食疗法

饮食宜清淡，多食易消化的食物，尤其要有足够的蔬菜和水果，切忌膏粱厚味。同时少食多餐，每次以不感觉饱胀为度。肥胖者应控制摄入量，晚餐量要少，可根据病情选用下列食疗方。

（1）桃仁粥　桃仁10 g，粳米50 g。先将桃仁去皮，研烂，煮取汁和粳米一同煮粥，经常食之。适用于心脉瘀阻者。

（2）山楂煎　山楂20 g，加水煎服，每日分2次饮服。连服1个月为1个疗程。

（3）槐花山楂煎　槐花与山楂各25 g，煎水代茶饮。

（4）淡菜荠菜汤　淡菜10 g，荠菜30 g，煎汤常服。

（5）香蕉花茶　香蕉花10 g，用水稍煎，盐少量调味，饮服。可治疗胸痹、心痛。冠心病患者每日吃香蕉3～5只，或以香蕉油加白糖，每次1小杯，每日服3次。

（6）木灵芝　每次用20 g，煎水代茶饮。连服1个月为1个疗程。

（7）首乌黑豆炖山甲　何首乌50 g，黑豆60 g，穿山甲肉（代）25 g。将穿山甲肉（代）洗净斩碎，放入在瓦锅内炮汁炒透，加入何首乌、黑豆，再加清水约3碗，先用旺火，后用文火慢慢熬汤，最后加盐、油调味，即可饮汤吃肉。

（8）葛根粉30 g，加白糖适量，调成糊状，蒸熟服之，每日1次。疗程不限。

（9）薤白粥　薤白50 g，粳米100 g。一同煮粥，温热服用。适用于阳郁痰阻之冠心病患者。

（10）山楂粥　山楂50 g，粳米100 g，白糖50 g。先将山楂煎取浓汁，加入粳米、白糖熬粥。适用于冠心病心脉瘀阻兼食积者。

（11）蘑菇汤　干蘑菇25 g，放锅内，加水2 L，小火煎煮2 h后饮用。

（五）自我调养

（1）起居有常，早睡早起，避免过重体力劳动或突然用力，保持大便通畅，防止用力排便。

（2）戒除烟酒　烟、酒是冠心病致病因素之一，还会加重病情，应及时戒除。

（3）保持心情舒畅，切勿焦虑、抑郁、发怒，力争心情愉快，心理健康。

（4）注意休息　本病发作时应绝对卧床休息，待病情稳定后，在医生允许下方可适当下床活动，逐渐至正常活动。

（5）康复期可练站桩功、坐功、卧功等静气功，使全身肌肉放松，气血流畅，减轻心脏负担。

（6）积极治疗各种加重冠心病病情的疾病，如高血压病、贫血、甲状腺功能亢进等，如有心律失常或糖尿病应尽量控制。

（7）充分吸氧　心肌梗死患者，力争心肌供氧量增加，可缩小梗死面积。

（8）针灸　以心俞、厥阴俞为主穴，配以内关、膻中、通里、间使、足三里等穴。针刺或艾灸以上穴位对缓解急性心绞痛，改善心脏供氧有良好的作用。

（9）推拿疗法　穴位按摩可选膻中、神门、内关、心俞及心包俞等穴。同时按摩耳郭及点按心、胸、神门等耳穴。此外，亦可用胶布将王不留行籽粘贴于这些耳穴上，轻轻按压，每日数次。

（10）森林浴　即在林木葱葱的地方进行空气浴，以促进新陈代谢，改善心肾功能，降低血压。

（11）药物外敷穴位　采用活血止痛橡皮膏在内关、膻中、心俞、厥阴俞等穴各贴1张，每次贴24 h。隔日1次，15次为1个疗程。

（12）穴位注射　选用当归、川芎或红花注射液，于心俞、厥阴俞、膻中、足三里等穴位注射，每日1次。

（13）预防心绞痛发作　曲美他嗪胶囊20 mg，每日3次，口服。异山梨酯5～10 mg，每日3～4次，口服。速效救心丸5粒，每日3次，含服。苏合香丸或冠心苏合香丸每次口服1丸，每日3次。

二、高血压病的辨证治疗

原发性高血压病为内科常见病之一，属中医"眩晕""头痛"等范畴，本病如得不到及时和合理的治疗，可累及心、脑、肾等重要脏器，严重危害人体健康。因此，提高本病的诊疗水平有现实意义。笔者针对213例高血压病患者，采用中医辨证施治为主，适当配合西药治疗，取得了较好疗效。

（一）辨证治疗

（1）肝阳上亢型（115例）　症见头晕胀痛，面红目赤，目胀耳鸣，急躁易怒，失眠多梦，尿黄，便结，舌边尖红，苔薄黄，脉弦有力。治宜平肝潜阳为主，方用天麻钩藤饮或镇肝息风汤加减，药用天麻、钩藤、石决明、桑寄生、杜仲、黄芩、栀子、白芍、天冬、龟甲、龙骨、牡蛎、怀牛膝等。

（2）肝肾阴虚型（48例）　症见头晕目眩，双目干涩，五心烦热，腰酸腿软，口干欲饮，失眠或入睡易醒，尿黄，便干，舌红少苔，脉弦细数。治宜滋养肝肾为主，方选杞菊地黄汤合建瓴汤加减，药用生地黄、山药、山茱萸、女贞子、桑椹、枸杞子、杭菊花、牡丹皮、何首乌、怀牛膝、龙骨、牡蛎、白芍、泽泻、龟甲等。

（3）肝火上炎型（23例）　症见头晕胀痛，双目红赤，面烘热，口干苦，急躁易怒，小便短赤，甚则涩痛，大便秘结，舌红苔黄，脉弦数或滑数有力。治以清肝泻火为主，方选龙胆泻肝汤加减，药用龙胆草、木通、夏枯草、泽泻、柴胡、车前子、生地黄、黄芩、栀子、决明子、钩藤、杭菊花、赤芍等。

（4）痰浊中阻型（15例）　症见头晕头重，胸脘满闷，恶心欲吐，心悸时作，肢体麻木，胃纳不振，尿黄，便溏，舌淡红，苔白腻，脉沉缓。治以化痰降浊为主，方用半夏白术天麻汤或涤痰汤加减，药用法半夏、茯苓、白术、陈皮、天麻、天竺黄、白芥子、地龙等。

（5）气虚血瘀型（12例）　症见头晕肢麻，肢软乏力，活动欠灵，胃纳呆滞，动则气短，日轻夜重，甚则半身麻木，小便失禁，舌质暗红，边有瘀点，脉弦涩。治宜益气化瘀为主，方选补阳还五汤加减，药用黄芪、赤芍、川芎、红花、桃仁、地龙、怀牛膝、丹参、葛根、太子参等。

在辨证治疗的同时，适当给予镇静、利尿、降压、β受体阻滞剂等西药或中成药物对症治疗及支持疗法。高血压病一期者和高血压病二期者多使用复方罗布麻片或脉舒静口服，每日2~3次，每次1~2片；高血压病三期者多采用阶梯疗法；高血压危象者及时静脉注射硫酸镁或肌内注射利血平等，待血压稳定危象解除后再使用阶梯疗法；合并高血压性心脏病者给予肌苷、三磷酸腺苷等营养心肌之药物，合并冠心病心绞痛者配合复方丹参片、心灵丸、异山梨酯等口服，合并高脂血症者配合肌醇烟酸酯、月见草油等口服。

合理的饮食对高血压病的治疗有一定的辅助作用。要求患者尽可能戒烟，少饮酒，以低盐、低脂肪、低热量、低胆固醇的"四低"饮食为主，并根据辨证分型分别给予清凉、平性、清补等不同食谱。形体肥胖者适当减轻体重。

【病案举例】谢某，男，51岁。因头晕胀痛反复发作5年，加重1周入院。症见头晕胀痛，口干口苦，口渴欲饮，烦躁易怒，口气臭秽，尿黄，便结，面红目赤，舌质红，苔黄腻，脉弦。血压170/120 mmHg，心尖冲动在第五肋间左锁骨中线外1 cm处，心率78次/分，心律整，心音有力，$A_2 > P_2$，未闻病理性杂音，两肺听诊无异常，肝脾肋下未触及。心电图示心肌缺血。是"眩晕"肝火上炎型（原发性高血压病二期）。投以清肝泻火之龙胆泻肝汤加减：龙胆草6 g，木通6 g，黄芩6 g，车前子9 g，柴胡9 g，栀子9 g，天麻9 g，生地黄15 g，夏枯草15 g，钩藤30 g（后下），葛根30 g。每日1剂，水煎至300 mL，分3次凉服。并给予复方罗布麻口服，每日3次，每次2片。次日症状稍减，查血压160/110 mmHg，继守上方2剂，至3日后头胀痛消失，头晕大减，仍觉口渴，口气臭，纳少，苔已变薄黄，查血压148/90 mmHg。继守原方加怀牛膝15 g，调治1周，复查血压稳定在正常范围，心电图正常，4日后出院，嘱继续巩固治疗1个月后停药。随访1年半，病情稳定。

（二）体会

1. 高血压病中医辨证分型与西医分期和疗效的关系

本组病例中医分型以肝阳上亢型为多，共115例，占54%；现代医学分期以二期为多见，共132例，占62%。治疗效果以肝肾阴虚型和气虚血瘀型为佳，两型病例全部有效。

2. 痰浊瘀血与高血压病的关系

痰瘀乃病理产物，滞留体内可引起多种病变，据研究表明，高血压病患者存在不同程度的微循环改变，这可能与痰浊阻滞、瘀血内停有关，在治疗中采用化痰降浊、益气活血化瘀之法，可使血压下降，症状改善。因此，高血压病患者注重痰瘀方面的治疗，仍属必要。

三、中西医结合治疗肺心病急性发作期

慢性肺源性心脏病在急性发作期中如出现显著心肺功能衰竭或发生严重并发症，预后较差，是内科领域中难治的疾患之一。笔者采用中西医结合方法治疗肺心病急性发作期100例，疗效尚满意。

（一）辨证治疗

可采用中西医结合方案治疗。

1. 西医治疗

抗生素首选青霉素，使用3日无效可改用红霉素加氯霉素或氨苄西林、羧苄西林。其他西药的对症处理均视病情而定，诸如感染严重或并发肺性脑病者可应用地塞米松，解痉用氨茶碱，利尿用氢氯噻嗪、呋塞米、依他尼酸。纠正心力衰竭先用氨茶碱及利尿药，如无效改用去乙酰毛花苷或毒毛花苷。给氧吸痰。纠正酸碱失衡和电解质紊乱，止血药的应用等。

2. 中医治疗

可分为三个主证型和四个兼证型。

（1）主证

1）心肺气虚型　症见心悸心慌，咳嗽痰少，气短自汗，舌质淡，舌苔薄白，脉象细。治以补益肺心，以生脉散为基本方，随症加减。常用药物：西洋参（或高丽参、红参，以西洋参最宜）、麦冬、五味子、川贝母、杏仁、前胡、甘草。

2）痰热壅肺型　症见咳嗽气喘，胸闷心悸，痰黄量多，黏稠难咯，舌质红，舌苔黄腻，脉滑数。治以清热宣肺化痰，以泻白散合定喘汤为基本方，随症加减。常用药物：炙麻黄、黄芩、桑白皮、地骨皮、鱼腥草、冬瓜仁、杏仁、法半夏、浙贝母、甘草。

3）心脾两虚，痰湿内盛型　症见心悸咳嗽，痰白质稀，量多有泡沫，纳谷不香，舌质淡，舌苔薄白而腻，脉细。治以益气健脾化痰，以六君子汤为基本方，随症加减。常用药物：党参、白术、茯苓、甘草、陈皮、法半夏、杏仁、远志。

（2）兼证

1）兼血瘀型（54例）　症见唇指发绀，舌质瘀暗，舌底静脉曲张瘀血。治以活血化瘀之法，在主证方基础上加桃仁、红花、丹参之辈。

2）兼水气凌心型（34例）　症见心悸浮肿，胸满痰鸣，端坐倚息，肢冷，舌淡，唇甲青紫。治以温阳利水，方用主证方与真武汤、葶苈大枣泻肺汤加减。

3）兼肾不纳气型（5例）　症见心悸喘息，呼多吸少，不能平卧，气不足以息，腰膝酸软。治以补肾纳气之法，主证方与七味都气丸加减。

4）兼痰浊蒙窍型（7例）　症见嗜睡神昏或躁动谵语，甚则打人毁物，治以化痰开窍。在主证方基础上加胆南星、石菖蒲、竹茹，并服安宫牛黄丸。遇虚实夹杂者，必须分清主次，辨明标本，遵"急则治其标，缓则治其本"之旨，在主证方基础上按不同的兼证，采取不同的治疗。昏迷患者用鼻饲方法给药。

【病案举例】陈某，女，62岁。因反复咳嗽咳痰逐渐加重已4年，秋冬感冒则作，伴心悸气喘尿少浮肿1年余而入院。2年前起症状加重，发作尤频，伴心悸气喘，动则益甚，尿少，下肢浮肿，在当地用中西药治疗可缓解，但屡治屡发。近期因上症复发而入院。入院时咳嗽，痰多黏稠色白难咯，气喘不能平卧，心中动悸，稍动加剧，尿少，面目下肢浮肿，少气乏力，夜难成眠。检查：体温36.9 ℃，脉搏106次/分，呼吸25次/分，血压116/80 mmHg，形瘦，精神差，面目及下肢凹陷性浮肿，喉间痰鸣辘辘如水鸡声，舌质淡红，舌苔薄白。颈静脉怒张，桶状胸，肋间隙增宽，叩诊呈过清音，两肺呼吸音减弱，可闻散在性湿啰音，剑突下随心跳搏动，心界叩不清，心率106次/分，以剑突下心音最响亮，$P_2 > A_2$，肝上界在右锁骨中线第七肋间，下界在肋下5 cm，质中等度硬，肝颈静脉回流征阳性。血白细胞计数8.9×10^9/L，中性粒细胞72%，淋巴细胞26%，血沉74 mm/h，胸部X线片报告：慢性支气管炎，肺心病；心电图报告有肺型P波。中医辨为痰饮；西医诊断为慢性支气管炎，阻塞性肺气肿，肺部感染，慢性肺源性心脏病急性发作期。给予肌内注射庆大霉素，口服氨茶碱，生脉散加味治疗。

治疗1日后，患者突然神志不清，四肢抽搐，呼之不应，二便失禁。检查见呼吸22次/分，舌质转红，舌苔薄黄，脉沉细无力，瞳孔散大，颈抵抗，四肢肌张力增强，肺部啰音增多，血钾12 mg/dL，诊为肺性脑病，低血钾症。治疗方案调整为：静脉滴注红霉素0.9 g/日，氯霉素1.0 g/日，地塞米松8 mg/日，补入钾剂及能量合剂，输氧、吸痰。中医辨为心肺两虚，痰热蒙窍，以补养心肺，清热化痰开窍之法。处方：沙参20 g，麦冬15 g，五味子6 g，黄芩10 g，杏仁10 g，冬瓜仁（打碎）30 g，瓜蒌仁15 g，桃仁10 g，石菖蒲6 g，郁金10 g。煎水300 mL，分3次鼻饲，每日1剂，每日鼻饲安宫牛黄丸1丸。3日后病情略为好转，神志时清时昧，循衣摸床，舌脉依然，按原法治疗。5日后病情明显好转，神志清，二便知，咳嗽痰多，舌脉如前，遂停服安宫牛黄丸。中药改为口服，加服氨茶碱，余按原法。

第6日浮肿已消，仍咳，痰少色白，乏力，口干纳谷不香，余无所苦。查见舌质偏红，苔少而干，肺部啰音减少，血钾正常，脉较前有力，遂递减激素，中药改为益气养阴，健脾化痰之法。处方：红参6 g（另炖），麦冬12 g，五味子6 g，山药18 g，谷芽15 g，大枣10 g，杏仁10 g，生黄芪15 g，浙贝母10 g。第11日精神好转，可在病区内活动，遂停用抗生素，中药结合前法调治1周后出院。

（二）体会

（1）肺心病急性发作期控制感染乃治疗关键，因此，必须及早应用有效、足量的抗生素，而且最好是联合、静脉给药。在有效控制感染的情况下可加用肾上腺皮质激素，对抢救心、肺衰竭有一定作用，以大剂量、短疗程为原则，病情好转，应尽早撤退。

（2）肺心病属于中医的"咳嗽""饮证""喘证""水肿"等范畴，系本虚标实之证。治疗应急则治其标。多数患者在急性发作期都表现有心肺两虚之本证，故在祛邪同时，注意补虚治本，标本兼治。本组在应用解痉、平喘、化痰等法同时，酌情应用生脉散为主以补心益肺，确有良好效果。

（3）本病合并肺性脑病时属于痰浊蒙窍，死亡率极高。本组并发肺性脑病7例，治愈5例，死亡1例，自动出院1例，而治愈的5例均应用了具有清热解毒开窍之功的安宫牛黄丸，死亡的1例没有用，虽然病例不多，值得今后继续观察。

（4）肺心病在急性发作期多兼有血脉瘀阻（本组54例），治疗时但见有瘀象，均应善加活血化瘀之品，以改善微循环，解除肺郁血瘀，促进肺心病的好转。

（5）本病乃本虚标实之证，中西医结合应各自发挥特长，互补不足。因此，在治疗时由于应用了抗生素抗感染，中药则以扶正为原则，尽量少用攻伐伤正之品，即或应用，也应配上扶正之剂，邪去则及早停用。本组采用中西医结合方法治疗，疗效与王氏报道相似。因未设对照组，故只初步看出有提高临床疗效，降低死亡率的作用，尚待进一步系统观察。

四、慢性肺心病急发期治标实不忘本虚的治疗

慢性肺源性心脏病（以下简称慢性肺心病）是一种病程长，而且反复发作的虚实相兼的难治性疾病。急性发作期，来势较汹，实证表现突出，故临床医家大多遵循"急则治其标"的常法为治。然笔者认为本病以虚为本，治标实病

虽暂缓，但不能持久，且治标太过伤伐正气，不利于正气的抗邪和恢复，故当治标实不忘其本虚。以下就此观点加以论述，以供参考。

（一）临床表现

慢性肺心病是以久咳久喘积年不愈、肺气先虚、气虚血瘀为其病理本质的本虚标实的慢性虚损性疾病。此类患者不任风寒，极易感邪，病情反复，此虽缘于卫气虚弱，藩篱不固，但卫气的化生、滋养、宣布，又无不赖于肺、脾、肾功能的正常。

肾气虚，则不能蒸发肾精化生卫气；脾气虚，则不能消运水谷滋养卫气；肺气虚，则不能宣布卫气以抗御外邪。故卫外不固之肇端，乃是肺、脾、肾之虚。患者病情反复，拖延日久，恶性循环，肺气耗损更甚，肺气虚损，不能宗气于心脉，于是血运无力，瘀血由之产生。心脉瘀滞，势必影响肝对血液的储运调节功能，于是内郁外阻，造成胁下痞块，肝脏肿大，唇舌紫暗，心悸，咳逆倚息短气不得卧等心、肝、肺三脏功能障碍的严重局面。与此同时，肺气虚弱，不能为脾宣发其精，使脾传输于肺的水谷精微不得四布而停聚于肺，变为痰浊；脾虚，运化失健，则聚湿生痰，上贮于肺，此所谓脾为生痰之源，肺为贮痰之器。

此外，肾虚，水湿上泛亦可为痰。邪盛为生痰之标，肺、脾、肾之虚是生痰之本。痰作为一种病理产物，却又是百病之母，反过来变成致病的病邪，痰饮内蓄，水停下焦则肾阳受害，水泛则出现浮肿，而肾气虚浮不纳气则喘逆短气，动则尤甚等症接踵而来，由此看来，慢性肺心病急性发作期，虽有水、饮、痰、瘀等标实之证，亦有肺、心、脾、肾诸脏不足之本虚证。标实以痰瘀为主，本虚以肺气虚，肾不纳气为主。标实虽然较为突出，然以本虚为先，故治疗上不能囿于"发时治标"之说，但专事祛邪实之标，而不顾肺、脾、肾虚之本。可参《景岳全书》所说："然发久者，气无不虚，故于消散中酌情加温补，或于温补中量加消散，此等症候，当拳拳以元气为念。"故对喘咳频作、畏寒、发热或不发热、胸闷、咳痰不爽，甚至面青唇紧、苔白、脉紧等，常用参苏饮加减，以辛温解表，理气化痰。若阴虚血少感冒、头痛、头昏、身热，或发热不扬，微恶风寒，舌淡红，脉细或虚浮，用葱白七味饮加减，以养血养阴，辛散解表。如果体质较强者，内寒外饮，用小青龙汤，或射干麻黄汤加减，以解表散寒，温肺化饮；如支饮痹阻，咳嗽痰喘，胸满复作，用苓甘五味姜辛汤主之，以蠲暑饮治咳；呕者加半夏，以祛其水；表气未宣，可再加杏仁，以宣利肺气；如面热如醉，胃热上冲，同时前症悉具，乃邪夹热，于上方中复加大黄，以苦寒泄热。

基于上述见解，笔者治疗慢性肺心病急性发作期，采取标本兼治，侧重化痰、解痉、平喘、化瘀、利水，辅以补脾肺之气、温肾纳气平喘为法则，缓解期加强补虚培本，固卫御邪为法则，常能收到著效。

【病案举例】罗某，男，65岁。反复咳喘30余年，喘咳、心悸，不能平卧反复8年。2日前因受凉感冒而急性发作入院治疗。症见：喘息张口抬肩，不能平卧，咳痰清稀色白，头痛发热恶风自汗、胸闷，心悸气短，动则尤甚，面色黧黑，口唇肢端青紫；颈筋暴露，右胁下胀满不适，足胫浮肿，舌紫暗，舌边有齿印，舌苔白腻而滑，脉沉细数无力。诊为慢性支气管炎、肺部感染、慢性肺心病，Ⅱ度心力衰竭。属中医"心悸""水肿""喘证"范畴，有喘脱之热，辨属五脏俱虚，气虚血瘀，痰饮内阻，复感风寒外邪，营卫不和。治以宣肺和营，祛痰降气平喘，化瘀利水，益气纳肾固脱。方选苏子降气汤合三子养亲汤加减。处方：紫苏子9g，法半夏9g，当归9g，前胡9g，厚朴9g，麻黄8g，白芥子10g，莱菔子12g，葶苈子15g，地龙15g，桃仁10g，红花6g，水蛭9g，人参10g（焗服），黄芪25g，淫羊藿15g，五味子10g，肉桂3g。水煎成汤300 mL，分3次温服。3剂后外感已愈，喘逆诸证已去大半。上方进退，调治半个月，病热已缓。出院后以六君汤合玉屏风散加蛤蚧、紫河车研末常服，以固疗效，随访1年病情稳定。

（二）体会

慢性肺心病急性发作期的治疗应以虚证为本，邪实为标，就扶正与祛邪并用攻邪不忘固本，扶正兼以祛邪，使邪却正安，达到康复的目的。本病乃较常见的多发性难治性老年性疾病，对如何提高远期疗效，有待进一步开展临床研究与探讨。

五、老年性脑病治法

老年性脑病为老年人的多发病，包括现代医学中老年性痴呆、老年性脑动脉硬化、脑血管意外、高血压病、高脂血症、心源性脑缺血、肺性脑病等疾病。治疗方法虽多，但少专论，现根据前贤的经验，结合我们的临床体会，对老年脑病的治疗法则作初步探讨。

（一）常用治法

1. 补肾健脑法

肾主骨生髓，上通于脑，脑病的发生与肾有密切关系。进入老年期后人体各脏腑功能逐渐衰退，尤以肾功能衰退为显著，主要表现有听力减退，毛发变白，头晕失眠，健忘多梦，记忆力减退，性功能减弱甚或消失，腰酸腿软，夜多小便，思维迟钝，反应缓慢等。治宜补肾健脑为主，方选首乌延寿丹加减。常用药物有山茱萸、茯苓、山药、熟地黄、肉苁蓉、枸杞子、杜仲、怀牛膝、楮实子、何首乌、巴戟天、石菖蒲、黄精、远志等，多制成丸剂、散剂，或丹剂、膏剂，以缓缓治之。本法适用于老年性脑动脉硬化、高脂血症、高血压病、老年性痴呆属于肾阴亏损、肾阳不足者。

2. 健脾醒脑法

肾为先天之本，脾为后天之本，老年人脏腑功能减退，脾虚表现较为突出，尤以进入长寿期以后，脾虚者十居八九。症见胃纳不振，体倦乏力，神疲思睡，或不寐心烦，动作反应迟钝，步履艰难，大便溏泻，小便清长，近期记忆力明显减退，甚则神昏，舌质多淡嫩，脉虚缓无力。治宜益气健脾醒脑，多选用五味异功散合益气聪明汤。常用药物有人参、白术、茯神、龙齿、黄芪、陈皮、石菖蒲、大枣、山药、益智仁等。本法多用于老年性胃肠功能紊乱、眩晕、不寐等。

3. 化瘀降浊法

老年脑病多以五脏虚损为主，但亦以本虚标实为多见，往往兼有湿、热、痰、瘀等邪实的临床表现，如老年中风、肺性脑病等，挟痰浊上扰，蒙阻空窍较多。症见肢体偏瘫，语言不清，痰涎壅盛，呼吸气粗，神志昏蒙，咳嗽气喘，或二便不通，严重者则小便自遗，唇舌色暗，舌苔白腻，脉弦滑。治宜化瘀降浊为主，方选安宫牛黄丸或局方至宝丹，配菖蒲郁金汤或涤痰汤口服，神昏者可鼻饲或直肠滴入。本法多用于脑血管意外、肺性脑病，属于痰浊阻滞者。中西医结合对症治疗效果更好。

4. 益气化瘀法

中风恢复阶段表现为气虚血瘀者较多，多为现代医学中的老年性脑动脉硬化性脑梗死或脑出血的恢复阶段。症见肢体偏瘫，语言不利、气短乏力，动则尤甚，口眼歪斜、口角流涎，大便干燥，小便频数，或遗尿不禁，舌暗红，苔白，脉缓等。治宜益气活血，化瘀通络，代表方为补阳还五汤。常用药物有黄芪、地龙、桃仁、红花、川芎、当归尾、赤芍、钩藤、路路通等。偏寒者加党参、白术、山药以健脾益气，痰多者加法半夏、天竺黄以化痰浊，语謇者加石菖蒲、远志以开窍、化痰。本法多用于中风后遗症属气虚血瘀者。

5. 清肝泄热法

"诸风掉眩，皆属于肝"，老年性脑病属肝气郁结，肝火上炎者，亦屡见不鲜。症见头晕目眩，头胀目痛，口干而苦，胸胁胀闷，心烦失眠，肢体偏瘫，小便黄、便秘，舌红或伸舌偏歪，苔黄腻，脉弦数有力。此乃肝经郁火所致，治宜清肝泄热为主，代表方为龙胆泻肝汤加减。常用药物有龙胆草、通草、泽泻、柴胡、车前子、生地黄、甘草、当归、栀子、黄芩、葛根、牛膝等。本法多用于老年性中风、眩晕属于肝经郁热者，包括高血压病、脑血管意外急性期等。

6. 益气养血法

《灵枢·天年篇》指出："六十岁心气始衰，苦忧悲，血气懈惰，故为卧。"进入老年期后由于免疫功能降低，内分泌功能失调，代谢紊乱，消化功能低下等原因，多系统疾病同时存在，表现为气血不足者较多。症见头晕眼花，面色萎黄，心悸怔忡，纳呆乏力，四肢倦怠，记忆力明显减退，舌淡，苔白，脉细弱或虚大无力。治宜益气养血，方选八珍汤或川芎核桃汤加味。常用药物有当归、川芎、何首乌、熟地黄、白芍、党参、白术、核桃肉、枸杞子、茯苓、大枣、甘草等。本法适用于老年性疾病所致脑贫血，短暂性脑供血不足等。名老中医陈伯勤常以川芎核桃汤为主治疗老年性脑动脉硬化所致之眩晕、头痛等，疗效满意。

7. 镇肝息风法

老年人肝阳偏亢、肝风易动，血气并走于上，可见头晕目眩，脑中疼热，面色如醉等肝风内动之先兆，如不及时救治可发为中风偏瘫。治宜镇肝息风，方用镇肝息风汤或建瓴汤为主。常用药物有怀牛膝、代赭石、龙骨、龟甲、白芍、玄参、天冬、牡蛎、川楝子、青蒿、麦芽、菊花、钩藤、葛根等。本法多用于老年性原发性高血压病、脑动脉硬化、中风先兆，或中风时、中风后属肝阳化风者。若血压过高，头痛较剧者，加夏枯草、决明子、葛根、菊花等以清肝泄热。

（二）体会

老年性脑病之治法虽多，但根据老年病多为脏腑虚损，本虚标实，虚实夹杂，多病并存，多脏虚损，虚以脾肾虚损为多见，实以湿、热、痰、瘀等邪实为主的特点，拟扶正为主，祛邪为辅的治疗法则。

选方用药时须根据老年人的用药特点，药物剂量宜小不宜过大，祛邪的药物适可而止，应顾护胃气，同时注意调理脾胃，对苦寒及攻下药物，如黄芩、黄连、黄柏、栀子、芒硝、大黄等均应慎用。对病情危重者应采用综合治疗措施，汤、丸并进，针药结合；对病情缓慢者，以丸剂或散剂等缓缓求之。

总而言之，应根据老年性脑病的临床特点，症候表现，选择恰当的治法，灵活用药，方能取得较好的疗效。

六、中西医结合治疗中风先兆

中风先兆属缺血性中风的前驱期，如能及时地预防和治疗，可防止中风的发生。

（一）临床资料

1. 病例选择

凡是以下9项征象有3项以上和血液流变学指标异常，中风预报为危险或警告者为治疗观察对象。①年龄在45岁以上，有高血压病史或中风家族史。②眼底检查有眼底视网膜动脉反光增强及动静脉交叉压迹征者。③眩晕、头痛、头胀。④半边肢体或面部麻木，半身出汗或有肌肉抽动。⑤突然出现半身不遂24 h内恢复等一过性、可逆性征象。⑥视物模糊或有一过性黑矇现象。⑦舌强，流涎，舌体活动欠灵。⑧舌质暗红或青紫，舌边有瘀斑、瘀点，舌下静脉瘀血。⑨脉弦细或沉涩等。

2. 一般资料

本组100例中男性60例，女性40例；年龄最大者为82岁，最小者46岁，其中50岁以下者4例，51～60岁者75例，61～70岁者15例，71岁以上者6例；病程最长3年，最短1日。中风预报结论为危险期者71例，警告者29例，合并有高脂血症者86例，高血压病者36例，脑动脉硬化者46例，血液流变学检查的8项指标均有不同程度的异常改变。

（二）辨证治疗

1. 肝肾阴虚型（30例）

症见头晕耳鸣，失眠健忘，五心烦热，腰酸腿软，四肢震颤，手足麻木，或半身感觉异常，舌质红，少苔，脉弦数。血液流变学检查血液黏稠度明显增高。治以滋养肝肾为主，常用方为杞菊地黄汤、六味地黄汤加减。常用药物有生地黄、山药、山茱萸、茯苓、牡丹皮、泽泻、枸杞子、杭菊花、夏枯草、何首乌、怀牛膝、女贞子、葛根、肉苁蓉、沙苑子等。

2. 肝阳上亢型（23例）

症见头晕目眩，甚则头昏胀痛，烦躁易怒，口干而苦，少寐多梦，恼怒后症状加重，肢体发麻，舌质红、苔薄黄，脉弦。血压偏高，血液流变学检查，血液聚集性增高。治以平肝潜阳为主，方选天麻钩藤饮、镇肝息风汤加减。常用药物有钩藤、天麻、生石决明、桑寄生、怀牛膝、杜仲、茯苓、黄芩、栀子、夜交藤、杭菊花、白芍、益母草、天冬、玄参、龟甲、牡蛎、龙骨等。

3. 痰浊内阻型（19例）

症见头昏如蒙，头晕胀重，胸脘痞闷，恶心呕吐，咯吐痰涎，胃纳减少，大便溏烂，多寐嗜睡，困倦乏力，舌苔白腻，脉象濡滑。查体时多见血脂偏高。治以化痰降浊为主，方选半夏白术天麻汤、温胆汤加减。常用药物有法半夏、陈皮、茯苓、白术、天麻、贝母、地龙、竹茹、枳实、天竺黄、瓜蒌等。

4. 气虚血瘀型（15例）

症见半身麻木或半身出汗，筋惕肉瞤，语言不便，气短乏力，胃纳不振，小便频数，大便不畅，夜寐不安，舌质淡红，边有瘀斑，脉细而涩。查体时多有脑动脉硬化及眼底动脉硬化等改变。血液流变学检查可见血液凝固性增高。治以益气化瘀为主，常选用补阳还五汤加减。常用药物有黄芪、地龙、川芎、赤芍、当归尾、红花、桃仁、丹参、葛根、党参、苏木等。

5. 痰瘀互结型（8例）

症见头昏胀痛，精神萎靡，呕吐痰涎，思维迟钝，行动缓慢，多寐健忘，记忆明显减退，日轻夜重，舌暗淡，边有瘀点，苔白腻，脉弦涩。体检时高脂血症、高黏滞综合征同时存在。治以化痰祛瘀为主，方选血府逐瘀汤合温胆汤加减。常用药物有枳壳、柴胡、桔梗、桃仁、红花、生地黄、川芎、赤芍、当归、牛膝、陈皮、法半夏、茯苓、地龙、胆南星、竹茹、瓜蒌皮等。

6. 肝胆湿热型（5例）

症见头晕，头胀，头痛，痛以右侧为甚，口干口苦，胸脘胀闷，心烦不安，口气秽臭，小便短赤，大便秘结，舌红、苔黄腻，脉弦滑数。体检时血压偏高，血液流变学检查，血液黏稠性、聚集性均增高。治以清肝泄热为主，方选龙胆泻肝汤加减。常用药物有龙胆草、通草、柴胡、车前子、生地黄、栀子、黄芩、决明子、当归、茵陈蒿、豨莶草、木通、大黄等。

7. 抗栓化瘀治疗

在辨证施治的同时采用蝮蛇抗栓酶0.25 U／支，每次用2～3支加入5%葡萄糖注射液250 mL或生理盐水250 mL中静脉滴注，每日1次。2～3周为1个疗程，治疗1个疗程后复查；或者用复方丹参注射液5～10支加入5%葡萄糖或生理盐水250 mL中静脉滴注；或者用盐酸川芎嗪40 mg／支，每次2～3支，每日1次静脉滴注，2～3周为1个疗程。并根据合并病的多寡，适当配合对症治疗等措施。

（三）疗效

经治疗，65例治愈（临床症状消失，血液流变学检查8项指标基本正常，血压正常，血脂正常，中风预报复查结论为安全），33例好转（临床症状改善，血脂、血液流变学检查8项指标下降，但未达正常，中风预报复查由危险降为警告者），1例无效（经治疗后，症状、体征及理化检查无改善或在治疗中出现中风者），总有效率99%。

【病案举例】 吕某，女，59岁。诉头痛头晕肢体麻木1个月余，头痛以右侧为甚，时作时止，肢软乏力，动则气短，腰酸痛，纳差，夜难寐。1周前中风预报结论为危险。舌质暗红，苔薄黄，脉沉细涩。血液流变学检查结果：血细胞比容40，全血黏度3.94，全血还原比黏度7.40，血浆比黏度1.5S，红细胞电泳20.8，纤维蛋白原431，血沉29，血沉方程K值91.8。按中风先兆，高黏滞综合征，气虚血瘀型，投以益气化瘀之法，方选补阳还五汤加减。处方：桃仁5 g，红花3 g，川芎12 g，丹参12 g，茯苓12 g，葛根60 g，黄芪60 g，酸枣仁15 g，合欢皮15 g，党参15 g，白芍15 g，大枣15 g。同时用蝮蛇抗栓酶0.25 U，每次2支加入10%葡萄糖注射液250 mL中静脉滴注，每日1次，并结合口服复方丹参片等对症治疗3周，症状消失。中风预报复查结论为安全。20日后做血液流变学检查示：血细胞比容35，全血黏度3.97，血还原比黏度8.4，血浆比黏度1.59，红细胞电泳17.7，纤维蛋白原264，血沉10，血沉方程K值25，已达正常范围。以益气养阴化瘀之法以善其后，随访至今已1年余，病情稳定，未复发。

（四）体会

祖国医学对中风先兆早有详细的论述。如金代刘河间谓："凡人如觉大拇指及次指麻木不仁，或手足不用，或肌肉瞤动者，三年内必有大风之疾也。"朱丹溪亦指出："眩晕者，中风之渐也。"清代李用粹在《证治汇补》中曰："平人手指麻木，不时眩晕，乃中风先兆，须预防之。"从中风先兆的病因看，多为虚、火、痰、瘀、风所致，且从本组病例观察以肝肾阴虚为多见，采用中医的辨证论治，同时配合蝮蛇抗栓酶等活血化瘀的药物，经临床观察，合用蝮蛇抗栓酶者对改善血液高黏凝聚状态有较好效果，但应随时注意出凝血时间及血小板计数的改变，有出血倾向者宜慎用。

另外，从本组病例来看，以老年前期51～60岁者居多，占75%，这可能与进入老年前期情志改变，脏腑功能减退，气血不足，血液易处于高黏凝聚状态，以造成中风先兆的临床见症。为了降低中风的发病率，对中风先兆预防和治疗的研究有着重大的意义。

七、原发性高血压病的辨证治疗与调养

高血压病是在没有任何原发性器质性病变的情况下，以动脉压升高收缩压≥160 mmHg及（或）舒张压≥95 mmHg为主要表现的一种全身慢性疾病，称原发性高血压病。由其他疾病如急、慢性肾炎，某些内分泌疾病等引起的血压升高，则称为继发性或症状性高血压。

高血压病属于中医眩晕、肝阳、头痛、肝火、肝风及中风等证范畴。

（一）临床表现

1. 缓进型

起病隐匿，病程进展缓慢，初期很少症状，往往体检时方可发现。此型常有如下表现。

（1）头部　眩晕、头痛、头胀、耳鸣、眼花、记忆力减退，失眠、头部沉重，颈项板紧，球结膜下出血。视网膜可见动脉痉挛、变细，动脉和静脉交叉压迫、渗出，出血或视神经盘水肿。若在高血压病过程中，由于全身小动脉一时性强烈痉挛，血压突然急剧增高，出现头晕、头痛、恶心、心悸、多汗、口干、面色苍白或潮红、视力模糊、手脚颤动等表现，此为高血压危象。若脑血管严重而持久的痉挛引起脑血液循环急性障碍。症见血压突然升高，剧烈头痛、呕吐、黑蒙、烦躁、抽搐、昏迷和视神经盘水肿等，称为高血压脑病。

（2）心脏　长期高血压因而使左心室负荷加重，可出现心肌肥厚和心脏扩大，持久的高血压可导致脂质在大、中动脉内膜沉积而发生动脉粥样硬化，形成高血压性心脏病。

（3）肾脏　主要因为肾小动脉硬化，使肾功能逐渐减退，出现多尿、夜尿或血尿，最终还可导致肾功能衰竭，而出现氮质血症或尿毒症。

2. 急进型

即恶性高血压病，多见于30岁左右，发病急骤，病程进展快，血压显著增高，舒张压常在135 mmHg以上，头痛、呕吐、视力障碍等较明显，并可有惊厥现象，心肾功能迅速减退，甚至发生尿毒症，眼底常有视神经盘水肿，出血及渗出物等。

（二）辨证治疗

1. 肝阳上亢型

症见头晕头痛，失眠多梦，目胀，烦躁易怒，舌苔薄黄，脉弦。治宜平肝潜阳，方用天麻钩藤饮加减：天麻12 g，黄芩12 g，栀子12 g，杜仲15 g，益母草15 g，桑寄生15 g，茯神15 g，牛膝15 g，钩藤20 g（后下），葛根30 g，夜交藤30 g，生石决明30 g，丹参30 g。每日1剂，水煎服。

若肝郁化火，使肝肾亏耗，以致肝肾阴亏兼见腰膝发软、健忘、遗精、舌红少苔，脉弦细者。宜加滋养肝肾之药。用牡蛎15 g，何首乌15 g，生地黄15 g，龟甲30 g，鳖甲30 g。每日1剂，水煎服。

如肝火偏盛兼见面红、目赤、口苦、便秘、尿赤，舌质红、苔薄黄、脉弦数者。宜用清肝泄热之龙胆泻肝汤加减：龙胆草10 g，牡丹皮10 g，黄芩10 g，栀子10 g，菊花15 g，生地黄15 g，钩藤25 g（后下），夏枯草30 g，生石决明30 g。每日1剂，水煎，分3次服。

2. **肝肾阴虚型**

症见头晕眼花，目涩面干，耳鸣耳聋，腰膝酸软，足跟痛，夜尿频，心悸易惊，舌质红，少苔，脉沉细。治宜滋养肝肾、补精益血，方用杞菊地黄汤加减：枸杞子15 g，生地黄15 g，山茱萸15 g，泽泻15 g，何首乌15 g，牡丹皮12 g，茯苓30 g，桑寄生30 g，沙参30 g，决明子30 g，玄参30 g，菊花18 g，山药30 g。每日1剂，水煎，分3次服。

若阴损及阳，兼见面色苍白、下肢疲软、夜尿多、阳痿滑精，舌质淡红、苔薄白、脉沉细者，宜育阴助阳，加仙茅15 g，淫羊藿15 g，巴戟天10 g，肉苁蓉各10 g；或改服金匮肾气汤：附片6 g，肉桂5 g，生地黄10 g，山药10 g，山茱萸10 g，牡丹皮10 g，泽泻10 g，茯苓15 g。每日1剂，水煎服。

3. **痰湿壅盛型**

症见头目昏朦，头痛如裹，浮肿心慌，四肢无力，两胁作胀，胸闷脘胀，舌苔白腻，脉细滑。治宜燥湿化痰、健脾和胃，方用半夏白术天麻汤加减：陈皮9 g，天麻9 g，防风9 g，柴胡9 g，桔梗9 g，泽泻12 g，山药12 g，茯苓15 g，钩藤15 g。每日1剂，水煎服。

4. **气滞血瘀型**

症见头晕目眩，日轻夜重，胸闷气短，偶发心痛，心悸怔忡，肢麻体软，失眠多梦，夜尿频数，舌暗红，苔白，脉弦紧。治宜活血化瘀，平肝安神，方用血府逐瘀汤加减：当归9 g，桃仁9 g，红花9 g，生地黄9 g，柴胡9 g，枳壳9 g，牛膝9 g，赤芍15 g，川芎15 g，丹参15 g，小蓟15 g，五味子6 g，地龙6 g。每日1剂，水煎服。

（三）饮食疗法

（1）新鲜蔬菜和水果能提供足够的维生素B、维生素C，如豆芽、瓜类、海带、紫菜、木耳等，可多吃。

（2）可多食用如大蒜、芹菜、荠菜、马兰头、绿豆、玉米、胡萝卜、西瓜、海参、海带、蜂王浆等有降压作用的食物。

（3）常食用芹菜。①凉拌芹菜。芹菜50～150 g，洗净，切成小段，用开水烫一下，加适量醋、味精、精盐，也可加少量糖，拌匀食用。②鲜芹菜500 g，用冷水洗净，捣烂取汁，再加蜂蜜50 mL调匀，每日1剂，分3次饮服。也可用芹菜洗净捣烂绞汁服。或芹菜洗净连根切碎，加水250 mL，煮成粥，经常服。15日为1个疗程。

（4）黑木耳6 g，洗净，清水浸泡1夜，放锅内蒸1 h，再加冰糖适量，睡前服。

（5）花生米500 g，米醋500 g。同浸于玻璃瓶内，5日后食用，每日早上吃15粒。

（6）鲜山楂10个，捣烂，加冰糖30 g，水煎服，每日2次。

（7）苹果洗净捣烂挤汁，每次100 mL，每日3次口服。

（四）自我调养

（1）戒烟、戒酒，尤其要避免过量饮酒。

（2）避免过度的体力和脑力劳动，保证充足的睡眠，保持心情舒畅。

（3）坚持适当的体育锻炼，其中太极拳、八段锦等对预防和治疗高血压病有良好的作用。

（4）应忌暴饮、暴食及过食肥甘厚味；限制钠盐摄入，每日不超过5 g；对肥胖者应控制食量和热量，减轻体重。

（5）针刺曲池、风池、印堂、神门、三阴交、足三里、合谷、太阳等穴，每次2～3个穴位，留针15 min，每日1次。

第二节 肝 脏 疾 病

一、乙型慢性活动性肝炎的治疗

乙型慢性活动性肝炎的发病率高，延久难愈，目前仍无特殊的治疗方法。笔者采用辨证分型的方法，既注意患者症状体征的情况，又注意观察实验室检验数据的改变，在分型治疗中，掌握病情的动态，谨守病机，各司其职，获得了较好的治疗效果。

（一）湿困阴虚型

1. 临床表现

困倦乏力，肢体沉重，腹胀肠鸣，纳呆便溏，下肢浮肿，腰膝酸软，咽干口糜，心烦失眠，鼻齿出血，双目干涩，舌质深红，苔黄厚腻，脉濡数。

2. 辨证治疗

治法：祛湿化浊，养肝清热。

方药：茯苓15 g，炒白术12 g，猪苓15 g，薏苡仁30 g，泽泻15 g，瓜蒌10 g，丹参15 g，白芍15 g，白茅根15 g，桑椹15 g，楮实子15 g，沙参15 g。水煎服，每日服3次。

【病案举例】梁某，男，53岁。自诉3年前因患急性黄疸型肝炎先后两次在某医院住院6个多月，出院后谷丙转氨酶（GPT）升至600 U，持续服中西药治疗仍波动在300 U左右，乙型肝炎表面抗原（HBsAg）阳性，疲乏无力，口干而苦，唇舌糜痛，肩酸腿痛，胸闷胀痛，小便黄，大便溏，夜多噩梦，纳呆腹胀，舌质暗红，边有瘀点，苔腻。GPT298 U，麝香草酚浊度试验（TTT）12 U，硫酸锌浊度试验（ZnTT）18 U，HBsAg阳性，肝在右肋下3 cm，脾在左肋下2 cm，白蛋白/球蛋白3.6/3.4 g，蛋白电泳白蛋白50.5%，γ球蛋白26.5%。临床诊断为乙型慢性活动性肝炎，证属湿困阴虚，气滞血瘀。处方：茯苓15 g，茵陈20 g，牡丹皮10 g，丹参20 g，郁金15 g，白芍15 g，生地黄30 g，白术15 g，葛根20 g，山楂15 g，白茅根15 g，泽泻12 g，鳖甲30 g（先煎）。水煎服，每日1服，服药30多日，复查肝功能基本正常，继续服药4个多月，肝功能正常，HBsAg阴性，肝脾已无肿大，嘱继续服药以巩固疗效。

（二）肝胆湿热型

1. 临床表现

两胁疼痛，以右胁为甚，口黏而苦，肢体困重，纳呆脘胀，厌食油腻，口气秽臭，时而恶心，面目发黄，小便短黄，大便溏烂，舌边红，苔黄厚腻，脉弦数或濡数。

2. 辨证治疗

治法：清肝利胆，化湿除热。

方药：茵陈15 g，龙胆草10 g，栀子10 g，板蓝根15 g，贯众15 g，虎杖15 g，茯苓20 g，泽泻15 g，柴胡10 g，白花蛇舌草20 g，佩兰9 g，大黄6 g（后下）。每日1剂，水煎，分3次服。

【病案举例】严某，男，28岁。自诉右胁胀痛反复3年余，曾先后两次住院治疗，出院后肝功反复异常，GPT波动在200 U以上，絮浊异常，蛋白倒置，HBsAg阳性，近1个月来肝区疼痛，腹胀纳呆，口黏口苦，晨起恶心，小便短黄，大便溏而秽臭，舌边深红，苔黄腻，脉弦数。临床诊断为乙型慢性活动性肝炎，证属肝胆湿热。治以清利肝胆湿热为主，以上方加减治疗3个月，肝功能基本正常，继以清热利湿，佐以健脾和胃之方调治半年，复查肝功能连续3次正常，HBsAg阴性，3年来未见反复。

（三）肝郁脾虚型

1. 临床表现

右胁胀痛，口苦纳呆，纳后腹胀，困倦乏力，情志抑郁，常因精神刺激而症状加重，夜间难寐，小便短赤，大便稀溏。舌质淡红，苔薄黄，脉弦细。

2. 辨证治疗

治法：抑肝扶脾。

方药：党参15 g，白术12 g，茯苓15 g，柴胡10 g，白芍15 g，枳壳6 g，香附10 g，素馨花10 g，鸡内金10 g，甘草6 g，佛手10 g，麦芽15 g。每日1剂，水煎，分3次服。

【病案举例】陈某，女，37岁。右胁隐痛，时而作胀，纳减疲乏4年余。4年前患急性黄疸型肝炎，住院治疗3个月，出院后肝功能反复异常，就诊前查肝功能GPT 159 U，TTT 10 U，ZnTT 15 U，白蛋白/球蛋白为2.7/3.0，HBsAg阳性。近1个月来右胁隐隐作痛，脘腹胀满，纳呆口苦，纳后腹胀，月经延期，量多色淡，经前心烦易怒，经期胁痛加重。诊见面色少华，胸颈可见数个大小不等的蜘蛛痣，舌质淡红，苔薄黄，脉弦细，肝在右肋下3 cm，边钝质中，脾在左肋下1 cm。拟诊为乙型慢性活动性肝炎，证属肝郁脾虚，治以抑肝扶脾为主。采用上方加减治疗2个月，肝功能已正常，肝脾未触及，仍守原法为主调治半年，肝功能正常，症状消失。HBsAg阴性。

（四）气滞血瘀型

1. 临床表现

肝区疼痛，痛如针刺，脘腹胀满，日轻夜重，心烦易怒，口干而不欲饮，低热，纳差，胁下痞块，面色晦滞，舌质紫暗，边有瘀斑，脉弦紧或弦涩。

2. 辨证治疗

治法：理气化瘀，软坚散结，佐以清热解毒。

方药：茵陈15 g，郁金15 g，丹参20 g，牡丹皮10 g，夏枯草12 g，板蓝根15 g，牡蛎30 g，鳖甲20 g，赤芍15 g。每日1剂，水煎，分3次服。

【病案举例】彭某，男，55岁。自诉肝区刺痛1年余，伴脘腹胀痛，朝轻暮重，双膝酸痛，头项疼痛，体重日渐减轻，口干而不欲饮，夜难入寐，食欲差。2年前患肝病，曾服药年余，肝功能反复异常。诊见面色晦暗，朱砂掌，舌质暗淡，边有瘀斑，苔黄厚腻，脉弦涩，肝在右肋下2.5 cm，边钝，质中，压痛，脾在左肋下2 cm。GPT 169U，TTT 8U，ZnTT 14U，白蛋白/球蛋白为3.1/3.9，HBsAg阳性。拟诊为乙型慢性活动性肝炎，证属气滞血瘀，投以疏肝理气，活血化瘀，佐以清热解毒之法。以上方加减，治疗1个月，GPT开始下降，2个月后基本正常。仍以原方为主治疗5个月，症状消失，体征改善，肝功能复查GPT 42U，TTT 3U，ZnTT 7U，白蛋白/球蛋白为5.4/3.5，HBsAg阴性。肝右肋下1.5 cm，脾未触及。

（五）肝肾阴虚型

1. 临床表现

肝区隐痛，劳累后加重，头昏失眠，腰酸腿软。夜梦频多，遗精健忘，心烦易怒，夜间盗汗，或有低热，口渴引饮，双目干涩，形衰体瘦，小便短黄，大便干结，舌红少苔，脉细数。

2. 辨证治疗

治法：滋养肝肾，佐以清热解毒。

方药：生地黄20 g，北沙参15 g，麦冬12 g，白芍15 g，女贞子10 g，何首乌15 g，枸杞子12 g，象牙丝（水牛角丝代）30 g，当归身10 g，贯众15 g，楮实子15 g，甘草10 g。水煎，每日服3次。

3. 病案举例

牟某，男，26岁。自诉右胁隐隐作痛反复发作3年余。幼年时曾患急性病毒性肝炎，2年前的春季觉右胁疼痛，查肝功异常，曾在某医院治疗半年后出院，肝功能反复异常。就诊前2周查GPT 295 U，TTT 8 U，HBsAg阳性，自觉胁痛不舒，口干而喜饮，夜寐梦多，难寐易醒，纳呆，小便黄，口糜舌烂，大便干结。诊见舌红，苔少，脉弦细而数。肝在右肋下3 cm，边钝，质中。拟诊为乙型慢性活动性肝炎，证属肝肾阴虚，热毒留恋，投以滋养肝肾，佐以清热解毒之法。以上方加减，调治半年，复查肝功能连续4次正常，HBsAg阴性，肝在右肋下0.5 cm，质软，诸症悉除。

（六）小结

本文对乙型慢性活动性肝炎的辨证分型治疗作了初步总结，认为临床上以湿困阴虚型、肝胆湿热型、肝郁脾虚型、气滞血瘀型、肝肾阴虚型较为多见，但是慢性活动性肝炎病情复杂，矛盾较多，必须善于抓主要矛盾，以一个证型为主，抓住主证使用主方，灵活掌握病情变化，适当调整药物，方能收到较好疗效。

二、抗乙肝冲剂治疗乙型肝炎

抗乙肝冲剂组成为板蓝根15 g，鸡骨草15 g，虎杖15 g，田基黄15 g，北沙参15 g，丹参15 g，黄芪15 g，茯苓15 g，杭白芍100 g，北柴胡100 g，灵芝100 g，炒白术100 g。制成冲剂，每包含生药30 g，每日3次，每次服1包，温开水冲服。30日为1个疗程。

【病案举例】庞某，女，52岁。自诉胁疼，纳差，乏力，小便黄1年余。近来伴有腹胀，失眠多梦，四肢关节酸痛。查体：精神不振，面色萎黄，巩膜轻度黄染，胸前有3个蜘蛛痣，肝掌（＋），腹水征（＋）。肝右肋缘下3 cm，质中、触痛明显，脾在肋下2 cm。舌质淡红有瘀点、苔黄，脉弦细。化验检查，黄疸指数10 U，GPT 180 U，TTT 12 U，ZnTT 15 U，HBsAg阳性，诊断为病毒性慢性迁延型乙型肝炎。中医辨证为肝郁脾虚，湿热内蕴，血瘀阻滞，气阴受损。经抗乙肝冲剂治疗1个疗程后，精神好转，食欲增进，黄疸指数6 U，GPT 96 U，TTT 10 U，ZnTT 12 U。舌质淡红、苔白，脉弦。续服抗乙肝冲剂2个疗程，自觉症状消失。肝右肋下触及1 cm，无压痛；脾肋下仅触及。黄疸指数5 U，GPT 28 U，TTT 5 U，ZnTT 10 U，HBsAg阴性。随访2年，未再复发。

乙型肝炎为临床常见病之一，目前尚无特效的治疗方法。根据乙型肝炎的临床特点，笔者认为本病多由湿热内蕴，气机不畅，瘀血内停，气阴受损所致。脾主运化而恶湿，肝主疏泄性喜条达，湿热之邪，留滞脾胃，蕴郁肝胆，肝郁气滞又可导致瘀血内停，瘀热久蕴，煎熬日久，可致气阴两亏。故采用清热利湿，活血化瘀，益气养阴治疗，收到一定的效果。方中板蓝根、虎杖、田基黄、茯苓清热利湿；丹参活血化瘀；黄芪、灵芝、北沙参益气养阴。诸药合用，共奏清热利湿，活血化瘀，益气养阴之功。其远期疗效有待于今后继续观察。

第三节　肺脏疾病

一、中西医结合治疗哮喘急性发作期

支气管哮喘是内科常见病之一，亦称哮喘，属中医哮证范畴。以突然发作，痰阻气道，胸闷，咳嗽，呼吸喘促，喉间痰鸣，甚则不能平卧为特征。病症较长，反复发作，经久不愈。急性发作时如得不到及时治疗，可致哮喘持续状态，严重威胁患者的生命。

（一）辨证治疗

1. 中医辨证治疗

（1）痰热阻肺型　以喉中痰鸣，喘急面红，胸闷咳嗽，痰黄而稠，口干而渴，或痰白而黏，吐咯不利，甚则烦躁不安，张口抬肩，不能平卧，或伴发热，头痛汗出，小便黄、大便干结，舌质红，苔黄，脉滑数为主症。治宜清热化痰，止哮定喘，选定喘汤或泻白散合麻杏石甘汤为主方。常用药物：麻黄6～9g，白果9～12g，款冬花9～12g，法半夏9～15g，桑白皮9～15g，杏仁9～12g，紫苏子6～9g，黄芩9～15g，贝母6～9g，天竺黄6～9g，龙脷叶9～15g，葶苈子10～15g，瓜蒌仁9～15g，甘草6g，鱼腥草15～30g。并汗出心烦者加生石膏30g、知母10g。本型患者选用定喘汤加减为多。

（2）痰浊恋肺型　以哮鸣气喘，咳嗽痰多，痰黏而腻，咯吐不爽，膈中满闷，恶心欲吐，胃纳呆滞，口淡乏味，小便清，大便溏而不畅，舌质淡红，苔白，脉滑为主证。治以化痰降浊，止咳平喘，常用主方为二陈汤合三子养亲汤、苏子降气汤或射干麻黄汤。常用药物：陈皮3～6g，法半夏9～15g，茯苓12～21g，胆南星4～6g，紫苏子6～9g，白芥子9～15g，甘草6g，厚朴6～9g。如痰量多，不能平卧者加葶苈子15g，天竺黄6g，青礞石6～9g、地龙9～15g，以泻肺逐痰，使痰浊下泄。

（3）肺气不足型　以久哮不愈，喘急气短，言语费力，动则喘甚，咳声低弱，自汗畏风，或咽喉不利，口干面红，夜间难寐，小便黄，大便干，舌质偏红，苔薄黄，脉细无力为主证。治以益气养阴，补肺定喘。多选生脉散、补肺汤或补中益气汤为主方。常用药物：太子参15～20g，五味子6～9g，北沙参12～15g，玉竹12～15g，当归6～9g，南杏仁9～12g，大枣15g，黄芪

15～30 g。若咳嗽痰多者可加贝母9 g、百合15 g，以润肺化痰；食少便溏者去麦冬、玉竹，加山药15 g、麦芽15 g、茯苓12 g、白术9 g，以健脾化痰。

（4）肾不纳气型 症见哮鸣喘急，经久不愈，呼长吸短，动则喘甚，神疲乏力，形体消瘦，气不得续，汗出肢冷，口唇青紫，甚者肢体浮肿，小便不利，心悸不安，舌质暗淡，脉沉细。治宜补肾纳气，多选用金匮肾气丸合参蛤散，或七味都气丸合人参胡桃汤加减。常用药物：生地黄15～20 g，山药10～15 g，山茱萸6～9 g，茯苓9～15 g，熟附子6～9 g（先煎），桂枝3～6 g，五味子6～9 g，红参6～9 g（另焗兑服），蛤蚧粉4～6 g（冲服）。

2. 西药治疗

（1）解痉止喘。多选用氨茶碱0.1～0.2 g，每日3次，如口服不能控制哮喘发作者，应给予氨茶碱0.25 g，加入25%～50%葡萄糖液中缓慢静脉注射。或用氨茶碱0.25 g加入5%葡萄糖液500 mL静脉滴注，亦可用麻黄素25 mg口服，每日3次。发作严重时可用麻黄素15～30 mg皮下注射，或1/1 000肾上腺素0.5～1 mL，立即皮下注射（有高血压病、冠心病或甲状腺功能亢进症患者忌用）。发作频繁者可用愈喘气雾剂喷喉，每日3～4次。亦可用异丙肾上腺素1∶200溶液1 mL/次，每日4次，雾化吸入。

（2）止咳化痰。可用复方甘草合剂10 mL；或异丙嗪止咳糖浆10 mL，每日分3次口服；或用溶痰合剂10 mL，每日服3次，以利痰液咳出；或用必咳平10 mL，每日3次口服；竹沥水20 mL，每日2次口服。

（3）控制感染。抗生素一般选用青霉素320万U～640万U加入5%葡萄糖液150 mL中，分2次静脉滴注；或用氨苄西林6～8 g，加入10%葡萄糖液250～500 mL静脉滴注，每瓶争取在30 min滴完。对感染严重者则联合使用抗生素，多选用头孢类抗生素、阿米卡星，个别使用庆大霉素、氯霉素或头孢哌酮钠等。最好根据痰菌培养按药物敏感实验选用抗生素。

（4）选用激素。经解痉平喘、止咳化痰、抗感染等治疗，哮喘仍不能控制或呈哮喘持续状态者，可考虑使用激素。先口服泼尼松5～10 mg，每日3～4次，发作控制后逐渐减量以致停药。或用氢化可的松50～100 mg或地塞米松5～10 mg加入5%葡萄糖液或加入抗生素液中静脉滴注，待症状缓解后逐渐减量至停药。如连续使用3日以上者，不能立即停药，以防反跳。

（5）对症治疗。对缺氧较重者给予低流量吸氧，合并心力衰竭者，强心、利尿、纠正心力衰竭。水电解质紊乱者及时给予纠正，酸中毒补给碳酸氢钠以纠正酸中毒。进食少或不能进食者补给能量、热量等。

（二）体会

支气管炎是一种普及全世界的常见疾病，且反复发作，又难以根治，急性发作期如得不到及时合理的治疗，可出现哮喘持续状态，严重威胁着患者的生命。

（1）及时查明诱因。哮喘的发作，大多有明显的诱因，如与气候的变化关系密切，外感时邪而诱发；或过度劳累，精神刺激，进食刺激性食物等均可诱发；或禀赋不足，接触致敏原如花粉、粉尘、煤气或刺激性气体而诱发；或与接触某些药物如青霉素、普萘洛尔、阿司匹林等有关；或合并感染，尤其以呼吸道感染为多见，本组病例合并肺部感染者151例，占59.2%。因此查明诱因后，应及时作去除诱因对因处理。

（2）掌握辨证用药的规律。哮喘急性发作多有外邪袭肺，痰阻气机的标实证，又有肺肾不足的本虚证，而以标实证为多见，故治宜标本兼治。属痰热阻肺者，宜清热化痰定喘为主，多选用定喘汤加贝母、地龙、天竺黄、鱼腥草等清热化痰之品；属痰浊恋肺者，应化痰降浊而平喘，痰多而涌者加礞石、葶苈子、天竺黄、地龙等泻肺逐痰；属肺气不足者，当补益肺气而平喘，多用生脉散或补肺汤加味；属气虚甚者，宜用西洋参为好，兼有脾虚者加白术、茯苓、麦芽等健脾化痰之品，以截其生痰之源；属肾不纳气者，当以补肾纳气为主，多选用肾气丸合参蚧散，或七味都气丸合人参胡桃汤，病情较重者宜用高丽参另焗兑服。

本组合并肺部感染者151例，合并心力衰竭者29例，均在辨证施治的同时配合西药治疗。抗生素的应用以足量、联用为好，对病情较重者，在控制感染的同时如用少量激素，能使病情及时缓解。对合并心力衰竭者，应及时低流量给氧，使用强心苷纠正心力衰竭等对症处理。在辨证治疗的基础上配合西药对症处理，可缩短病程，减少并发症，提高疗效。

二、支气管哮喘的治疗与调养

支气管哮喘是一种常见的支气管变态反应性疾病，临床上以反复发作并伴有哮鸣声的呼气性呼吸困难为基本特征。老年人患哮喘病，一般病程较长，且反复发作，经久不愈，以寒冷季节为甚，病后康复时间较长。

（一）临床表现

1. 典型症状

常在夜间发作，发作前多有鼻痒咽痒、打喷嚏、咳嗽、流涕等症状。起病迅速，突然胸闷，呼吸困难，不能平卧，额前冒汗，烦躁不安，口唇发绀，发作停止前咳出较多稀薄痰液，呼吸逐渐畅通，哮喘停止后，恢复到发作前状态。

2. 哮喘持续状态

哮喘发作状态严重，持续24 h以上者，称哮喘持续状态。除有典型发作的表现外，常见呼吸困难加重，吸气轻浅，呼气长而费力，张口抬肩，口唇发绀，大汗淋漓，面色苍白，四肢冰冷等。

（二）辨证治疗

1. 发作期

（1）风寒束肺型　呼吸急促，喉中有哮鸣声面色苍白浮肿，四肢较冷，咯痰清稀色白，胸膈满闷，口淡不渴或渴喜热饮，舌质淡，苔白，脉紧。如兼表证者，有恶寒、发热、浑身疼痛、咳嗽多，脉浮紧。治以温肺散寒、豁痰定喘。方选射干麻黄汤为主：射干9 g，麻黄9 g，细辛3 g，干姜3 g，法半夏9 g，五味子9 g，紫菀12 g，款冬花12 g，桂枝6 g，大枣15 g，生姜2片。每日1剂，水煎，分3次温服。

（2）风热壅肺型　呼吸急促，喉中有痰鸣声，气粗喘急，恶热，咳痰黄稠，胸闷不安，口渴喜饮，尿黄短少，大便秘结，舌红唇赤，舌苔黄腻，脉滑数。有表证者，可见发热，汗出，咳嗽，脉浮滑。治以清热化痰、宣肺定喘。方选麻杏石甘汤加味：麻黄9 g，杏仁12 g，生石膏30 g，甘草6 g，白前12 g，桑白皮15 g，川贝母9 g（另研末冲服），天竺黄6 g，地龙15 g。每日1剂，水煎，分3次服。

（3）痰湿阻肺型　咳嗽频作，呼吸促迫，痰鸣声响，痰多易咯，胸中满闷，或兼呕恶，大便秘结，舌苔白滑，脉滑等。治以燥湿化痰、宣肺平喘。方用三子养亲汤加味：紫苏子10 g，白芥子15 g，莱菔子12 g，法半夏15 g，陈皮6 g，胆南星6 g，甘草6 g。每日1剂，水煎，分2～3次服。

2. 缓解期

（1）肺气不足型　喘促短气，语言无力，咳声低弱，自汗畏风，咽干不利，舌质淡红，苔少，脉细弱无力。治以补气定喘、养阴化痰。方选生脉散加味：西洋参9 g（另炖），麦冬15 g，五味子6 g，茯苓15 g，甘草6 g，桑白皮12 g，贝母6 g，杏仁12 g。每日1剂，水煎，分3次服。

（2）脾虚痰湿型　咳喘痰多，面色萎黄，倦怠乏力，四肢末端不温，食少腹胀，大便溏烂，舌质淡，苔白，脉细缓。治以补脾气、化痰定喘。方选六君子汤加味：党参20 g，白术15 g，茯苓18 g，陈皮6 g，炙甘草6 g，法半夏12 g，紫苏子10 g，莱菔子10 g，砂仁6 g，薏苡仁30 g，黄芪18 g。每日1剂，水煎，分2～3次温服。

（3）肾阴亏损型 喘息痰鸣，口燥咽干，痰黏微黄，面红足冷，五心烦热，舌红，脉细数等。治以滋阴补阳、纳气平喘。方选七味都气丸加减：熟地黄20 g，山药15 g，山茱萸10 g，茯苓10 g，泽泻10 g，牡丹皮6 g，五味子6 g，紫苏子9 g，百合30 g，沙参18 g，南杏仁18 g。每日1剂，水煎，分2～3次服。

（4）肾阳亏损型 面青肢冷，手足不温，呼长吸短，动则气逆，心悸汗出，咯痰稀薄，夜尿增多，大便溏烂，舌质淡嫩，苔白，脉沉细。治以温肾补阳、纳气平喘。方选金匮肾气丸为主：熟附子9 g（先煎），肉桂6 g，熟地黄15 g，山药15 g，山茱萸9 g，牡丹皮9 g，茯苓12 g，泽泻12 g，补骨脂10 g，杜仲15 g。每日1剂，水煎，2次温服。

（5）阴阳两虚型 面色苍白，形瘦神疲，短气心悸，手足心热，口干咽燥，头晕耳鸣，腰腿酸楚，语声低微，舌质淡红，少苔，脉细数。治以滋阴补阳、补肾平喘。方选河车大造丸为主：紫河车粉15 g，太子参30 g，熟地黄20 g，龟甲20 g（另先煎），杜仲15 g，牛膝15 g，天冬12 g，麦冬12 g，茯苓15 g，砂仁5 g，枸杞子15 g，菟丝子15 g。每日1剂，水煎，分3次服。

（三）秘方验方

（1）核桃仁100 g，冰糖200 g。一起捣烂，分10份，每次服1份，每日服2次。适用于哮喘并肺气重之患者。

（2）人参100 g，蛤蚧1对，核桃仁50 g。上药研为末，以蜜为丸，每丸6 g，每服1丸，每日服2次。适用于气短乏力之哮喘者。

（3）干地龙100 g，研细末，装入胶囊中备用，每次6～10粒，每日3～4次，温开水送服。

（4）蛤蟆1只，大枣5枚。将蛤蟆去除腹内容物，将大枣装入腹内，然后用线缝合。再将蛤蟆放入锅内蒸至3 h，取出大枣吃下，每日1次。适用于老年顽固性哮喘者。

（5）棉花根200 g，杏仁10 g。水煎，每日1剂，分2次服。适用于哮喘伴咳嗽者。

（6）截喘方。旋覆花9 g，防风9 g，五味子9 g，鼠曲草15 g，瓜蒌15 g，合欢皮15 g，老鹳草15 g，碧桃干15 g，野荞麦根15 g。水煎，每日1剂，分2次服。并可随症加减。本方有抗过敏、祛痰、平喘之功效，能迅速控制哮喘的急性发作。

（四）饮食疗法

（1）冬虫夏草茶。冬虫夏草10 g，开水泡15～20 min，代茶常饮。其渣焙干为末，每服6 g，每日2次。

（2）豆腐500 g，麦芽糖100 g，生萝卜汁1杯。混合煮开，每日2次分食。适用于肺热型哮喘者。

（3）杏仁9 g，麻黄9 g，豆腐100 g。加水共煮1 h，去药渣，吃豆腐饮汤。也可将杏仁打碎，与等量冰糖研匀，每日早晚各服9 g。连服10日为1个疗程。

（4）紫皮蒜60 g，红糖90 g，蒜、捣烂如泥，放入红糖调匀，在砂锅内加水适量熬成膏，每日早晚各服1匙羹。

（5）南瓜1个（500 g左右），蜂蜜60 g，冰糖30 g。瓜顶上开口，挖去一部分瓤，将冰糖、蜂蜜装入，盖好，放入小盆内，蒸1 h取出。早晚2次吃完，连吃1周。

（6）花生米15 g，冰糖15 g，霜桑叶15 g，同煮至花生米熟，去桑叶食之。

（7）老南瓜皮200 g，牛肉200 g。共煮熟吃肉喝汤，每日服2次，常用。

（8）羊肺1具，麻黄根50 g。制法：取新鲜羊肺洗净，和麻黄根一同加水炖煮，放盐少许，羊肺煮熟后，取出切成块，佐餐食用。每次30 g，每日食3次。

（9）紫河车1具，地龙100条。制法：将紫河车和地龙共研细末，装入胶囊，每粒重0.25 g，干燥处贮存。用法：每日3次，每次6～8粒，空腹温开水送服。

（10）每晚临睡前以1～3个生核桃与生姜1～3片同细嚼，嚼烂后咽下，若同时用生晒参1片同嚼则更佳。同时吞服紫河车或脐带粉3 g。每年8月份起服至11月份，有预防支气管哮喘发作的作用。

（11）用米醋煮鸡蛋。蛋熟后去壳再煮5 min，只食鸡蛋，每次服一枚，每日2次。对季节性哮喘者适宜。

（12）三子粥。苏子10 g，莱菔子12 g，白芥子15 g，粳米50 g。同煮粥，每日服2次。适用于中老年哮喘痰多者。

（13）百合杏仁粥。百合50 g，杏仁10 g，粳米50 g。同煮粥，分早晚服，用于脾肺气虚之哮喘者。

（14）珠宝二玉粥。生山药60 g，生薏苡仁60 g，柿霜饼24 g。先将山药、薏苡仁捣成粗粒，煮至烂熟，再将柿霜饼切碎，调入融化，随意服之。适用于脾肺气虚之中老年哮喘者。

（15）黄芪膏。生黄芪120 g，蜂蜜30 g，甘草6 g，山药10 g，鲜白茅根15 g，橙汁。先将生黄芪、鲜白茅根煎十余沸，去渣；橙汁2杯调入甘草，山药研细末，同煎，用筷子搅之成膏，一沸即成，再调入蜂蜜，稍开即可。分3次服。

（16）芡实粉粥。芡实粉10 g，核桃肉10 g，大枣肉10 g。研碎，粳米50 g，同煮粥，分2次温服。适用于中老年肾不纳气之哮喘。

（17）水晶桃。核桃仁500 g，柿霜饼500 g。先将核桃仁用饭锅蒸熟，再与柿霜饼同装入瓷器内蒸之，融化为一，晾凉，随意服之。用于中老年人久病伤肾，肾虚不纳气之虚喘患者。

（18）人参核桃煎。人参3 g，核桃肉15 g。煎汤服之，每日1剂，分2次服。适用于肾气不足之哮喘者。

（19）山楂核桃糖浆。核桃肉15 g，打碎。山楂100 g慢火煎浓汁后去渣，加入冰糖200 g，并加入核桃肉共煎熟成糖浆。每次服50 mg。每日3次。适用于中老年咳嗽，少痰，纳呆者。

（五）自我调养

（1）改善生活条件。消除有害烟雾，粉尘和有害气体对呼吸道的刺激，戒烟、酒、辣等刺激性物质。

（2）加强锻炼，提高抗病能力。如坚持散步、打太极拳、打门球、练气功、呼吸操等有利于康复的体育活动。

（3）预防外感。外感是诱发哮喘的原因之一，因此，需及时防治感冒，根治过敏性鼻炎、荨麻疹、慢性咽喉炎、湿疹等疾病，以消除可能引起哮喘发作的隐性病灶。

（4）对于体质过敏型患者，应尽可能找出致敏原，以免再次接触。如对鱼、虾等过敏者应禁食；对花粉、鲜花、油漆、染料、工业粉尘等易过敏者，应尽可能减少接触。

（5）进行穴位敷贴。常用冬病夏治之消喘膏：白芥子21 g，延胡索21 g，甘遂12 g，细辛12 g。共研细末（为1人1年用量），于夏季三伏天开始使用。每次以1/3的药末，加生姜汁调成稠膏状，分摊于6块直径约5 cm的油纸或塑料布上，贴于背部肺俞、心俞、膈俞（均为双侧）等穴上，用胶布固定。贴4～6 h，每隔10日贴1次，于初伏、中伏、晚伏各1次，共3次。连贴3～5年。宜晴天中午前后贴，阴天贴效果欠佳。贴药后不宜多活动。本法对喘息型慢性支气管炎、支气管哮喘有良好的防复发作用，疗效随贴药年限的延长而逐渐提高。

（6）自我按摩。取足三里、膻中、天突、大椎、肺俞、内关等穴，每日选2～3穴交替揉按，每日2次，常年不间断。

（7）穴位封闭　取双侧足三里穴注射核酪注射液，每次每穴0.5 mg，每周2次，共用8周。

三、阻塞性肺气肿的治疗与调养

肺气肿是指肺脏终末支气管远端部分，包括呼吸细支气管、肺泡管、肺泡囊和肺泡的膨胀及过度充气，导致肺组织弹性减退和容积增大的总称。主要表现为逐渐加重的气急。多见于中老年人。

按发病原因，肺气肿可分为老年性、代偿性、间质性和阻塞性四种。老年性肺气肿是由于老年人的身体组织衰退，肺泡弹性减弱而膨胀；代偿性肺气肿是指部分肺组织损坏或肺切除，余肺膨胀所致；间质性肺气肿是因咳嗽剧烈，肺泡破裂，空气进入肺间质所形成；慢性支气管炎、多年反复发作的支气管哮喘、尘肺病、广泛性支气管扩张、慢性纤维空洞型肺结核等，凡能引起细支气管的炎性变化而致气道堵塞者，都可引起阻塞性肺气肿。

（一）临床表现

患者有慢性咳嗽，咳痰，进行性气急。初起胸闷，以后在活动或上楼时感到气急，严重时休息状态也感到气急。患者胸部呈圆桶状，并伴有口唇及指端青紫。严冬季节症状加剧，可出现肺源性心脏病，心力衰竭或呼吸衰竭。

（二）辨证治疗

（1）寒邪伏肺型　咳嗽气短，咳痰稀黏，沫多色白，喉中有痰鸣声，怕冷，冬季发作较剧，舌苔白，脉滑小弦。治以温肺化痰。方用小青龙汤加减：麻黄6～9g，桂枝6～9g，干姜6～9g，法半夏12g，细辛3g，白芍12g，桔梗12g，五味子6g、甘草5g，冬花9g。每日1剂，水煎，分3次服。

（2）痰热壅肺型　咳嗽气喘，喉中痰鸣，痰稠黄，咯出不易，胸中烦热，口渴喜饮，或发热，舌红苔黄，脉滑数。治以清肺化痰、止咳平喘。方选定喘汤加减：白果12g，法半夏12g，杏仁12g，紫苏子12g，款冬花12g，生石膏30g，桑白皮15g，黄芩15g，瓜蒌12g，川贝母10g（另研末冲服），甘草6g，鱼腥草20g。每日1剂，水煎，分3次服。

（3）脾肺气虚型　平素怕冷，易感冒，胸闷气短，咳嗽痰白，动则气喘，肢体倦怠，食少便溏，舌苔薄白，脉细。治以补脾益肺。方选六君子汤加减：党参15g，白术15g，茯苓各15g，法半夏12g，桔梗12g，莱菔子12g，黄芪30g。每日1剂，水煎，分3次温服。

（4）肺肾阴虚型　咳嗽痰少，烦热易出汗，动则气喘，口干欲饮，舌红，少苔，脉细数等。治宜益肺滋肾。方选生脉地黄汤加减：西洋参6g（另焗），麦冬12 g，五味子6 g，生地黄20 g，山药15 g，山茱萸6~9 g，牡丹皮6~9 g，泽泻10 g，北洋参18 g，炙鳖甲30 g（另先煎），百合15 g。每日1剂，水煎，分2~3次温服。

（三）秘方验方

（1）生梨1个，贝母粉2 g，冰糖15 g。将梨核挖去，把贝母粉和冰糖纳入。将梨放入碗内，放水适量，蒸1 h。吃梨喝汤。每日早晚各1个。适用于干咳无痰者。

（2）半夏15 g，款冬花15 g，白芥子15 g，紫苏子10 g。每日1剂，水煎服。适用于久咳痰多色白者。

（3）松子仁250 g，核桃仁250 g，蜂蜜100 g。先将松子仁和核桃仁研成膏状后蜂蜜调之，每服10 g，每日服3次。适用于秋燥干咳，久咳少痰者。

（4）核桃肉15 g（微焙后研为末），加黄酒30 g送服。每日2次。适用于遇风寒而咳嗽加重者。

（5）枇杷叶15 g，款冬花12 g，南杏仁20 g，大黄6 g，百合30 g。每日1剂，水煎，分3次服。适用于久咳少痰肌瘦者。

（四）饮食疗法

（1）宜清淡饮食，多食新鲜蔬菜、水果、蜂蜜、麦芽糖等。

（2）肺气肿时痰多清稀、气短喘息，可吃些带温性食品，如富有营养的鸡汤、肝汤、瘦肉、奶制品、蛋糕等，有益气作用。

（3）肺气肿日久，自觉喘息加重，口干舌燥，舌质光红或光紫。这时应选择滋阴生津的果品或食品，如梨子、话梅、山楂、苹果、鳖、瘦猪肉、鸭蛋、菊花脑、鸡蛋、杏子等。

（4）参芪胎盘膏。紫河车1具，人参15 g，黄芪250 g，冰糖1 000 g。将紫河车漂洗干净，和人参、黄芪一同加水适量，浸泡半天，文火煎煮，2 h后过滤取汁，渣中再加水煎，取汁，先后取汁3次，合并滤液，再以文火浓煎至500 mL左右，放入融化的冰糖熬膏，置阴凉干燥处贮存。用法：每次2羹匙，每日3次，空腹，以温开水冲服。1个月为1个疗程。适用于肺气肿及久病体弱者。感冒时停服。

（5）生脉酥油茶。酥油50 g，生脉散30 g。取生脉散加水煎煮，过滤取汁，将滤汁炖开，调入酥油煮沸。以上为1次量，每日2次，饱腹趁温服用。半个月为1个疗程。本方有益气养阴、润燥生津的功效，适用于肺气肿、肺心病、糖尿病等。

（6）紫河车1具，地龙100 g。将二药干燥研成粉末，装入胶囊，每个重0.25 g，干燥处贮存。每日3次，每次6~8粒，空腹，以温开水送服。10日为1个疗程。

（7）人参1枝，羊胰脏2具，白酒1 000 mL。取羊胰脏去膜，冷水洗净，阴干，与人参泡酒，2周后饮服。每日饮15~30 mL。

（8）山药120 g，煎服，每日1次。服用至少3个月。

（9）柚子肉炖鸡。雄鸡1只，柚子1个。雄鸡去毛和肠，洗净。柚子去皮留肉。将柚子肉放入鸡腹内，然后将鸡放入搪瓷锅，加葱、姜、黄酒、盐，清水适量。再将搪瓷锅放入盛有水的锅内，隔水炖熟即可。服法：每2周1次，连服3次。适用于慢性支气管炎、支气管哮喘、慢性咳嗽、气喘。对中老年人肺气肿尤为适宜。

（10）天冬粥。取天冬30 g，捣烂取汁，加入粳米50 g煮粥。有滋补肺肾功效，尤对老年肾阴不足，引起的虚热、口干、咳嗽经久不愈者为宜。

（五）自我调养

（1）增强抗病能力。适当参加体育锻炼，坚持做保健体操，坚持室外运动及用冷水擦脸、擦身，冬天改用温水擦脸、擦身。

（2）必须彻底戒烟，防止有害气体吸入。

（3）预防感冒，及时预防原发病及有关诱因。如治疗慢性支气管炎、支气管哮喘等。

（4）忌食一切辛辣动火之物，如辣椒、生姜、胡椒、韭菜等。禁酒，少吃油煎烘烤类食品，避免生痰动火。

（5）超声雾化吸入（雾化液可用庆大霉素8万U，加0.1%异丙肾上腺素0.5 mL，生理盐水50 mL和糜蛋白酶5 mg），每日1~2次，每次20~30 min。2周为1个疗程。亦可用愈喘气雾剂，每日2~3次。

（6）穴位注射。取双足三里穴、肺俞穴，用核酪注射液0.5~1 mL，穴位注射，每周2次，交替进行，连续8~10周。

（7）自我按摩。取足三里、内关、百合、天突等穴，每次2穴，交替揉按15~20 min，每日1~2次。

四、慢性支气管炎的治疗与调养

慢性支气管炎属于中医"咳嗽""喘证""饮证"等范畴，临床上以长期咳嗽、咯痰或伴气喘为特征。常于秋冬季节发作。本病为我国中老年人常见多发病之一。病后康复，防止复发尤为重要。

（一）临床表现

本病发展缓慢，以咳、痰、喘为主症。轻者咳嗽较轻，痰量偶尔增多，呈黏液状，常在秋冬季节气候变化引起急性发作而加剧，出现咳痰黄稠，伴畏寒、发热等症状。部分患者兼见喘息，夜间难以平卧等症。如病情经久不愈发展为慢性阻塞性肺气肿，可见呼吸困难日渐加重，甚至张口抬肩，口唇发绀。应及时治疗，以免进一步发展成为肺源性心脏病。

（二）辨证治疗

本病常因反复外感，迁延日久不愈，其病变常常涉及肺、脾、肾三脏，多为虚证，亦有虚中夹实杂者。

（1）急性发作期

1）寒证 恶寒发热，咳嗽气喘，痰多白色而清稀，口淡不渴，食欲不振，小便清长，舌淡苔白，脉浮紧或浮滑。治以温肺散寒、化痰平喘。方用小青龙汤加减：炙麻黄12g，法半夏12g，制南星9g，白芥子9g，杏仁9g，五味子9g，细辛3g，干姜6g，川贝母10g，茯苓10g。痰多咳嗽者加百部12g，白前12g，桔梗12g。每日1剂，水煎，分3次服。

2）热证 咳嗽咯痰，痰黄黏稠。口苦口干，小便黄，大便秘结，舌红苔黄或腻，脉滑数或弦数等。治以泻肺清热、化痰止咳。方用泻白散加减：桑白皮15g，地骨皮15g，黄芩15g，枇杷叶10g，杏仁10g，贝母10g，瓜蒌皮10g，前胡10g，甘草6g。喘热较重者选用麻杏石甘汤合千金苇茎汤加减：麻黄10g，杏仁10g，生石膏30g，薏苡仁30g，冬瓜仁30g，苇茎15g，桑白皮15g，桃仁9g，甘草6g，金银花20g，蒲公英20g，鱼腥草20g。每日1剂，水煎，分3次服。

（2）慢性迁延期

1）肺虚咳痰型 咳嗽咯痰，色白黏稠，面色淡白，气少倦怠，畏寒易汗，语音低弱，白天咳重，痰易咳出，舌淡、苔薄白，脉弦或细数。治以补肺益气、止咳祛痰。方用补肺汤加减：党参15g，黄芪15g，熟地黄15g，茯苓15g，白术12g，紫菀12g，桑白皮12g，杏仁12g，五味子6g，当归6g，甘草6g。若痰多胸脘痞闷，纳呆者，方用二陈汤加减：陈皮6g，法半夏15g，茯苓20g，枳壳6g，砂仁6g，甘草6g。每日1剂，水煎，分2~3次服.

2）脾虚痰滞型 咳吐痰涎，气短喘促，夜重夜轻，痰粘量多，纳呆便溏，倦怠乏力，舌质淡或胖，边有齿痕，苔白腻或厚腻，脉滑或濡滑。治以健脾化痰、去湿平喘。方用六君子汤加减：党参18 g，黄芪18 g，茯苓18 g，白术15 g，法半夏15 g。干姜10 g，五味子10 g，陈皮10 g，甘草6 g，杏仁10 g，浙贝母10 g。每日1剂，分2～3次服。

3）肾虚喘促型 咳声嘎涩，多为阵咳，咳痰量多，喘息气促，动则加剧，畏寒背冷，腰膝酸软，夜尿频多，或咳则遗尿，舌质淡或胖嫩，苔白滑润，脉沉细。治以补肾纳气、祛寒平喘。方用人参固本汤加减：人参9 g（另焗），生地黄20 g，熟地黄20 g，天冬18 g，麦冬18 g，百合18 g，五味子10 g，补骨脂10 g，核桃肉30 g，蛤蚧粉6 g（另冲服）。每日1剂，分2～3次服。

（3）临床缓解期 本期的治疗以扶正固本、补益脾肾、巩固疗效为主，同时加强锻炼，增强抗病能力，防止复发。

1）阳虚固本方 补骨脂10 g，淫羊藿10 g，熟附子（先煎）10 g，夏枯草10 g，白术10 g，丹参10 g，赤芍10 g，女贞子10 g。每日1剂，水煎，分3次服。

2）阴虚固本方 五味子15 g，天冬15 g，黄精15 g，夏枯草15 g，白术15 g，丹参15 g，赤芍15 g。每日1剂，水煎，分2～3次服。

（三）秘方验方

麻雀20只，白糖适量，当归9 g，川芎9 g，枸杞子9 g，茯苓9 g，青皮9 g，杏仁9 g，法半夏9 g，地骨皮9 g，五味子9 g，川贝9 g，冰糖9 g，高丽参6 g，甘草6 g。将麻雀去毛及内脏。腹中填入白糖，用精白面包好蒸熟。每日早晚空腹各服1只，每日服药1剂。服麻雀与服中药间隔3 min。10日为1个疗程，重者可服2个疗程以上。本方适用于咳喘发作，伴有脾肾不足者。

（四）饮食治疗

患者平素宜多吃萝卜、雪梨、枇杷、冬瓜、西瓜、龙眼肉等以养肺，清热，化痰；忌食辛辣、酒类等刺激性食物。可根据病情和口味选用下列食疗方法。

（1）豆腐萝卜汁。豆腐200 g，生萝卜汁30 mL，加饴糖或蜂蜜60 g，每日1剂，分2～3次服。

（2）猪肺川贝梨。猪肺250 g，川贝母10 g，雪梨2个切片，再加冰糖少许，加水后以小火熬3 h，分2～3次服用。

（3）四仁鸡子粉。白果仁10 g，甜杏仁10 g，胡桃仁20 g，花生仁20 g。共研末，每日清晨取20 g，鸡蛋1枚，加调料冲服，常年不间断。

（4）核桃肉。每晚睡觉前把1～3个紫衣核桃肉与1～3片生姜同嚼，慢慢咽下去。若加1～2片高丽参同嚼则效果更佳。

（5）鲜南瓜500 g，大枣15～20枝，红糖适量，加水煮服。本方对支气管哮喘也有治疗作用。

（6）紫河车粉。取紫河车2～3具，洗净，置温箱烤干，研成粉，装入胶囊里。每次服3～4粒，每日2次，临冬前早晚以米汤或温开水送服。紫河车所含的胎盘脂多糖等成分，有调节和增强人体免疫力与兴奋肾上腺皮质等作用，经常服用对预防慢性支气管炎和支气管哮喘的复发有良好效果。

（7）鲜藕汁10～150 mL，蜂蜜15～30 g。调匀内服，每日1剂，分2次服。对肺热、咳嗽、血痰、咽喉干痛等疗效较好。

（8）杏仁60 g，研成泥状，加水煮成粥食，也可加猪肺同煮。

（9）鸡蛋2个，麻油50 g，醋适量。鸡蛋打开放油中炸熟，加醋再煮，早晚各服1个。常服。

（10）生大蒜头1个，醋200 g，红糖100 g。蒜头捣烂，和糖调匀，放醋内浸泡3日，滤去渣。每次服半汤匙，温开水冲服，每日服3次。

（11）蜂蜜、饴糖，葱汁各适量，一起煮后装瓶。每次服2汤匙，每日2次。

（12）梨子1个，洗净切开顶盖，挖去籽实，填入冰糖，覆盖，隔水蒸熟后，每晚1个。

（13）白果仁10～12 g，炒后去壳，加水煮熟，再加蜂蜜或白糖调汤饮服。

（五）自我调养

（1）加强劳动保护，改善生活环境消除有害烟雾、粉尘和有害气体对呼吸道的刺激，有吸烟嗜好者必须及时戒烟。

（2）加强体育锻炼，提高自身抗病能力，如坚持跑步、散打、打太极拳或练气功，洗冷水浴，开展耐寒锻炼等。

（3）预防感冒，气候变化而受凉感冒是引起慢性支气管炎急性发作的诱因，故及时治疗感冒及根治鼻炎、咽喉炎、慢性扁桃腺炎等上呼吸道感染对预防本病的发作有重要意义。

（4）艾灸足三里穴，用艾条温和灸双侧足三里穴各10 min，以皮肤发红为度，起床与睡前各1次，10日后改为每日1次，常年不间断。俗话说："要想身体安，三里常不断。"

（5）自我按摩。经常揉按足三里、迎香、太阳、百合、内关、天突等穴，常年不间断。

第四节 脾胃疾病

一、胃痛的辨证治疗

(一)辨证治疗

1. 脾胃虚寒型

胃脘隐痛，喜温喜按，遇寒痛剧，饥时痛甚，四肢不温，胃纳减少，泛吐清涎，神疲乏力，面色少华，口淡不渴，大便溏，小便清，舌质淡胖，苔白，脉沉细或迟细无力。治以温健中州、和胃止痛。方用黄芪建中汤、香砂六君子汤、归脾汤或理中汤。常用药物：黄芪、党参、白术、白芍、桂枝、干姜、熟附子、生姜、高良姜、大枣、春砂仁、广木香、饴糖等。

2. 肝气犯胃型

胃脘胀痛走窜，痛连两胁，嗳气则舒，呕恶泛酸，善太息，口干口苦，性急易怒，时觉眩晕，胸闷纳呆，舌质淡，苔薄黄，脉弦。治以疏肝理气、缓急止痛。方用四逆散合金铃子散、柴胡疏肝散或丹栀逍遥散。常用药物：柴胡、芍药、佛手、香附、素馨花、川楝子、延胡索、海螵蛸、枳壳、青皮、甘草等。

3. 胃阴不足型

胃脘灼热隐痛，口燥咽干，渴喜凉饮，嘈杂易饥，失眠多梦，口唇干燥，小便短黄，大便干结，舌红少津，少苔或花剥苔，脉细数。治以养阴益胃为主。方用一贯煎、益胃汤合芍药甘草汤或沙参麦冬汤。常用药物：生地黄、天冬、麦冬、白芍、北沙参、天花粉、玉竹、百合、珍珠母、枸杞子、川楝子、金钗石斛、山药、生甘草等。

4. 瘀血阻滞型

胃脘刺痛，痛有定处，拒按，纳后痛增；夜间痛甚，或有呕血，便黑如墨，舌质紫暗，或有瘀斑、瘀点，脉弦涩或沉涩。治以活血化瘀、理气止痛。方用丹参饮、百合汤合失笑散或膈下逐瘀汤。常用药物：丹参、赤芍、蒲黄、五灵脂、延胡索、三七粉、桃仁、红花、当归尾、大黄、乌药、广木香、檀香等。

5. **中气不足型**

胃脘隐痛喜按，气短乏力，动则尤甚，纳呆便溏，面色无华，舌淡苔白，脘腹部有胀坠感，纳后更甚，脉虚无力。治以益气健脾、升提中气为主。方用补中益气汤或升阳举陷汤。常用药物：党参、黄芪、炙甘草、炒白术、当归、陈皮、升麻、芍药、大枣、柴胡等。气虚甚者宜用高丽参或红参6～9 g，另焗兑服。

6. **虚实夹杂型**

胃脘痞满疼痛，胃内灼热，恶心呕吐，嗳气泛酸，肠鸣泄泻，口干而苦，失眠多梦，大便时溏，舌质淡红，苔黄而腻，脉弦数。治以辛开苦降、寒温并用。方用半夏泻心汤或甘草泻心汤。常用药物：法半夏、川黄连、党参、黄芩、干姜、炙甘草、吴茱萸、海螵蛸、煅瓦楞子、大枣、厚朴等。

7. **饮食停滞型**

胃脘胀痛，嗳腐吞酸，厌食，呕吐不消化之食物，吐后痛减，矢气则舒，大便溏烂而不爽，小便短黄，舌苔厚腻，脉弦滑。治以消食和中、去积导滞为主。方用保和丸或大安丸。常用药物：神曲、山楂、麦芽、谷芽、莱菔子、白术、鸡内金、连翘、厚朴、陈皮、茯苓、扁豆、鸡蛋花等。

（二）体会

胃痛的主要病变虽在脾胃，但与其他脏腑密切相关，尤以肝脏关系密切。因此，在辨证治疗时，应以调理脾胃功能为主，兼调它脏。

脾胃虚寒者，以温健中州，益气和胃为先；选用黄芪建中汤时，黄芪用量一般每剂为30 g，重者可用至50～100 g，炙甘草用量一般为15～20 g，必要时可用至每剂30 g。肝气犯胃者，宜以疏肝解郁，理气和胃为主；选用四逆散时，应去枳实，以免通利太过，加佛手、素馨花、百合、乌药、香附等理气而不伤阴之品，芍药、甘草的用量分别可用至20～30 g。胃阴不足者，应以养阴益胃，生津止痛为宜；使用益胃汤时宜重用芍药、百合、沙参，可分别用至30 g，因养阴药性味较淡，轻则难以奏效。瘀血阻滞者，应以活血化瘀，理气止痛为宜；此型患者多合并出血，较为难治，用药时宜选用加化瘀止血之品，如三七、蒲黄等。中气不足者，多见于胃下垂合并有慢性胃炎或溃疡者，治当益气健脾升提中气为主；选用补中益气汤时，宜重用人参、黄芪，而少用升麻、柴胡。虚实夹杂者，当辛开苦降，寒温并进，祛邪及扶正相结合。饮食停滞者，多见于急性胃炎，则应以消食导滞，清热和中为主。

二、脾胃学说在老年病中的应用

脾胃学说是中医学的重要组成部分，近年来，笔者运用脾胃学说指导临床，对多种疾病的治疗取得了较好的效果，尤其对老年性疾病的疗效更佳，现将对老年病的治疗体会，略述如下。

（一）脾虚失血，宜健脾摄血为先

失血多分虚、实两类，实者多责之于火，火盛迫血妄行，多见于青年人，素体热盛者。虚者多由于气虚，气虚则血失于统摄，多见于年老体虚，或大病久病之后，脾失健运，脾气虚弱，统摄无权，血液外溢，以致出血、呕血、便血或紫癜等。症见病久不愈，血色暗红或淡红，伴头晕心悸，四肢乏力，纳呆体倦，舌质淡，脉虚无力等。此乃脾虚不能摄血之证，根据年老脾虚的特点，治宜健脾益气摄血，多选用归脾汤加减调治。

【病案举例】关某，男，72岁，急诊入院。患者诉脘腹疼痛反复发作20年，排柏油样便1日。19年前，患者自觉上腹部出现无规律性胀痛，曾有多次黑便史，近日来胃脘疼痛加重，入院前曾排柏油样便约500 mL，并见头晕、疲乏、纳呆、尿少、心悸、气短。诊见神情困倦，形体消瘦，面色萎黄，唇舌淡白，苔白腻、脉沉细而结。血压70/60 mmHg。实验室检查：血红蛋白70 g/L，大便潜血（+++），心电图提示：频发房性期前收缩。疑心肌缺血。胃镜显示：慢性浅表性胃窦炎，十二指肠球部溃疡合并出血。中医诊为血证，远血，此乃年老脾胃虚弱，心脾两虚，气虚不摄所致。治以益气摄血、健脾养心。方选归脾汤加减。处方：黄芪30 g，红参（另焗兑服）10 g，木香（后下）6 g，地榆炭12 g，仙鹤草15 g，白术15 g，茯苓15 g，白及15 g，炙甘草15 g。每日1剂，水煎，分3次服，同时予对症处理。服药2剂，黑便减少，精神好转，查血压116/72 mmHg。第三日大便转黄，大便潜血试验弱阳性，按原法，用归脾汤合黄芪建中汤加减，治疗3周，胃痛、心悸消失，复查血红蛋白78 g/L，胃镜复查示：十二指肠球部溃疡已愈合。心电图复查基本正常。

按语：本例患者因年老体虚，气血不足，脾失统摄，以致出现大便色黑，面色黄，困倦乏力，心悸气短等心脾两亏、气虚不摄之证，故急投益气健脾摄血之归脾汤加减而获效。对出血量较多，有气虚血脱倾向者，应用高丽参6~10 g，或红参（另炖）10~15 g先服，并重用黄芪以益气固脱。待气血复常，则应健脾和胃，缓缓调理。

（二）脾胃虚寒，治当温健中州

胃痛之因不外虚实两端，实者多因郁怒伤肝，肝气犯胃，或饮食不节，损伤脾胃所致；虚者多因禀赋不足，脾胃虚弱或劳倦内伤，久病不愈，延及脾胃。病在胃，与肝脾密切相关。老年人之胃痛，属脾胃虚寒者为多。据367例胃痛者的资料分析，脾胃虚寒致痛者占45.5%。症见胃脘隐隐作痛，绵绵不断，经久不愈，喜温喜按，得食痛减，时吐清涎，纳呆乏力，四肢欠温，大便溏薄，小便清长，舌淡、苔白，脉沉细等。治宜温健中州、益气助阳。多选黄芪建中汤加减。

【病案举例】关某，男，65岁。反复胃脘疼痛伴嗳气泛酸20余年，症状加重10多日。胃痛以饥饿时为甚，喜温喜按、胃纳不振，小便清长，大便溏烂，曾服"丙谷胺""胃仙U"等药效不佳。诊见形体消瘦，面色少华，舌淡、苔白，脉沉缓无力。胃镜检查诊断：十二指肠球部溃疡，慢性浅表性胃窦炎。按老年虚寒性胃痛辨治，以温健中州之法，方用黄芪建中汤加减。处方：黄芪30 g，桂枝6 g，白芍18 g，百合15 g，炙甘草15 g，大枣15 g，吴茱萸10 g，乌药10 g，饴糖（另冲服）30 g。每日1剂，水煎，分3次温服。服药2剂，疼痛减轻，已无泛酸，食欲增进，为加强益气健脾之力，按原方加党参15 g，白术10 g。服药1周，疼痛消失，效不更方，继守原法，黄芪加至50 g，加生姜6 g，服药2周，诸证消失，纳寐均佳，二便调。胃镜复查示：十二指肠球部溃疡已愈合。随访一年未见复发。

按语：患者胃脘疼痛20余年之久，胃痛日久不愈，乃脾胃阳气受损，以致胃失温煦，故出现胃脘疼痛而喜温喜按多胃纳不振，小便清长，大便溏烂等一系列脾胃虚寒之证。故投以温中健脾，温健中州之法而获显效。

（三）肺虚咳喘，宜培土生金之法

咳嗽、气喘乃老年人常见病，究其因不外外感、内伤二途。论其病位，虽以肺脏为主，但《素问·咳论》云："五脏六腑皆令人咳，非独肺也。"可见其他脏腑亦能引起咳嗽。老人之咳喘，咳而声低，气短乏力，喘而不能平卧，动则尤甚，痰多清稀，神疲，畏寒，纳呆，便溏，多汗，易感冒，舌淡苔白、脉细弱，乃脾肺两虚之象。治宜培土生金，多选用陈夏六君子汤或金水六君汤加减。

【病案举例】何某，男，75岁。咳嗽反复10年余，气喘2年，咳喘加重1月余，伴胸闷心悸，气短懒言，纳呆乏力，咳痰清稀，喘甚时不能平卧，服葶苈大枣泻肺汤加味及抗感染治疗后，咳喘改善，但脘腹隐痛，胃纳明显减少，咳吐清涎，下肢乏力，夜不安寐，大便溏，小便清长；诊见舌淡苔花剥，脉沉细无力。查体：神清消瘦，老年体态，桶状胸，心音低钝，两肺叩诊过清音，呼吸音明显减弱，两肺底可闻中等量湿性啰音。腹软，肝大右肋下2 cm，边钝，质中，脾未触及，下肢轻度凹陷性水肿。胸X线片诊断：慢性支气管炎并肺部感染。血沉110 mm/h，血常规白细胞10.5×10^9/L，中性粒细胞76%。心电图提示：肺型P波。证属咳喘，乃脾肺气虚所致，投培土生金法。处方：党参20 g，陈皮6 g，生姜6 g，木香（后下）6 g，砂仁6 g，法半夏10 g，白术10 g，炙甘草10 g，茯苓15 g，大枣15 g。每日1剂，水煎，分3次服。服上方3剂，症状改善，咳喘减轻，腹痛消失，胃纳增进，大便成形，花剥苔减少，原方再服1周，诸症大减。原方去木香、生姜，加薏苡仁20 g，麦芽15 g，调治2周，症状基本消失。复查血沉18 mm/h，血常规正常，心电图基本正常，继服原方6剂，以巩固疗效，并嘱预防感冒，防止复发。

按语：老年患者因肺脾两虚，肺气不足，故咳嗽、短气而喘、咳喘痰稀、呕吐清涎，纳呆乏力诸症继现，故治以培土生金之法，使脾土渐旺，肺金之气得以恢复。而咳喘消失，此亦治之常法也。

三、老年性胃痛的辨证治疗

胃痛亦称心胃气痛，是老年人内科常见病之一，采用中医辨证治疗可收到较好疗效。

（一）辨证治疗

1. 脾胃虚寒型

症见胃痛隐隐，喜温喜按，遇冷疼痛加重，饥饿时痛甚，进食痛减，纳后腹胀，胃纳不振，口淡乏味，神疲乏力，面色少华，大便溏烂，小便清长，四肢欠温，舌淡嫩、边有齿印、苔白，脉沉细无力或沉缓。治以温中健脾、和胃止痛。方选黄芪建中汤、归脾汤、理中汤，或香砂六君子汤加减。常用药物：炙黄芪、桂枝、白芍、炙甘草、生姜、大枣、春砂仁、炒白术、饴糖。气虚较甚者加党参或红参。阳虚较甚者加熟附子、干姜，或加服桂附理中丸等。

2. 肝气犯胃型

症见胃脘胀痛，攻窜两胁，走窜不定，嗳气则舒，呕恶泛酸，善太息，恼怒后疼加重，胸闷纳少，口干口苦，时有头晕，小便黄，大便不畅，舌红、苔薄黄、脉弦等。治以疏肝和胃、理气止痛。方选四逆散合金铃子散，或柴胡疏肝散加减。常用药物：柴胡、白芍、枳壳、佛手、香附、延胡索、生甘草、青皮、素馨花。兼胃热者加黄芩、栀子，兼湿者加苍术、藿香、薏苡仁。

3. 胃阴不足型

症见胃脘灼热疼痛，口燥咽干，饥饿时痛甚，饥不欲食，日轻夜重，夜间多梦，小便黄，大便结，舌红少津，有裂纹、少苔或剥苔，脉弦细数等。治以养阴生津、益胃止痛。方选益胃汤、养胃汤或一贯煎合芍药甘草汤加减。常用药物：生地黄、天冬、北沙参、麦冬、石斛、玉竹、天花粉、山药、大枣、生甘草、川楝子。阴虚化热者加牡丹皮、白薇；大便干结者加火麻仁、肉苁蓉。

4. 中气不足型

症见胃脘隐痛，痛而喜按，纳后腹胀，气虚乏力，动则尤甚，面色无华，纳减便溏，脘腹有坠胀感，舌淡、苔白，脉虚无力。多选用补中益气汤为主方。常用药物：党参、炙甘草、炒白术、当归、陈皮、炙黄芪、升麻、白芍、大枣、柴胡。

5. 气滞血瘀型

症见胃脘疼痛，痛如针刺或刀割，痛有定处，食后或入夜痛甚，痛而拒按，或有呕血、便血，舌质紫暗或边有瘀点、瘀斑，舌下脉络粗大，脉弦涩。治以活血化瘀、理气止痛。方选丹参饮、百合汤合失笑散，或膈下逐瘀汤加减。常用药物：丹参、赤芍、蒲黄、檀香、砂仁、五灵脂、三七（研末冲服）、乌药、百合、大黄〈后下〉。

对病情复杂、合并症较多、病情较重者或出血过多者给予补液，输血，止血等综合对症治疗。

【病案举例】陈某，女，66岁。胃脘隐痛反复20余年，症状加重1个月余。以空腹及夜间痛甚，饥不能食，口干欲饮，夜难寐多梦，五心烦热，小便黄，大便结。曾先后服丙谷胺、西咪替丁等药及中药四君子汤加味，疼痛时缓，但停药后疼痛复发。诊见舌红少津，中有裂纹、少苔，脉细数。胃镜检查诊断：十二指肠球部溃疡，慢性浅表性胃炎。证属胃阴不足，投以养阴生津，益胃止痛之法。处方：白芍30 g，生地黄30 g，玉竹18 g，麦冬10 g，生甘草10 g，石斛10 g，北沙参10 g，大枣10 g，天花粉10 g，川楝子9 g。水煎服，每日1剂，分3次温服。服药1周，症状明显减轻，时觉头晕、耳聋，原方加枸杞子15 g、太子参20 g，服药2周，疼痛基本消失，胃镜复查十二指肠球部溃疡已愈合，半年后复查，胃痛未发。

（二）体会

（1）老年人胃痛一般病程较长，多则数十年，大多起病缓慢，胃痛渐发，日渐加重。究其因，多因脾胃虚弱，久病不愈或用药不当，以致脾胃受伤。老年人胃痛、偏虚者居多；次为肝气犯胃，老年人多有情志抑郁，忧思恼怒，以致肝气郁结。横逆犯胃，气滞不行，不通而痛。故辨证时应掌握老年人胃痛的病机。

（2）治疗老年人胃痛，应以恢复脾胃功能，补偏纠弊为主。脾胃虚寒者应以温健脾中、和胃止痛为先，选用黄芪建中汤为主。炙黄芪用量可用至30～50 g，炙甘草可用至30 g，气虚甚、病情较重者加用红参或高丽参6～9 g另焗兑服，以增强益气之功。中气不足者，多见于胃下垂合并慢性胃溃炎或疡病患者，治宜补中益气为主，人参、黄芩用量宜重，而升麻、柴胡用量宜轻。肝气犯胃以疏肝解郁，理气和胃为优，常以四逆散加佛手、素馨花，百合配乌药等理气不伤阴之药。胃阴不足者以养阴生津益胃为宜，多用益胃汤合芍药甘草汤为主，气阴两亏者宜加西洋参6～9 g，或太子参20～30 g以加强益气养阴之功。气滞血瘀者当以理气化瘀为治，合并出血者宜加化瘀止血之药，如三七、蒲黄等。

四、中西医结合治疗上消化道出血

上消化道出血属中医学"血证"范畴，是常见的内科急证之一。

（一）辨证治疗

1. 脾胃虚弱，气虚不摄型

症见脘腹隐痛，痛而喜按，得温则舒，伴头昏心悸，气短乏力，胃纳不振，呕血呈咖啡样，便黑而溏，状如柏油，面色萎黄，甚者苍白，口唇及爪甲淡白，舌质淡苔白，脉沉细无力，或细数无力。治以温中健脾、益气摄血为主。方选归脾汤、四君子汤或黄芪建中汤加减。常加阿胶、白及、仙鹤草、炒蒲黄、地榆炭等药物。

2. 肝气犯胃，胃络受损型

症见脘腹胀痛，攻撑走窜，痛牵两胁，性急易怒，口干而苦，呕血暗红或鲜红夹杂食物，大便色黑如柏油，舌红苔黄，脉弦数。治宜疏肝理气、和胃清热。方选四逆散或柴胡疏肝散为主，去川芎、枳实或枳壳，加旱莲草、仙鹤草、蒲黄、侧柏叶、栀子炭、大黄粉等，或加服云南白药等。

3. 胃阴亏损，胃失濡养型

症见脘腹灼痛，心烦欲饮，胃纳减少，口干咽燥，呕血鲜红，大便色黑，干结难解，夜难入寐，舌红少津，苔淡黄而干，脉细数或弦细。治宜滋阴养胃、清热止血。方选养胃汤或沙参麦冬汤加旱莲草、白及、三七、仙鹤草、侧柏叶、阿胶、地榆、藕节等药。

4. 胃热炽盛，迫血妄行型

症见脘腹疼痛，痛而拒按，口气秽臭，呕血紫红或鲜红，大便暗黑或如果酱，秽臭难闻，舌红、苔黄或黄腻，脉弦数有力。治宜清热泻火、凉血止血。方用三黄泻心汤或黄芩汤，加牡丹皮、紫珠草、侧柏叶、仙鹤草、藕节炭、三七粉等，加云南白药冲服。

5. 瘀血阻络，血不归经型

症见脘腹疼痛，痛处固定，痛如针刺或刀割，拒按，吐血紫暗，便如柏油，舌质暗红，或边有瘀点，脉结或沉涩。治宜活血化瘀、理气止痛。方选丹参饮或失笑散，加大黄粉、三七粉、赤芍、延胡索等药，或加云南白药冲服。

6. 西医治疗

（1）一般处理　出血量较多者需绝对卧床休息，保持呼吸道通畅。烦躁不安者用地西泮5～10 mg肌内注射，并密切注意病情变化，暂时禁食。

（2）止血　出血量少者可肌内注射酚磺乙胺或肾上腺色腙，每日1～2次；出血量较多者用6-氨基己酸或对羧基苄胺静脉注射或静脉滴注，每日1～2次，或用去甲肾上腺素4～8mg加生理盐水100～150 mL分2次口服。对溃疡病所致的出血者可口服或静脉滴注西咪替丁。

（3）补液、输血　对急性大出血者，应及时补液、输血。血红蛋白低于60 g者，可输同型血300～500 mL。

（二）体会

1. 出血与性别、年龄、职业的关系

本病以男性为多见，与涂氏报告上消化道出血男女之比为5：1近似。年龄以31～50岁者居多，这与中年人生活环境、工作条件有关，他们一般工作任务都较繁重，生活比较紧张，溃疡病患者亦较多。职业以工人及干部较多。

2. 出血与疾病种类的关系

出血常见于消化性溃疡，其中又以十二指肠球部溃疡为多。

3. 出血与辨证分型的关系

脾胃虚弱、气虚不摄者常有出血症状，可能与胃脘疼痛反复不愈，日久失治，脾失健运，胃纳失司，摄纳无权，正气渐衰，气血两亏，气虚不摄有关，以致呕血、便血。胃阴不足、胃失濡养者，因胃痛日久，寒邪化火，或气郁化火，或胃热素盛，或肝阴亏损，迫灼胃阴，而致胃之阴液枯槁，胃失濡养以致出血。肝气犯胃、胃络受伤者，多因肝郁气滞，不得疏泄，横逆犯胃乘脾，或久郁化火，火性急暴，使胃络受伤，而致呕血便血。胃热炽盛、迫血妄行者，

乃胃中炽盛，胃火上冲，迫血妄行，以致呕血、便血。气滞血瘀，瘀血阻络，血不归经，以致呕血，便血者较为少见。

4. 辨证用药的规律

止血、消瘀、宁血、补虚乃通治血证之大纲。止血以塞其流。见血应止血，存得一分血液，便保得一分生机，在血证的急性阶段，具有重要意义。在辨证论治的基础上加用止血药是必要的，在止血药中佐以化瘀之品，以免留瘀为患，亦不可少。脾胃虚弱，血虚不摄者在补气健脾养血的方中加阿胶、白及、蒲黄炭、地榆炭、仙鹤草等药以加强益气止血之力，对出血量较多，有气虚血脱倾向者，应用高丽参或红参10 g（另焗）先服，加大炙黄芪用量，以益气固脱。此型多见于十二指肠球部溃疡并出血者，与傅氏报告相符。肝气犯胃，胃络受伤者，用四逆散或柴胡疏肝散去枳实、枳壳、川芎等辛窜之药，加旱莲草、侧柏叶、仙鹤草、栀子炭、大黄粉等，或加云南白药冲服，以加强清肝和胃，凉血止血之功。胃失濡养者，当以养阴清胃为主，用养胃汤加藕节、旱莲草、仙鹤草、侧柏叶、三七粉等以养阴凉血止血。胃热炽盛，迫血妄行者，当以清热泻火为治，选用三黄泻心汤加牡丹皮、紫珠草、侧柏叶、三七粉等药清热凉血、止血化瘀。瘀血阻络者当以化瘀为主，用丹参饮合失笑散加大黄粉、三七粉、赤芍、延胡索等活血化瘀之品或云南白药冲服，使瘀去新生，血自止矣。

5. 辨证用药的意义

对出血量少于500 mL，血红蛋白在70 g/L（7 g/dL）以上者，在辨证的基础上加用止血药，少则用2日，多则5～7日；对出血量超过500 mL，血红蛋白低于60 g/L（6 g/dL）的患者，均给予补液、输血，及时使用止血药。中西医结合治疗上消化道出血对改善症状，提高治愈率，缩短病程，减少并发症，大有助益。

五、老年性胃痛的治疗

（一）探求病机，老年人胃痛偏虚者居多，肝气犯胃为次

消化系统功能的正常依赖于脾胃生理功能的相互协调及肝脏疏泄功能的正常运作，脾胃健旺，则气血化生有源；肝胆司职，则脾胃升降有序。

老年人胃痛一般病程较长，多则数十年，大多起病缓慢，胃病渐发，日渐加重，究其因，多因脾胃虚弱，久病不愈，或用药不当，以致脾胃受损，脾胃气虚日久，进而气损及阳，则形成脾胃虚寒之证。先天禀赋不足，阳气亏虚，

中焦失于温养，日久亦可致脾胃虚寒，脾胃虚寒则运化不及，气血化生乏源，脏腑失养，胃络失荣则痛，脾胃升降失常，气滞不行，壅阻中焦，胃络不通亦痛。老年人多有情志抑郁、忧思恼怒，以致肝失疏泄，气机郁滞，土虚木旺，肝气横逆，中焦受损则形成脾胃气滞，气滞不行，不通而痛。气为血之帅，血为气之母，气滞日久可致血运受阻，血行不畅，瘀血内生。

基于上述认识，老年人胃病的病机特点是偏虚者居多，十居其七，其次是肝气郁滞，且多夹瘀。

（二）辨证施治，重视"衡"法

老年人的生理特点，一是气血不足，阴津易亏，脾胃功能失调；二是易夹气滞、血瘀，常表现为本虚标实的症候，且老年人又往往兼他脏病变，出现脏腑兼病。此外老年人肾气有不同程度上的虚衰，因此，治疗时应以恢复脾胃功能，补偏救弊为主，同时也重视他脏对脾胃的影响，以求脏腑功能的平衡。

《本草正气》谓黄芪"补益中土，温养脾胃，凡中气不振，脾土虚弱，中气下陷者为最宜"。故脾胃虚寒者以温中健脾、和胃止痛为先。选用黄芪建中汤为主，炙黄芪可用至30~50 g，炙甘草可用至30 g；气虚甚，病情较重者可加用红参或高丽参6~9 g另焗兑服，以增强益气之功。中气不足者，多见于胃下垂合并慢性胃炎或溃疡病患者，治宜补中益气为主，人参、黄芪用量宜重，而升麻、柴胡用量宜轻。肝气犯胃者以疏肝解郁、理气和胃为优，常以四逆散加佛手、素馨花等理气不伤阴之品，尤其善加百合乌药汤，百合性味甘平，主入肺胃，降泄肺胃之气，肺气降胃气和，则诸气调，配乌药以快气，宣通疏散滞气，温顺胃经逆气，二药合用，既能清泄肺胃郁气，又能防止百合平凉之性。胃阴不足者以养阴生津益胃为宜，多选用益胃汤合芍药甘草汤为主，气阴两亏者宜加西洋参6~9 g或太子参20~30 g，以加强益气善阴之功。气滞血瘀者当以理气化瘀为法，合并出血者宜加化瘀止血及养血止血之药（如三七、蒲黄、阿胶等）。老年性胃痛脾胃虚寒偏多，加用黄连等苦寒之品用量宜少，且疗程不可过长，否则势必犯虚虚之戒。

（三）衷中参西

在临床中将现代医学检查手段，如电子胃镜、幽门螺杆菌检测等运用到中医辨证中，做到客观辨证与微观辨证相结合，提高诊疗效果。

幽门螺杆菌归属于中医"邪气"范畴，老年性胃痛并幽门螺杆菌感染者在辨证基础上，加用黄连、连翘、白花蛇舌草等具有抑杀幽门螺杆菌作用的中药。胃镜下胃黏膜有充血、水肿等活动性炎症病变时，常选用蒲公英、连翘等清热解毒之品。患者胃黏膜隆起糜烂，以胃痛论治，黄芪生血生肌、排脓内托，为疮痈圣药，故重用黄芪补气托痈，配伍蒲公英、黄连、当归消痈活血生肌以治糜烂。胃黏膜色苍白、血管显露者，加用丹参、藤梨根等活血化瘀之品。胃镜下如发现胆汁反流，常加用乌梅、山楂、白芍等酸性药，防止胆汁之碱性损伤胃黏膜。

（四）注重饮食生活调养

《内经》曰："法于阴阳，和于术数，饮食有节，起居有常，不妄作劳，故能形与神俱，而尽终其天年。"《脾胃论脾胃虚实传变论》："饮食不节，寒湿不适，脾胃乃伤；喜怒忧恐，损耗元气，资助心火。"旨在说明饮食起居与生活调摄的重要。在治疗老年性胃痛过程中，应注重生活调养。临证强调平日饮食要少食多餐，要按时进食，以厚粥烂面为主，配合富有营养、易于消化的食物，如鸡蛋、鱼肉、瘦肉等；忌食一切生冷瓜果、辛辣酸涩等有刺激性食物；忌油炸肥腻、硬饭及其他坚硬难化之物；忌变质不洁之物；对有反酸症状者，嘱其少吃葡萄、红薯、韭菜、大蒜等，多食馒头等碱性食物；禁饮酒。平时生活要有规律，睡眠充足，保持心情舒畅乐观，适当参加文娱活动，尽量避免不良情绪刺激。平时应注意保暖，尤要避免胃脘部受凉，减少胃痛发作频率。

【病案举例】刘某，男，66岁。自诉上腹胃脘部胀痛、隐痛反复5年，加重半个月。既往有慢性浅表性胃炎，经中西医治疗多次效果不明显。现症见：上腹胃脘部胀痛、隐痛，疼痛无明显规律性，偶有反酸，纳食一般，二便调，舌质淡暗，苔腻略黄，脉细。胃镜示糜烂性胃窦炎。呼气试验示幽门螺杆菌阳性。西医诊断为糜烂性胃窦炎。中医诊断为胃痛，脾虚湿滞型。治以健脾益气为主，佐以理气化湿。拟方：党参15 g、炒白术12 g、茯苓15 g、丹参12 g、檀香6 g（后下）、砂仁6 g（后下）、柴胡9 g、白芍9 g、厚朴12 g、连翘12 g、蒲公英15 g、炙黄芪30 g、百合15 g、乌药6 g、海螵蛸12 g、炙甘草12 g。每日1剂，水煎，分2次服。1周后复诊，胃脘胀痛明显减轻，仍有反酸，守上方加瓦楞子30 g。嘱忌食一切生冷瓜果、辛辣酸涩等有刺激性的食物，忌油炸肥腻、禁酒、硬饭及其他坚硬难化之物，少吃葡萄、红薯、韭菜、大蒜，多食馒头等碱性食物。再服药2周，症状消失。1个月后未见复发，复查胃镜示：慢性浅表性胃炎。呼气试验示幽门螺杆菌阴性。

第五节　肾脏疾病

一、补肾八法治疗老年肾虚证

肾虚证为老年病的常见证候之一，很多疾病均可见肾虚的表现。以补肾为主的8种治疗方法对以肾虚为主证的老年病进行治疗，取得了较好疗效。

1. 补肾纳气治疗咳喘

咳嗽，咯痰，气喘，久咳不愈，动则气喘乃老年常见病之一。尤以进入老年期后，脏腑功能逐渐衰退，机体抵抗力减弱，肺气不足，肾水已亏，易感寒邪，进入秋冬季节，病情加重。症见咳嗽痰白，甚则气喘，伴腰膝酸软，头晕耳鸣，夜多小便，舌质淡，有齿痕，苔白，脉沉缓无力，属于现代医学中的老年慢性支气管炎、肺气肿、肺源性心脏病等疾病范畴。治宜补肾纳气，佐以止咳定喘为主，以人参核桃汤或人参蛤蚧散加味。常用药物：人参、核桃肉、枸杞子、远志、蛤蚧、巴戟天、黄精、紫菀、款冬花、紫河车、沙苑子、地龙、五味子等。喘息性气管炎并肺气肿属于肾不纳气者，用补肾纳气法治疗，对于缓解病情，防止复发，有较好疗效。

2. 补肾通阳治疗胸痹

胸痹心痛乃老年人常见病，症见：胸背痛，心痛彻背、背痛彻心，喘息咳嗽、短气不足以息、胸满气塞、不得卧、胁下气逆冲心等症。时缓时急，舌质暗淡，脉沉缓，治宜补肾通阳，佐以宣痹止痛。方选参附汤合瓜蒌薤白桂枝汤为主。常用药物：人参、熟附子、巴戟天、瓜蒌、薤白、桂枝等。本证类似于现代医学冠心病心绞痛偏于肾阳虚者。病变表现于心，根源于肾，属本虚标实，标指痹痛而言，本指整体的改变，以心肾的气阴不足为主。

3. 补肾填精治疗眩晕

眩晕乃老年人常见病。症见：眩晕，耳鸣，精神萎靡，腰膝酸软，发落，齿摇，舌质瘦嫩或嫩红，少苔或无苔，脉弦细或细数等。此乃肾精不足，无以生髓，脑髓失充以致眩晕，属于老年性脑动脉硬化、椎基底动脉供血不足等疾病范畴。治宜补肾填精，充养脑髓为主。方选河车大造丸或川芎核桃汤加减。常用药物：熟地黄、党参、茯苓、天冬、麦冬、紫河车、龟甲、杜仲、怀牛膝、山茱萸、菟丝子、鹿角胶、女贞子、莲子、何首乌、核桃肉、巴戟天、肉苁蓉等。若眩晕较甚，夜间失眠者，可选加龙齿、珍珠母等以潜浮阳。偏阴虚者可用左归丸加知母、黄柏、丹参等滋阴补肾清热；偏阳虚者，选用右归丸补肾助阳。

4. 补肾养阴治消渴

消渴乃老年常见之病。因年老体衰肾精亏损，虚火内生，终致肾虚肺燥胃热俱现，发为消渴。症见尿频量多，腰膝酸软，无力，头昏耳鸣，多梦遗精，皮肤干燥，全身瘙痒，口干欲饮，饮一溲一，舌红少苔，脉细而数。治宜补肾养阴生津止渴。方选六味地黄汤合玉泉散为主。常用药物：生地黄、山药、山茱萸、枸杞子、五味子、天冬、葛根、天花粉、太子参、苦瓜干、麦冬、石斛、泽泻等。偏气虚者可用西洋参6~9g另焗，黄芪15~30g。阴虚火旺者加盐知母10g，盐黄柏10g。

5. 补肾通络治疗老年中风

中风乃老年人死亡原因之一。中风者轻则口眼歪斜、半身不遂、言语不利；重则猝然昏仆、不省人事、二便失禁。不少患者遗下偏瘫失语等后遗症。属现代医学脑卒中范围。偏于肝肾阴虚者，症见头晕头痛，耳鸣目眩，少眠多梦，腰酸腿软，突然一侧手足麻木沉重，口眼歪斜，半身不遂，舌强语謇，舌质红，苔偏黄，伸舌偏歪，脉弦细数。治宜补肾养肝通络为主。方选建瓴汤或地黄饮子加减。常用药物：何首乌、白芍、天冬、怀牛膝、龟甲、龙骨、生地黄、肉苁蓉、远志、石菖蒲、石斛、生牡蛎、地龙、枸杞子、钩藤等。

6. 补肾和胃治疗老年胃病

症见：胃脘隐隐作痛，伴腰酸腿软，头晕乏力，口干欲饮，夜间多梦，小便频多，胃痛经久不愈，时有嗳气，舌质淡，苔白，脉沉细数。类似于老年慢性胃炎。治宜补肾和胃。方用益肾和胃汤。常用药物：枸杞子、益智仁、山药、生地黄、百合、乌药、黄精、何首乌、巴戟天、白芍、大枣、党参等。

7. 补肾壮腰治疗肾虚腰痛

老年肾虚腰痛以腰部酸痛为主，喜揉喜按，腰膝无力，遇劳更甚，卧则减轻，反复不愈；偏肾阳虚者则少腹拘急，面色少华或㿠白，四肢不温，舌淡齿痕，脉沉细；偏肾阴虚者，则心烦失眠，口燥咽干，面色潮红，手足心热，舌质红，脉弦细数。治宜补肾壮腰为主。偏阳虚者兼温补肾阳，常用青蛾丸或右归丸。常用药物：熟地黄、山药、山茱萸、鹿角胶、枸杞子、菟丝子、肉桂、附子、补骨脂、核桃肉、杜仲、川续断等。偏肾阴虚者兼滋肾益阴，常用方为当归地黄汤、左归丸或大补元煎等。常用药物：生地黄、山茱萸、山药、川杜仲、怀牛膝、当归、枸杞子、龟甲、黄精、菟丝子、楮实子等。本法多用于治疗老年性脊椎炎、腰肌劳损等所致之腰痛。

8. 补肾化瘀治疗老年性癃闭

老年性癃闭多见于老年性前列腺肥大或前列腺炎等疾病。症见：小便不通或点滴不畅，排出无力，面色㿠白，神气怯弱，畏寒，腰膝冷而酸软无力，夜不安寝，舌质淡胖，苔白，脉沉细而尺弱。治宜补肾温阳、益气利尿。方选用济生肾气丸为主。常用药物：肉桂、熟附子、熟地黄、山药、山茱萸、怀牛膝、车前子、鹿茸、泽泻、牡丹皮、楮实子等。若年老体衰，肾阳衰惫，命火甚微，以致三焦气化不利，小便甚少或无尿呕吐等。治宜温补脾肾，和胃降逆为主。选用温脾汤合吴茱萸汤。

以上所述8法，乃老年肾虚证的临床常用之法，很多老年性疾病均有肾虚之见证，故补肾法在老年肾病中的应用范围颇广，只要抓住病机，辨证准确，均可选用。

二、中医为主治疗慢性肾炎

在中医辨证的基础上适当配合对症及支持疗法治疗慢性肾炎具有一定效果。

治疗方法

1. 水肿阶段

（1）风水相搏型　症见眼睑浮肿，继而四肢及全身浮肿，小便短少，发热畏寒，兼咳嗽气喘，咽痛鼻塞，舌红，苔薄黄，脉浮数或滑数。治以宣肺利水、疏风解表。方用越婢汤或麻黄连翘赤小豆汤合五皮饮加减。常用药物：麻黄、连翘、赤小豆、桂枝、蝉蜕、益母草、杏仁、桑白皮、生姜皮、大腹皮、防己、雷公藤、茯苓皮等。

（2）水湿停滞型　症见面浮肢肿，脘腹胀满，胃纳呆滞，腰酸腿软，肢体乏力，小便短少，全身困重，口淡乏味，大便溏稀，舌淡胖，苔白滑，脉沉细或沉滑。治以健脾利水、温中化湿。方用防己黄芪汤合五皮饮加减。常用药物：防己、黄芪、茯苓皮、白术、生姜皮、陈皮、薏苡仁、桂枝、车前子、白茅根、大腹皮、猪苓、泽泻等。

（3）风水泛滥型　症见浮肿以腰以下为甚，按之凹陷难复，小便短少，形寒怕冷，咳嗽痰稀，腹痛泄泻，心悸气急，面色㿠白，舌质淡胖，苔白腻，脉沉细。治以温阳化气、行水利湿。方用导水茯苓汤或大橘皮汤加减。常用药物：赤茯苓、泽泻、白术、紫苏、桑白皮、槟榔、木瓜、大腹皮、陈皮、砂仁、木香、猪苓、肉桂、车前子、雷公藤等。

（4）瘀水内阻型　症见全身浮肿，面色黧黑，肌肤晦滞，腰酸腿痛，纳少神疲，口干欲漱不欲咽，舌暗边有瘀点，苔薄腻，脉弦。治以活血化瘀、佐以利水。方选桂枝茯苓丸合当归芍药散加减。常用药用：桂枝、茯苓皮、牡丹皮、赤芍、桃仁、当归、白术、泽泻、猪苓、白花蛇舌草、益母草等。

2. 肾劳阶段

（1）脾肾气虚型　症见腰酸腿软，眩晕，耳鸣，神疲乏力，纳呆腹胀，肢体微肿，大便溏薄，小便清，面色微㿠无华，舌淡苔白，脉沉细或细。治以益气健脾补肾。方用参苓白术散合肾气汤或真武汤合春泽汤加减。常用药物：党参或红参、黄芪、茯苓、白术、山药、白扁豆、薏苡仁、砂仁、莲子、芡实、金樱子、山茱萸、楮实子、熟附子、枸杞子、车前子、桂心等。

（2）肝肾阴虚型　症见眩晕耳鸣，五心烦热，腰膝酸软，咽干口燥，失眠多梦，小便短赤，大便干结，男子遗精，女子月经前期烦躁不安，舌红，苔薄黄，脉细数。治以滋养肝肾、育阴潜阳。方用杞菊地黄汤合二至丸或麦味地黄汤合左归丸加减。常用药物：生地黄、枸杞子、山药、山茱萸、茯苓、牡丹皮、泽泻、女贞子、旱莲草、怀牛膝、何首乌、楮实子、肉苁蓉、麦冬、五味子、龙骨、牡蛎等。若肝肾气阴两亏者可用参芪麦味地黄汤加减。

（3）肾元亏虚型　症见腰膝酸软，不耐疲劳，小便混浊，四肢畏寒，手足心热，口干咽燥，大便干结，胃纳减少，面及下肢轻度浮肿，夜寐多梦，舌质暗淡或暗红，苔薄，脉细弱。治以调补阴阳为主。方用济生肾气丸、地黄饮子或回天大造丸加减。常用药物：熟附子、肉桂、肉苁蓉、茯苓、生地黄、石菖蒲、五味子、山茱萸、巴戟天、怀牛膝、车前子、枸杞子、黄精、芡实、锁阳、狗脊、黄根、雷公藤等。

（4）肾虚湿热型　症见面色潮红，五心烦热，汗出心悸，失眠多梦，小便短赤，大便干结，口苦而干，咽喉肿痛，舌红苔黄腻，脉弦滑数。治以滋阴清热、利水化湿。方用六味地黄汤合四妙散或知柏地黄汤合小蓟饮子加减。常用药物：知母、黄柏、生地黄、牡丹皮、山药、山茱萸、泽泻、赤茯苓、白茅根、大蓟、小蓟、车前草、白花蛇舌草、益母草、蒲公英、金钱草、琥珀、旱莲草、牛膝、薏苡仁等。

3. 肾功能衰竭阶段

（1）正虚邪实、湿浊困聚型　症见面色萎黄，小便短少，遍身浮肿，倦怠怕冷，心悸气短，脘腹胀满，恶心呕吐，甚则筋惕肉瞤，四肢抽搐，烦躁不安，舌暗淡胖边有齿痕，脉沉细或滑数。治以益肾补虚、和胃化浊，佐以平肝息风。方用金匮肾气汤或温脾汤合小半夏加茯苓汤加减。常用药物：人参、熟附子、干姜、熟地黄、山药、生大黄、厚朴、泽泻、茯苓、黄芪、代赭石、龙骨、牡蛎等。并配以大黄公英牡蛎煎剂保留灌肠，每日1～2次。

（2）肾元衰竭、浊邪壅闭型 症见面色晦暗，尿少甚至无尿，心悸气短、咳喘痰多，不能平卧，言语謇涩，神志昏蒙，烦躁不安，表情呆滞，皮肤干燥，瘙痒不堪，舌暗淡，苔灰黑，脉虚细。治以开闭化浊、扶正达邪。方选参附汤、芪附汤合菖蒲郁金汤配至宝丹或安宫牛黄丸口服，并以人参注射液或参附注射液静脉滴注。配以大黄公英牡蛎煎剂直肠滴入、保留灌肠等综合抢救措施进行治疗。

对症治疗及饮食疗法，根据合并症的多寡，病情的轻重，适当地使用利尿、降压、抗感染、支持疗法及对症治疗等。并根据患者的临床表现及血中尿素氮、肌酐、二氧化碳结合力等变化及辨证结论，分别制订温补、平性、清凉三种食疗方案。对合并肾功能不全者给予三高（高热量、高必需氨基酸、高维生素）、三低（低盐、低蛋白、低磷），清淡，易消化，富于营养，适合患者口味的半流饮食。

【病案举例】陈某，男，20岁。慢性肾炎浮肿反复3年余，加重10日。症见眼睑轻度浮肿，咽部充血，面目及下肢浮肿，小便短少而黄，尿频而急，夜间多梦，时觉头晕，面色晦滞，目眶稍黑，咽喉潮红，舌红苔黄稍干，脉弦略数。心尖部可闻及Ⅱ级收缩期吹风样杂音，肝右肋下1cm，质软，双下肢轻度凹陷性水肿。尿常规：蛋白（＋＋＋＋），红细胞（少），颗粒管型（＋），透明管型（少）；24 h尿蛋白定量11.9 g，尿比重1.022；血常规：白细胞12.1×10^9/L，中性粒细胞0.74；血肌酐132.6 umol/L，尿素氮5.462 mmol/L，血清蛋白总量44 g/L，白蛋白34 g/L，球蛋白10 g/L，血沉33 mm/h；酚红排泄试验：15 min排泄量30%，2 h排出总量70%；血清固醇9.71 mmol/L，β-脂蛋白5.4 mmol/L。按肾虚湿热（西医诊新：慢性肾炎肾病型），拟滋阴清热，利水化湿之法。方选六味地黄汤合四妙散加减：生地黄20 g，山药15 g，泽泻15 g，牡丹皮10 g，茯苓15 g，黄柏10 g，车前子15 g，牛膝15 g，薏苡仁20 g，益母草30 g。每日1剂，加水500 mL煎至300 mL，分3次温服，并配合抗感染等对症治疗。治疗10日后，浮肿渐消，尿量增多，夜仍有梦，舌苔转薄黄，脉弦细，尿常规检查示尿蛋白（＋＋）。此乃湿热渐去，原方去牡丹皮、黄柏、牛膝，加芡实10 g、黄芪50 g、金樱子15 g。服药25剂，水肿消退，腰痛减轻，小便清长，舌淡红，苔薄白，脉弦细。血常规已正常。尿常规：蛋白阴性，白细胞少，比重1.017；总蛋白53.5 g/L，白蛋白37 g/L，球蛋白16.5 g/L。证属湿热已去，气阴未复，继以参芪麦味地黄汤以巩固疗效。在院治疗45日后。随访至今，未见复发。

三、扶正降浊法治疗慢性肾功能衰竭

笔者用扶正降浊法为主，配合饮食疗法、对症治疗等综合措施，治疗慢性肾功能衰竭。慢性肾功能衰竭原发病因包括慢性肾盂肾炎、慢性肾小球肾炎、肾结石并肾积水、糖尿病肾病、高血压病、氮质血症期、尿毒症早期、尿毒症晚期等，属脾肾阳虚症、肝肾阴虚、气阴两虚、肾阳衰败等证。各型均可有湿浊、瘀血或湿热等兼证。

（一）辨证治疗

1. 辨证分型及治疗

（1）脾肾阳虚型　主方：熟附子6~9g，山茱萸6~9g，干姜6~9g，黄芪15~30g，党参10~20g，炒白术9~12g，山药15~20g，茯苓12~15g，淫羊藿9~15g，车前子10~15g。夜尿多者加菟丝子15g，益智仁9g，枸杞子12g；气虚甚者加红参9g或高丽参6g（另煨兑服），加大黄芪用量，每日可用至50g；肾阳虚衰者加仙茅10g，肉桂6g；水肿明显者合五苓散，每日服药1~2剂。

（2）肝肾阴虚型　主方：生地黄15~30g，西洋参6~9g或太子参30g（另煨兑服），麦冬15g，山药15g，五味子6g，牡丹皮6g，山茱萸9g，泽泻9g，黄芪15~20g，枸杞子12g，茯苓12g，楮实子15g，怀牛膝15g。小便短少者加白茅根15g，车前子15g，猪苓15g；便结者加肉苁蓉15g，火麻仁20g。

（3）气阴两虚型　主方：太子参30g，黄芪18g，熟地黄15g，山药15g，肉苁蓉15g，何首乌15g，麦冬15g，山茱萸10g，枸杞子10g，五味子6g。偏阴虚阳亢者合建瓴汤，偏气虚者合生脉散，太子参改为西洋参6~10g（另煨兑服）。

（4）肾阳衰败型　主方：人参6~9g（另煨兑服），熟附子10g，黄芪50g，肉桂6g，石菖蒲6g。并予人参针注射液，参附注射液等静脉滴注。

2. 降浊疗法

常用药物：生大黄30g，蒲公英30g，槐花30g，生牡蛎50g。每剂煎水150~200mL，直肠滴入，保留灌肠。轻者每日1次，重者每日2次。瘀血偏重者加丹参30g，益母草30g；兼湿浊上泛、呕吐较重，不能服药者加半夏15g，紫苏叶10g，生姜6g，竹茹30g，黄连3g。亦可合小半夏加茯苓汤或温胆汤同煎；偏气虚者加党参30g，黄芪30g；脾肾阳虚者加干姜10g，熟附子10g；挟风热者加金银花30g、连翘15g与上方同煎保留灌肠，让药物缓缓吸收，达到扶正降浊之效。

3. 饮食疗法

根据患者的临床表现及血中尿素氮、肌酐等变化及辨证论治，分别制订温补、平性、清凉三种食疗方案。给予三高（高热量、高必需氨基酸、大量维生素）、三低（低盐、低蛋白、低磷）、清淡、易消化、适合患者口味的半流饮食。对少尿合并心功能不全者，液体摄入量控制在1 000 mL以内，蛋白质不能超过30 g/d。如24 h尿量在1 000 mL以上者，液体摄入量可以不限制，使血中尿素氮控制在80 mg以下，血肌酐控制在8 mg以下。

4. 对症疗法

包括对症使用利尿、降压、抗感染治疗，纠正酸中毒、水电解质紊乱，使用促使蛋白质合成剂、能量合剂、肾安胶囊等。对贫血严重、血红蛋白在6 g以下者，予少量多次输血。对心肺功能不全者，给予强心、输氧等。

（二）体会

1. 关于扶正药物的应用

本病以正虚为本，浊邪为标。扶正药物的应用根据辨证论治，属脾肾阳虚者多选用真武汤合实脾饮加减，人参、黄芪、附子、桂枝等均宜使用，黄芪用量宜重，每剂药用30～50 g。轻者每日1剂，重者每日2剂；属肝肾阴虚者宜用杞菊地黄汤或大补元煎加减，适当加入太子参或西洋参等，使肾功能逐渐恢复；气阴两虚者，宜选用参芪麦味地黄汤加减，气阴双补；肾阳衰败者多为慢性肾功能衰竭（尿毒症）终末期，属于危候，宜急服参附汤或给予静脉滴注参附针、人参针等综合治疗，但疗效甚微。

2. 对降浊药物的应用

慢性肾功能衰竭患者在扶正的同时给予大黄公英煎剂保留灌肠，重者每日2次，轻者每日1次。对尿毒症早期及氮质血症期患者效果显著，一般用药1周左右显效，可连续使用3～4周，待病情稳定后停用。在用药过程中根据患者的兼证加入清热解毒、活血化瘀、化湿降浊等药物。在用药过程中除大便次数增多外，未发现毒副反应。

3. 关于食疗及对症治疗

根据寒热虚实分别给予温补、平性、清凉、三高三低的食疗方案，对提高治疗效果、缓解病情很有助益。及时纠正酸中毒、纠正水电解质紊乱、抗感染、支持疗法等对症治疗，对减少并发症，减轻症状很有必要。尤其进入慢性肾功能衰竭终末期阶段，更应采用综合治疗措施。

4. 本病的预后

慢性肾功能衰竭预后极差。及时治疗原发病防止慢性肾功能衰竭，防治并发症，提高疗效，保护残存的肾单位，恢复肾功能，值得进一步研讨。

四、标本兼顾治疗慢性肾功能衰竭

慢性肾功能衰竭属中医"关格""癃闭""虚损"等范畴。

（一）辨证治疗

1. 辨证分型及治疗

（1）脾肾阳虚型　症见面色㿠白而晦暗，眼眶黧黑，眼胞浮肿，神疲乏力，胃纳呆滞，恶心吐涎，腹胀便溏，小便短少，或夜尿频数，肢体浮肿，或畏寒肢冷，舌淡、边有齿痕、苔白，脉沉细无力。治以温阳健脾利水为主。方选真武汤、实脾饮或济生肾气汤加减。常用药物：熟附子、桂枝、生地黄、山药、山茱萸、泽泻、炒白术、牡丹皮、茯苓、干姜、车前子、怀牛膝、淫羊藿等。偏脾虚者加人参、黄芪；偏肾阳虚者加仙茅、鹿角霜；水肿较重者合五苓散。

（2）肝肾阴虚，气阴亏损型　症见头晕头痛，周身乏力，腰膝酸软，面色少华，双目干涩，双耳蝉鸣，口苦咽干，或口渴引饮，心烦失眠，小便短少而黄，大便干结，舌质偏红、苔薄黄，脉弦细数。治以滋补肝肾、益气养阴为主。方选参芪麦味地黄汤加减。常用药物：生地黄、太子参或西洋参、麦冬、五味子、山药、山茱萸、牡丹皮、泽泻、黄芪、枸杞子、楮实子、茯苓、猪苓、怀牛膝、白茅根等。

（3）脾虚湿困，浊邪犯胃型　症见少气乏力，面色晦滞，唇甲苍白，形寒面肿，腹胀纳呆，呕吐频作，尿少或肢肿，口臭尿味，大便溏薄，舌质淡、苔白腻，脉濡缓。治以健脾利湿、化浊降逆为主。方选温胆汤合苏叶黄连汤，或旋覆代赭汤合小半夏汤加减。常用药物：党参或红参、熟附子、川厚朴、制大黄、干姜或生姜、代赭石、白术、茯苓、苍术、法半夏、黄芪、旋覆花、大腹皮、吴茱萸、川黄连、紫苏叶等。

（4）脏气衰败，浊邪攻心型　症见头晕头痛，烦躁不安，精神萎靡，甚则谵语发狂，打人咬人，逐渐转入嗜睡昏迷，汗出，无尿，肢冷；舌卷、苔黑腐，脉弦细数或脉微欲绝。此乃尿毒症晚期，病已垂危。治以敛阳固脱、清心化浊开窍为主。方选参附汤、安宫牛黄丸口服，并配以人参、清开灵注射液静脉滴注等。

2. 保留灌肠方法

运用通腑降浊煎剂保留灌肠，是治慢性肾功能衰竭的常用方法。以生大黄30 g，蒲公英30 g，槐花30 g、生牡蛎50 g为基本方。偏脾肾阳虚者加熟附子10 ~ 15 g，干姜10 g；偏气虚者加黄芪50 g，党参30 g；瘀血偏重者加丹参30 g，益母草30 g；出血者加地榆炭30 g；呕吐严重者可加法半夏15 g，生姜15 g，紫苏叶10 g，竹茹30 g。每剂煎汤150 ~ 200 mL，每日2次，保留灌肠。此法各型均可加用。

此外，在辨证治疗的基础上，配合纠正酸碱平衡失调、水电解质紊乱、防治感染等治疗。对心肺功能不全者采用强心、利尿、输氧等对症治疗；对不能进食，摄入量不足者给予补充能量合剂及肾安胶囊等。

【病案举例】甘某，男，40岁。面目浮肿，尿少乏力半年，经中、西医多方治疗无效。诊见神疲乏力，形体消瘦，面色㿠白，全身浮肿，舌质红、苔黄干，脉细数。尿常规：蛋白（+++），红细胞（+）。血常规：血红蛋白7.5 g，白细胞6.4×10^9/L，尿素氮30 mg/dL，肌酐3 mg/dL。酚红排泄试验：15 min排泄量3%，2 h排泄量24%。同位素肾功能测定：双肾功能严重受损。病属慢性肾炎、慢性肾功能衰竭（尿毒症早期），证为肝肾阴虚、气阴亏损型。治以补肝肾、益气养阴、佐清热利湿。方选参芪麦味地黄汤加减。处方：党参15 g，黄芪15 g，生地黄15 g，泽泻15 g，麦冬9 g，苍术9 g，山茱萸9 g，五味子6 g，山药12 g，白茅根12 g，茯苓18 g，芡实30 g。每日1剂，水煎至300 mL，分3次温服。服药3周，并配合饮食疗法，症状明显改善，浮肿消退，纳寐均佳，二便已调，舌质淡红、苔薄黄，脉弦细。复查血常规及尿常规均正常，续守上方调治，治疗1个多月出院。

（二）体会

临证观察到慢性肾功能衰竭多以脾肾阳虚为本，湿浊内阻为标。治疗宜标本兼顾，温阳补肾、健脾利水、降浊利湿。内服真武汤或济生肾气丸以治其本，通腑降浊保留灌肠以治其标，待病情稳定后，再用健脾益肾以善后。此外，合理饮食亦有助缓解病情。根据肾功能情况及患者的寒、热、虚、实，确定患者的饮食，偏于虚寒者用温补，偏于实热者宜清凉，一般患者则给予高热量、高脂肪、低蛋白平性半流质饮食。如肾功能重度受损，血尿素氮在50 mg/dL（35.70 mmol/L）以上，每日进食蛋白质应在30 g以下，热量应在1 800 ~ 2 000 kcal，以减少各种氮质的产生及潴留。

五、生大黄治疗慢性肾功能衰竭

慢性肾功能衰竭乃内科难治性疾病之一，临床证候较多，病机错综复杂，主要矛盾为虚实夹杂，浊邪上泛，下关上格，服药比较困难。采用通腑降浊之法，运用生大黄为主药，以直肠给药为主，配合对症治疗等措施，取得一定疗效。

1. 用药方法

采用生大黄30 g（以青海产掌叶大黄为优），文火煎煮20～30 min，煎取浓汁200 mL，用纱布过滤，装入250 mL的消毒高温瓶内，用输液管直肠高位滴入，保留灌肠1～2 h。轻症患者每日1次，重症患者每日2次，并配合支持疗法及对症治疗等。一般以2周为1个疗程。轻症患者治疗2～3个疗程，重症患者需4～5个疗程。

2. 适用范围

本法用于各种原因引起的慢性肾功能衰竭早期及中期患者。症见大便不通，小便短少，恶心呕吐，厌食腹胀，头痛身重，手指颤抖，四肢抽搐，牙龈红肿，口臭有尿味，烦躁不安，皮肤瘙痒，舌苔腐腻或黄厚，脉弦数。病机为浊邪壅塞，清浊相混，升降失常。口服药物、食入易吐者，以直肠给药为宜。

3. 药物配伍

对烦躁不安者可加龙骨50 g、牡蛎50 g同煎，以加强重镇安神之效；对四肢抽搐或手指颤抖者可加钩藤30 g（后下）、龟甲50 g（先煎），以增强镇肝息风之力；对湿浊上泛，呕吐频繁者加制半夏15 g、紫苏叶10 g、竹茹30 g、黄连6 g、生姜6 g，以加强化痰降浊之功；偏于气虚者加黄芪30 g、党参30 g，以补养元气；里实热结甚者配芒硝10 g、枳实10 g，以增强通腑泄浊之力；皮肤瘙痒重者则配以地肤子15 g、白鲜皮15 g、白蒺藜15 g、蝉蜕10 g，以疏风止痒。若合并出血者可配以槐花30 g、地榆炭20 g、仙鹤草20 g，以清热止血。

有研究表明，采用本法为主，配合支持疗法和对症治疗慢性肾功能衰竭，临床症状基本消失，血中尿素氮下降至50%以上或降至正常，酸中毒得以纠正，贫血改善，血红蛋白上升；可缓解症状、改善体征，降低血中尿素氮，改善酸中毒。

六、中西医结合治疗慢性肾炎

慢性肾炎是内科常见的疾病之一，属祖国医学"水肿""肾劳""腰痛""虚损""眩晕"等病范畴。采用中西医结合治疗，可收到一定效果。

（一）辨证治疗

1. 辨证分型及治疗

（1）风水相搏斗型　治以宣肺利水、疏风解表。方用越婢汤或麻黄连翘赤小豆汤合五皮饮加减。常用药物：麻黄、连翘、赤小豆、桂枝、蝉蜕、益母草、杏仁、桑白皮、生姜皮、大腹皮、防己、雷公藤、茯苓皮等。

（2）水湿停滞型 治以健脾利水、温中化湿。方用防己黄芪汤合五皮饮加减。常用药物：防己、黄芪、茯苓皮、白术、生姜皮、陈皮、薏苡仁、桂枝、车前子、白茅根、大腹皮、猪苓、泽泻等。

（3）风水泛滥型 治以温阳化气、行水利湿。方用导水茯苓汤或大橘皮汤加减。常用药物：赤茯苓、泽泻、白术、紫苏、桑白皮、槟榔、木瓜、大腹皮、陈皮、木香、猪苓、车前子、雷公藤等。

（4）瘀血阻滞型 治以活血化瘀、佐以利水。方选桂枝茯苓丸合当归芍药散加减。常用药物：桂枝、茯苓皮、牡丹皮、赤芍、桃仁、当归、猪苓、白花蛇舌草、益母草、丹参、泽兰等。

（5）肺肾气虚型 治以益气补肺益肾为主。方用肾气汤或真武汤合春泽汤加减。常用药物：党参或红人参（另煎兑服）、黄芪、茯苓、白术、芡实、金樱子、山茱萸、楮实子、熟附子、枸杞子、车前子、肉桂、雷公藤等。

（6）肝肾阴虚型 治以滋养肝肾、育阴潜阳。方用杞菊地黄汤合二至丸或麦味地黄汤合左归丸加减。常用药物：生地黄、枸杞子、山药、山茱萸、茯苓、牡丹皮、泽泻、女贞子、旱莲草、怀牛膝、何首乌、楮实子、麦冬、五味子、牡蛎、雷公藤等。肝肾气阴两亏者可用参芪麦味地黄汤加减。

（7）脾肾阳虚型 治以健脾温肾为主。方用实脾饮合真武汤加减。常用药物：熟附子、肉桂、茯苓、生地黄、山茱萸、巴戟天、芡实、锁阳、狗脊、黄根、雷公藤、白术、草果等。

（8）肾虚湿浊型 治以滋阴清热、利水化湿。方用四妙散、知柏地黄汤或小蓟饮子加减。常用药物：黄柏、生地黄、牡丹皮、山药、小蓟、车前草、白花蛇舌草、益母草、蒲公英、金钱草、牛膝、薏苡仁、黄根等。

2. 其他疗法

根据合并症的多寡，病情的轻重，适当地使用利尿、降压、抗感染、支持疗法及对症治疗等。并根据患者的临床表现及血尿素氮、肌酐、二氧化碳结合力等变化及辨证结论，分别制订出温补、平性、清凉三种食疗方案。对合并肾功能不全者，给予三高（高热量、高必需氨基酸、高维生素）、三低（低盐、低蛋白、低磷）、清淡、易消化、富于营养及适合患者口味的半流饮食。并配合中药大黄公英煎剂（大黄30 g、生牡蛎50 g、蒲公英30 g、槐花20 g、熟附子10 g）浓煎至150 mL，每日直肠给药，保留2～3 h。

（二）体会

（1）疗效与病程、病情的关系　病程越长，疗效越差；病程越短，疗效越好。病情越重，合并症越多，疗效越差，尤以进入肾功能衰竭阶段，治疗效果多不理想。因此，及时有效地治疗慢性肾炎，防止肾功能衰竭的关键。

（2）关于雷公藤的使用　雷公藤对慢性肾炎各种类型都可使用，每日用量20～30 g，经过久煎可减少其毒副作用，对减轻蛋白尿，改善症状有一定作用。

（3）关于饮食疗法及对症治疗　根据患者的寒热虚实，分别给予温补、清凉、平性的食谱。对合并有慢性肾功能不全者予三高三低的食疗方案，对提高疗效、缓解病情很有助益。

采用中西医结合治疗慢性肾炎，对减少并发症，缓解病情有一定疗效。

七、辨证治疗老年慢性肾功能衰竭

老年慢性肾功能衰竭的原发病多为慢性肾小球肾炎、慢性肾盂肾炎、肾结石、糖尿病肾病、肾性高血压等。常见并发症有氮质血症、尿毒症等。辨证分型包括脾肾阳虚、肝肾阴虚、气阴亏损、脾虚湿困、浊邪犯胃、脏气衰败、浊邪攻心等。

（一）辨证治疗

1. 辨证分型及治疗

（1）脾肾阳虚型　症见面色㿠白而晦暗，眼眶黧黑，眼睑浮肿，神疲乏力，胃纳呆滞，恶心吐涎，腹胀便溏，小便短少，或夜尿频数，肢体浮肿，或畏寒肢冷，舌淡、边有齿痕，苔白，脉沉无力。治以温阳健脾利水为主。选用真武汤、实脾饮或济生肾气汤加减。常用药物：熟附子、桂枝、生地黄、茯苓、干姜、车前子、怀牛膝、淫羊藿等。偏脾虚者加人参，黄芪；偏肾虚者加仙茅，鹿角霜；水肿较重者合五苓散。

（2）肝肾阴虚，气阴亏损型　症见头晕头痛，周身乏力，腰膝酸软，面色少华，双目干涩，两耳蝉鸣，口苦咽干，或口渴引饮，心烦失眠，小便短小而黄，大便干结，舌质偏红、苔薄黄、脉弦细数。治以滋补肝肾、益气养阴为主。方用参芪麦味地黄汤加减。常用药物：生地黄、太子参或西洋参、麦冬、五味子、山药、山萸萸、牡丹皮、泽泻、黄芪、枸杞子、楮实子、茯苓、猪苓、怀牛膝、茅根等。

（3）脾虚湿困，浊邪犯胃型 症见少气乏力，面色晦滞，唇甲苍白，形寒面肿，腹胀纳呆，呕吐频作，尿少或肢肿，口臭尿味，大便溏薄，舌质淡，苔白腻，脉濡缓。治以健脾利湿、化浊降逆为主。方选温脾汤合苏叶黄连汤或旋覆代赭汤合小半夏汤加减。常用药物：党参或红参、熟附子、厚朴、制大黄、干姜或生姜、代赭石、白术、茯苓、苍术、法半夏、黄芪、旋覆花、大腹皮、吴茱萸、川连、紫苏叶等。

（4）脏气衰败，浊邪攻心型 症见头晕头痛，烦躁不安，精神萎靡，甚则谵语发狂，逐渐转入嗜睡昏迷、汗出，无尿，肢冷，舌卷，苔黑腐，脉弦细数或脉微欲绝。此乃尿毒症晚期，病已垂危。治以敛阳固脱、清心化浊开窍为主。方选参附汤，安宫牛黄丸口服，并配以人参、清开灵注射静脉滴注等。

2. 保留灌肠方法

运用脏腑降浊之大黄公英煎剂保留灌肠，是治疗肾功能衰竭的常用方法。用生大黄30 g，蒲公英30 g，槐花30 g，生牡蛎30 g为基本方。偏脾肾阳虚者加熟附子10～15 g，生姜10 g，偏气虚者加黄芪50 g，党参30 g；瘀血偏重者加丹参30 g，益母草30 g；出血者加地榆炭30 g；呕吐严重者可加法半夏15 g，生姜15 g，紫苏叶10 g，竹茹30 g。每剂煎汤150～200 mL，每日2次，保留高位灌肠。此法各型均可加用。

3. 对症治疗

在辨证治疗的基础上，配合纠正酸碱平衡失调、水电解质紊乱、防治感染等治疗；对血压高者适当降压；对心肺功能不全者采用强心、利尿、输氧等对症治疗；对不能进食，摄入量不足者给予补充能量及肾安胶囊等。

（二）体会

临证观察，老年人慢性肾功能衰竭多以脾肾阳虚或肝肾阴虚为本，湿浊内阻为标。治疗宜标本兼顾，温阳补肾，或益气养阴、健脾利水、降浊利湿。内服参芪麦味地黄汤、真武汤或济生肾气汤以治其本，通腑降浊之大黄公英煎剂保留灌肠以治其标，待病情稳定后，再用健脾益肾以巩固疗效。此外，合理饮食亦有助于缓解病情。根据肾功能情况及患者的寒、热、虚、实证候，确定患者的饮食，偏于虚寒者用温补，偏于实热者宜清凉。

一般患者则给予高热量、高脂肪、低蛋白、平性半流质的饮食。如肾功重度受损，血尿素氮在35.7 mmol/L以上，每日进食蛋白质应在30 g以下，热量应在1 800～2 000 kcal，以减少各种氮质的产生及潴留。并应尽量减少使用对肾功能受损害的药物，以保存残存的肾单位。对老年慢性肾功能衰竭应做到早发现、早治疗，方能收到较好疗效。

八、慢性肾小球肾炎的防治与自我康复

慢性肾小球肾炎简称慢性肾炎，属中医"水肿""虚劳""腰痛"等的范畴。临床上以浮肿、蛋白尿、血尿为特征，可伴有不同程度的高血压和肾功能损害。本病病程长，发展缓慢，不少患者直到体检时才发现患病。对于慢性肾小球肾炎有时可自行缓解，但缓解期炎症仍存在，甚至继续进展，逐渐发展为肾功能不全。因此对于慢性肾小球肾炎应及早发现，及早治疗。

（一）饮食疗法

慢性肾小球肾炎患者宜多食赤小豆、薏苡仁、黑豆、冬瓜、鲫鱼、鲤鱼、猪腰等利尿消肿，健脾益肾食物。忌食黄豆及豆制品，以免加重肾脏负担。

（二）自我调养

（1）适当锻炼，增强体质。改善居住条件，使居室通风，阳光充足。避免受凉受湿，精神过度紧张等。防止呼吸道及泌尿道感染。

（2）肾功能正常的患者，饮食可不必限制。但有水肿或血压高时应限制盐的摄入，每日食盐量为1～3g。

（3）若尿蛋白不高，水肿不明显，无严重高血压及肾功能损害时，可从事轻体力工作。若有水肿、高血压或肾功能不全时，应适当休息，肾炎患者均应避免剧烈运动。

（4）尿蛋白量高，血浆蛋白低，而无氮质血症者可进高蛋白饮食；出现氮质血症、肾功能不佳时，则应给予高质量的动物蛋白质，且每日限制在40g左右，忌食生冷肥甘，忌烟酒。

（5）保持乐观情绪，耐心治疗。避免过度劳累。

（6）及时治疗咽喉炎、扁桃体炎、感冒、疮毒、皮疹等，是预防肾炎发生或避免肾炎加重的方法。

（7）经常按揉肾俞、关元、气海、足三里等穴，血压高加涌泉穴，血尿加三阴交、涌泉等穴。按摩以皮肤发热为度，每日1～2次。

第二章 内科杂病

第一节 外感热病

一、中西医结合治疗外感热病

外感热病是内科临床常见的疾病之一，包括现代病学中的上呼吸道感染、大叶性肺炎、肠伤寒等内科疾病。

（一）临床资料

180例外感热病患者，随机分治疗组140例，对照组40例，男性103例，女性77例；年龄最大者79岁，最小者16岁，以20～50岁为多见，共155例，占86.11%；发病季节以夏季最多，共93例，占51.6%，其次为春季37例，秋季35例，冬季15例。病程最长者2周，最短者1日，大多数为3～5日；现代医学诊断为急性上呼吸道感染71例，大叶性肺炎13例，肠伤寒54例，副伤寒42例。

（二）治疗方法

1. 治疗组

（1）热邪在卫分 症见发热，微恶风寒，少汗或无汗，头痛身楚，咳嗽，口干微渴，欲饮，舌边尖红，苔薄，脉浮数。治以辛凉解表为主，方选银翘散加减。常用药物：金银花、连翘、淡竹叶、荆芥、牛蒡子、甘草。头痛剧者加菊花以清利头目；项强者加葛根，以清热解肌舒经；咽痛者加玄参、蒲公英，以清热解毒利咽；咳嗽、痰黄稠者加贝母、黄芩、知母、杏仁，以清肺化痰；病发于夏季夹湿者加佩兰、藿香，以清暑化湿。

（2）热入气分 湿热之邪传入气分后，由于病位不同，病机各异，症候表现亦不同。热壅肺气者症见高热，口渴，咳嗽，气喘，咯痰黄稠、痰中带血或痰呈铁锈色，胸闷痛，小便黄，大便干结，舌红，苔黄厚，脉数。热入阳明者则症见壮热烦躁，面红目赤，大汗出；或身热烦渴呕逆，心下痞满，疼痛，大便不通，小便短黄；或潮热谵语，腹满腹痛，大便秘结或下利黄色稀便，肛门灼热，小便短黄；舌红，苔黄燥，脉洪数。病发于暑季者则症见壮热多汗，口渴引饮，心烦恶热，面赤气短，脉洪大而虚或见芤脉。夹汗者则身热不畅，午后热增，头重身困乏力，胸闷脘痞，汗出而热不退，舌苔黄腻，脉滑数。治亦根据症候不同而分别施治，热壅肺气者以清热宣肺为主，多选麻杏石甘汤为主，常加黄芩、知母、金银花、鱼腥草，以加强清热化痰之效；热入阳明、气分邪热炽盛者，以清热泄热为主，多选用银翘白虎汤为主，热毒盛者加板蓝根、大青叶、青天葵，以清热解毒；里热化火者加用黄连、黄芩，以清热泻火。津伤显著者加天花粉、葛根、芦根，以养阴生津。若热传肠胃而成阳明腑实者以通腑泻热，导滞通便，多选用调胃承气汤。如阴液损伤重者则用增液承气汤。

病发于夏季暑热甚者，则以清热泄热，益气生津为主。方选白虎加人参汤为主。常用药物、生石膏50～100 g，知母12～15 g，粳米15 g，西洋参6～9 g（另兑服），金银花15 g，连翘12 g，板蓝根15 g，大青叶10 g，甘草6 g。夹湿重者合黄连朴饮或白虎加术汤。

（3）热入营血　症见灼热烦躁，口干口渴，夜寐不安，间有谵语，或身热夜甚，神昏谵语，手足抽搐，斑疹隐隐或全身斑疹密布，吐血，咯血，便血，尿血，舌质深绛，脉细数。热入营血，宜清营泄热，透热转气。方选清营汤为主。常用药物：犀角6 g（另包先煎，现用水牛角30～50 g代替），黄连6 g，生地黄15～30 g，玄参9～15 g，麦冬9～15 g，丹参9～15 g，金银花9～15 g，连翘9～15 g，淡竹叶6～9 g。若热闭心包者，则宜清心开窍为主，方选安宫牛黄丸或紫雪丹。热盛动血者，则宜凉血散血，方选犀角地黄汤为主。常用药物：犀角6 g（先煎，现用水牛角30～50 g代替），牡丹皮12 g，生地黄30 g，赤芍15 g，大青叶10 g，紫草12 g，板蓝根15 g。每日可服1～2剂。

在辨证的基础上，根据疾病种类及病情适当加用抗生素。上呼吸道感染、大叶性肺炎可选用青霉素类或头孢类抗生素。伤寒或副伤寒选用氨苄西林或氯霉素等抗生素，并给予支持疗法及对症治疗，注意防止并发症，注意调节水电质平衡，进食少者补给足够热量及能量合剂等。部分患者根据细菌培养及药物敏感试验结果选用抗生素。

2. 对照组

上呼吸道感染者使用利巴韦林0.5 g/d及氨苄西林6～8 g/d，加入5%～10%葡萄糖注射液500 mL/d液体中分2次静脉滴注；伤寒、副伤寒者用氨苄西林6 g/d或氯霉素1 g/d加入5%葡萄糖注射液中静脉滴注，并对高热者给予退热剂等对症治疗，注意补给热量、维生素等支持疗法。

（三）疗效观察

1. 治疗组

治愈127例（体温恢复正常，且无反复，临床症状消失，并发症基本治愈，异常理化检查恢复正常），平均退热体温时间为3.3日。

2. 对照组

治愈31例，显效9例，平均退热体温正常时间为4.6日。两组对比P<0.05。

（四）体会

1. 掌握发病特点

外感热病属内科急症之一，多由湿热邪毒内侵，正邪交战，导致阴阳失调而发病。其病因不外乎时疫流行，触感疫病之气，或因寒温失调，调摄失宜，湿热之邪侵袭而发病，发病季节以春夏为多。本组病例发于春夏130例，占72.2%，但秋冬季亦有发病。

2. 掌握辨证的要点

外感热病具有高温、发病急、病程短、热势重的特点。多有明显的外感或感触病毒的病史，热势较高，变化迅速，易伤阴液，可见神昏、谵语、动风等症状。应掌握整个病机的传变过程，病邪在卫、气、营、血的不同阶段，注意鉴别发热的类型。注意观察有无恶寒、口渴程度、出汗多少、神志表现、有无皮疹，以及舌象与脉象变化。清代张徐谷认为："凡温病初感，发热而微尔汗者，邪在卫分；不恶寒而恶热，小便色黄，已入气分矣；若脉数，舌绛，邪入营分；若舌深绛，烦扰不寐，或夜有谵语，已入血分矣。"张徐谷的论述可作为卫气营血各阶段的要点。其次，要辨别发病部位，病在上焦肺经气分，必有咳嗽、气喘、咯痰等肺经证候。热在中焦肠道，则见腹满胀痛、便秘等腑实征象，并注意津液气血变化。

3. 掌握治疗原则及用药规律

外感热病之初，邪在肺卫，当辛凉解表，宣肺泄热为主，多选用连翘散加味。亦有部分患者邪在卫分与气分之间，卫气同病者，宜清热泄气为主，根据病位病机的变化而遣方用药。热壅肺气者，选麻杏石甘汤加味。热入阳明者，选白虎汤为先。暑热伤阴者加入白虎汤。夹湿者，宜三仁汤或用白虎加白术汤。邪绕肠胃者，则宜攻下泄热者，方选调胃承气汤加增液承气汤。热在营卫者，宜清营凉血，选清营汤或犀角地黄汤。热闭心包者，应清心开窍，用清宫汤、安宫牛黄丸或紫雪丹、至宝丹等。服药困难者可鼻饲或直肠给药，热病后期，阴液损伤，热邪渐解，当以清热养阴以善其后。

4. 掌握中西医结合的用药原则

在中医辨证治疗的同时，根据疾病的种类及病情的变化，适当使用抗生素。若上呼吸道感染、大叶性肺炎以选用青霉素与氨苄西林及阿米卡星等为宜。如属伤寒、副伤寒则宜用氨苄西林，氯霉素为好，但氯霉素应慎用，最好是进行细菌培养加药物敏感试验后使用。对于体温超过39.5 ℃，且发热持续时间较长的患者临时适当给予退热的药物。但伤寒、副伤寒患者最好用物理降温，应慎用退烧药。

5. 两组疗效对比

中西医结合治疗组140例，治愈127例，治愈率90.7%，平均体温正常时间为3.3日；对照组采用西药治疗40例，治愈31例，治愈率为77.5%，平均体温正常4.6日。$P<0.05$。西医结合治疗优于单纯西药组。

二、中西医结合治疗肠伤寒

肠伤寒属中医学"温病"的范畴，采用按卫气营血辨证施治，适当配合抗生素运用的方法，治疗68例，获得较好的疗效。

（一）临床资料

68例肠伤寒患者中，男性48例，女性20例。年龄最大者80岁，最小者13岁，以青壮年为多，共57例，占83.3%；发病季节以夏季为多，共44例，占64.7%，其余为春季10例，秋季9例，冬季5例；病程最长30日，最短1日，大多数为5～7日，共31例，占45.5%；住院时间最长者51日，最短者9日，平均为13.4日。

（二）治疗方法

1. 辨证治疗

（1）卫分证者（31例）　症见恶寒发热，无汗或少汗，头重头痛，胸闷身重，口干渴不欲饮，四肢酸困，肌肉疼痛，或咳嗽少痰，舌红，苔腻，脉浮数或濡数。治以辛凉解表、清暑化湿为主。方选新加香薷饮、银翘散或藿朴夏苓汤加减。常用药物：金银花12～15 g，芦根12～15 g，白扁豆12～15 g，香薷6～9 g，厚朴6～9 g，藿香9～12 g，佩兰9～12 g，杏仁9～12 g，桔梗9～12 g，连翘9～12 g，甘草6 g。湿重者加薏苡仁30 g，白蔻仁6 g；暑热甚者加黄连6～9 g，葛根20～30 g，青蒿10～15 g，黄芩10～15 g。

（2）气分证者（34例）　湿重于热者，症见身热不扬，午后热甚，头痛身重，困倦乏力，胸脘痞满，纳呆便溏，小便短黄，渴不欲饮，舌苔白腻或黄腻，脉濡。治以清气化湿为主。方选三仁汤为主方。常用药物：杏仁9～12 g，法半夏9～12 g，佩兰9～12 g，白蔻仁6～9 g，淡竹叶6～9 g，白通草6～9 g，厚朴6～9 g，薏苡仁20～30 g，滑石30～60 g。

热重于湿者，症见身热，口渴引饮，面赤多汗，呼吸气粗，脘闷身重，苔黄稍腻，脉洪数等。治以清热化湿为主。方选白虎加术汤加味。常用药物：生石膏30～60 g，山药15 g，知母12～15 g，苍术9～12 g，栀子9～12 g，黄连6～9 g，甘草6～9 g，连翘10～15 g，天花粉15～18 g，芦根15～20 g，葛根15～30 g，金银花15～30 g。

湿热气燥或暑燔阳明者，症见壮热多汗，面赤烦躁，呼吸气短，口渴引饮，小便黄，大便结，舌质红，苔黄干，脉洪大有力。治以清气泄热、益气生津为主。方选新加白虎汤或清暑益气汤为主。常用药物：生石膏30～60 g，知母10～15 g，连翘10～15 g，板蓝根10～15 g，太子参20～30 g（或西洋参6～9 g），金银花20～30 g，芦根15～30 g，甘草6～9 g。小便短黄、大便秘结者加白茅根10～15 g，滑石30～50 g，生大黄6～9 g。

湿热并重者，症见发热逐渐升高，体温高达41 ℃，汗出而热不退，口渴不欲多饮，心烦痞满，恶心欲吐，小便短赤，大便溏而不爽，或见斑疹、白痦，舌质红，苔黄腻，脉滑数。治以化湿清热为主。方选王氏连朴饮加减。常用药物：黄连6～9 g，厚朴6～9 g，石菖蒲6～9 g，佩兰6～9 g，法半夏9～12 g，栀子9～12 g，芦根12～15 g，滑石30～60 g，薏苡仁20～30 g，葛根20～30 g，并可以配合紫雪丹或紫雪散口服。

（3）热入营血者（3例） 症见身热夜甚，时有谵语，心烦失眠，斑疹隐隐，或齿出血、鼻出血、大便下血，舌绛少苔，脉细数。治以清营泄热、凉血散血为主。方选清营汤、犀角地黄汤加减。常用药物：犀角6～9 g（或水牛角120～150 g），黄连6～9 g，淡竹叶6～9 g，生地黄20～30 g，牡丹皮10～15 g，麦冬10～15 g，连翘10～15 g，赤芍10～15 g，天花粉10～15 g，白茅根10～15 g，金银花10～15 g。出血甚者，加荷叶10～15 g，仙鹤草10～15 g，地榆炭10 g。并给予安宫牛黄丸内服，每日1～2丸：或清开灵20～30支，加入5%葡萄糖注射液中，静脉滴注，每日1～2次。正气虚弱者加西洋参6～9 g，另炖服。

2. 其他疗法

根据病情适当加用抗生素并给予支持疗法等。抗生素首选氯霉素，每日1～1.5 g加入5%～10%葡萄糖注射液中静脉滴注；其次为氨苄西林6～8 g，加入5%葡萄糖氯化钠注射液或葡萄糖注射液中，静脉滴注；或者加用复方新诺明

1 g，配等量碳酸氢钠口服，每日2次，首次加倍，一般用药7～10日。病情较重者，氯霉素和氨苄西林联合使用，其中合并心肌炎2例，肺炎2例，肠出血1例，均联合用药。个别病例加用氢化可的松等。发热重、进食少者补给能量合剂及足够热量，并注意调节水电解质的平衡。肠出血者加用止血药等对症治疗。

（三）疗效观察

61例治愈（体温恢复正常2周以上；临床症状消失，并发症基本治愈；嗜酸性细胞计数正常）；7例好转（体温接近正常，时有波动；主要症状改善，肝脾肿大等体征减轻；血白细胞、嗜酸性细胞计数尚未恢复正常；并发症未完全恢复）。

（四）体会

1. 发病与季节及气候的关系

肠伤寒为夏秋季节的常见传染病之一，尤以夏暑季节的6～8月较为多见，这可能与气温较高，湿度较大，有利于细菌生长有关。部分患者饮食不节，恣食生冷不洁之物，以致病从口入，损伤脾肺，脾失健运，湿热内聚，酿而成病。由于长夏多湿，暑性炎热，湿气氤氲，气化不利，故临床表现多有纳呆、大便溏、小便黄、苔黄腻、脉濡数等湿热为患的特征。根据观察，其他季节亦可发病，这很可能与季节气候的"至而不至，不至而至"有关。

2. 发病与年龄的关系

本组病例以青壮年为多见，18～45岁者共57例，占83.8%，这可能与青壮年活动范围大，接触面广，不注意夏季饮食卫生有关。

3. 辨证用药的基本规律

按照卫气营血辨证，遵循叶天士"在卫汗之可也，到气才可清气，入营犹可透热转气……入血就恐耗血动血，直须凉血散血"的治则，兼以清暑消湿。

在卫分者，以辛凉解表、清暑化湿为主，适当配以佩兰、藿香、扁豆花等芳香化浊之品。

在气分者，以清香化湿为主，湿重于热者以三仁汤化裁，加重滑石、白通草用量，使邪湿从小便而解；热重于湿者以白虎加术汤为治，生石膏用量宜重，每日可用150～250 g，并加金银花、连翘等以加强清热解暑之功；暑伤阳明，气阴受损者多以清暑泄热、益气生津为主，常选用王氏清暑益气汤，西洋参6～9 g另炖兑服；热结便秘者可合调胃承气汤清里泄热，但需防止过泄温邪内陷，便通即止；湿热并重者以清热化湿为主，常用王氏连朴饮，可配合紫雪丹内服。

热入营血者，当以清营凉血为治，多选用清营汤配合安宫牛黄丸为主。在辨证的同时，应根据病情的变化、出现的合并症而增减药物。若邪去大半而余热未清者，用竹叶石膏汤以清余热。

4. 辨证用药的意义

对体温不退，发热过高，病情较重者，宜及时补液并加用抗生素治疗，一般用药7～14日。由于氯霉素副作用较大，所以我们一般首选氨苄西林与复方新诺明联合使用，本组病例亦以应用氨苄西林为多。中西医结合治疗肠伤寒，对减少并发症、缩短病程、改善症状、防止复发等均有好处，因此本组多数病例均采用中西医结合方法治疗，明显缩短病程，平均退热时间为4.5日。

三、解表法的临床运用

解表法乃汗法之一，常用于各种疾病的初起阶段，即"病邪在表，汗之可也"的具体运用。笔者在临床中常用解表法治疗外感诸疾，收效显著。

1. 辛凉解表法

辛凉解表法适用于外感风热之邪引起的上呼吸道感染、流感、乙型脑炎及病毒性脑炎等。症见发热，恶寒，头痛项强，咽喉疼痛，鼻塞流涕，咳嗽少痰，口渴引饮，舌质红，咽红，苔薄，脉浮数。常用药物：金银花、连翘、淡竹叶、薄荷、桔梗、芦根、板蓝根、杭菊花、桑叶、杏仁、牛蒡子、大青叶、蒲公英、生甘草等，代表方为银翘散、桑菊饮等。临床运用时根据病情变化，可单方加减运用，亦可两方合用，对高热不退者可加大葛根用量至30～50 g；病发于炎夏暑热者可合用香薷饮或银翘散加藿香、佩兰、香薷等清热，解暑，化湿之品，疗效益佳。

2. 滋阴解表法

滋阴解表法适用于因素体阴虚而外感时邪所致的发热，头痛，咽痛，鼻塞，咳嗽少痰或干咳无痰，口干舌燥，小便短黄，大便干结，舌苔红，少苔，脉浮细数。常用药物：玉竹、白薇、淡豆豉、薄荷、桔梗、沙参、玄参、地骨皮、百合、银柴胡等，代表方为加减葳蕤汤等。

3. 透疹解表法

透疹解表法适用于因感受时邪所致的麻疹、风疹、水痘等疾病，症见畏寒恶风，发热或低热，咽痛咳嗽，流涕，皮疹隐隐，双目红赤，口干烦渴，小便短小而黄，大便干结，舌红，苔黄干，脉浮数。常用药物：升麻、葛根、赤芍、紫草、蝉蜕、荆芥、金银花、牡丹皮、天花粉、玄参、大青叶、生甘草等，代表方为升麻葛根汤。

4. 扶正解表法

扶正解表法适用于久病体弱外感受邪或正气不足，经常感冒者。症见头晕乏力，四肢倦怠，气短懒言，畏寒怕风，经常喷嚏，鼻塞流清涕，或久病大病之后畏风怕冷，头昏头痛，咳嗽气短，纳少，乏力，肢体酸楚，舌淡，苔白，脉虚浮。常用药物：人参、川芎、茯苓、羌活、独活、前胡、柴胡、白术、防风、荆芥、黄芪、枳壳、桔梗、炙甘草等，代表方为人参败毒散、玉屏风散等。

5. 辛温解表法

辛温解表法适用于因感受风寒之邪而引发之外感风寒证。症见畏寒发热，头项强痛，鼻塞流清涕，口淡不渴，肢体疼痛，发热而无汗，小便清，大便溏，舌苔淡，苔白，脉浮而紧等。常用药物有麻黄、桂枝、芍药、生姜、炙甘草、紫苏梗、细辛、法半夏等，代表方为麻黄汤、麻黄附子细辛汤等。

6. 宣肺解表法

宣肺解表法适用于外邪恋肺所致肺热证。症见高热、口渴、咳嗽、气喘。甚则不能平卧，胃纳减少，小便黄赤，大便数日未解，夜不能寐，舌质红，苔黄干，脉浮数。常用药物：麻黄、杏仁、生石膏、甘草、金银花、鱼腥草、天竺黄、知母、川贝母等，代表方为麻杏石甘汤。

7. 清暑解表法

清暑解表法适用于夏暑季节感受夏令暑热之邪所发疾病。症见高热口渴，头痛汗出，口渴引饮，发热而恶热，全身肌肉疼痛，困倦乏力，舌质红，苔黄干，脉洪数。常用药物：香薷、白扁豆、厚朴花、佩兰、藿香、白蔻仁、薏苡仁、通草、西瓜翠衣、金银花、西洋参、生石膏、葛根、知母等，代表方为香薷饮、清暑益气汤等。

8. 化湿解表法

化湿解表法适用于因感受水湿之邪所致的各种病症。症见头晕头痛，头重如裹，发热经久不退，伴胃脘胀痛，大便溏烂，胃纳呆滞，小便不畅，口黏而腻，不欲饮水，肢体困倦，疲乏无力，舌质淡红，苔腻而黄，脉沉缓。常用药物：白蔻仁、通草、杏仁、薏苡仁、厚朴花、滑石、淡竹叶、藿香、扁豆花、法半夏、土茯苓、佩兰等，代表方为三仁汤、藿朴夏苓汤等。

以上8法乃常用以解表为主的治疗方法，一些常用解表法如化毒清表法、清里解表法等尚未列举。解表法在治疗外感诸疾的运用范围颇广，只要有表证存在，主次分明，并根据春、夏、秋、冬四季的变化，因时、因地、因人而立法，遣方用药，灵活掌握，随着病机的变化而调治，方能收到预期疗效。

四、温病治验

现就近年来学习运用吴鞠通学术经验治疗温热病急危重症的体会,略述如下。

(一)暑热伤阴,治以辛凉

【病案举例】徐某,男,9岁。其母代诉:高热6日,伴咳嗽心烦。体温高达40℃,某院拟诊"肺部感染"曾使用青霉素、链霉素、四环素消炎退热药治疗,病情未减。发热午后为甚,夜间烦躁不安。症见口渴引饮,咳嗽少痰,胃纳不振,大便溏烂,小便短黄。查体:体温39.4℃,两肺可闻少量湿性啰音,舌边尖红,苔黄白相兼,脉细数。此乃暑热之久羁,耗伤阴津之候。遵吴鞠通养阴清热之法。用辛凉重剂之白虎汤加减,以清热解暑,养阴生津。处方:知母9g,生石膏18g,地骨皮12g,葛根9g,蝉蜕6g,连翘6g,青天葵9g,金钗石斛9g。1剂水煎,分3次服。药后当晚热退身凉,但乃烦躁,口渴稍咳。

1日后二诊时体温37.3℃,舌质淡红,苔已变白,脉仍细数。此乃高温减退,余邪未清之征。仿照吴鞠通辛凉合甘寒之法,投以加味竹叶石膏汤加减,以清热生津,清暑益气。处方:淡竹叶9g,金钗石斛9g,西洋参12g,麦冬9g,山药12g,生甘草3g。每日1剂,水煎,分3次服。药后身热咳嗽悉除,已无烦躁口渴,但食欲未增,面色少华,舌质淡红、苔白、脉细无力。此乃邪热已退,正气未复。投以健脾益气,调理肠胃之法调理3日,食欲增进,精神好转,病告痊愈。

(二)暑湿留恋,化湿为先

【病案举例】陈某,男,22岁。以畏寒发热反复1个月,体温高达40℃入院。入院前曾屡用中西药治疗4周,病情逐渐加重。症见发热口渴,但热不寒,渴不欲饮,口干口臭,汗出而黏,胃纳不振,夜不能寐,表情淡漠,困倦乏力,大便溏烂,小便短黄,舌边尖红,苔黄厚腻,脉弦而数。查体:体温39.4℃,脉搏104次/分,呼吸20次/分,血压105/68 mmHg,形体消瘦,两腹股沟可触及数个花生米大小之淋巴结。心尖部可闻及收缩期吹风样杂音,两肺呼吸音粗糙。肝脏右肋下3cm,边钝质软,肝区叩击痛,质中压痛,双膝腱反射消失。心电图提示:窦性心动过速;B超诊断:肝脾肿大;胸部X线片报告:两肺纹理增粗;血常规:白细胞3.9×10^9/L,中性0.53,嗜酸性细胞0.01,淋巴细胞0.45,单核细胞0.01,血红蛋白80 g/L,血沉60 mm/h。肥达试验:0-1

（320+），H-1（640++），2-1（320+）。

入院后，给予中西药结合治疗，静脉滴注养阴生津注射液，清开灵1号及氯霉素、氨苄西林等治疗4日，体温仍波动在39℃左右。脉证合参，考虑属暑湿之邪留恋中焦所致，投以《温病条辨》清热化湿之三仁汤加减。处方：杏仁10 g，白蔻仁6 g，薏苡仁30 g，厚朴花9 g，滑石30 g，白通草6 g，淡竹叶9 g，茵陈15 g，栀子10 g，柴胡6 g，黄芩9 g，葛根15 g。每日1剂，水煎，分3次服。

服药5日，体温降至37℃，热退身凉，胃纳增进，大便已成形，精神好转。但仍觉疲乏无力，舌红苔黄，脉弦细数。此乃暑热渐去，湿邪未清，仍以原方去柴胡、葛根、茯苓。服药2周，病情稳定，时觉口干口苦。大便时溏，舌边尖红，苔稍腻。此属暑热之邪久留，湿邪重着粘腻，不能速解。继而以清热芳香化浊之藿朴夏苓汤加减以善其后。处方：藿香12 g，川厚朴9 g，法半夏9 g，茯苓12 g，川黄连6 g，薏苡仁20 g，白蔻仁6 g，甘草6 g。每日1剂，水煎，分2次服，调理1周，诸症消失。B超检查：肝脾波形无异常；实验室检查血常规：白细胞5.4×10^9/L，中性粒细胞0.52，淋巴细胞0.44，嗜酸性细胞0.014，单核细胞0.03。症状体征基本消失，痊愈出院，随访半年，未见复发。

（三）喘息肿满，清上导下，挽救垂危

【病案举例】石某，男，46岁。患者因腰疼痛13年，头晕、头痛2年，恶心、呕吐3日。拟诊为：慢性肾炎高血压型，慢性肾功能衰竭（尿毒症）合并心力衰竭，肺部感染，继发性贫血。查体：血压230/130 mmHg。面色萎黄，疲乏无力。心率90次/分，节律整，心音低钝，两下肺部可闻及中等量湿性啰音。肝下界于右肋缘下2.5 cm处可触及，边钝、质中、压痛，肝颈静脉回流征阳性，双下肢凹陷性水肿。实验室检查结果：尿素氮47.12 mmol，肌酐1 025.46 mmol，二氧化碳结合力17.97 mmol/L，血红蛋白36 g/L，白细胞总数14.7×10^9/L，中性粒细胞0.80，淋巴细胞0.02，尿渗透压300 mosm/kgH_2O，血渗透压305 mosm/kgH_2O。胸部X线片示：两肺野透亮度减低，两肺门影增大，且模糊，两肺上部可见不典型蝴蝶状阴影，其密度均匀，边界模糊不清，心影较大，以右心为主。

症见头晕头痛，腰疼腿软，气短乏力，胸闷憋气，不能平卧，恶心呕吐，口甜而干，鼻出血，下肢浮肿，小便短小，大便溏烂，日解2～3次，纳差，夜不能寐，舌质淡胖稍暗，苔腻，中有裂纹，口气秽臭，可闻尿味，脉弦滑，略数。证属关格，中医辨证为脾肾气阴两虚，挟湿热。曾投益气养阴，并清热利湿之参芪麦味地黄汤方加减，配合血液透析，少量多次输血，大量抗生素抗感染，强心，利尿，降压，消肿等对症治疗，病情无明显改善，胸闷憋气，喘

咳逐渐加重，咳痰黄稠，左胸疼痛，恶心呕吐，小便短小，大便溏烂，舌苔厚腻，脉弦滑。考虑为痰热壅肺所致，投清热利湿，化痰止咳之千金苇茎汤加减。服药3剂，咳嗽减轻，纳稍增，腻苔渐化。原方加入人参10 g，以求增强补益元气之力，药后反见病情加重，神志恍惚，呼吸气粗，喉中痰鸣，躁扰不安，喘不能卧，肿甚尿量仅50 mL/d，已告病危。急请会诊，诊见患者表情淡漠，焦虑不安，面色㿠白，喘咳痰鸣，张口呼吸，舌质暗淡，苔黄腻稍黑，脉弦滑数。认为神志改变，乃痰热扰心所致，急服化痰开窍，清热利湿之菖蒲郁金汤加减。处方：石菖蒲10 g，栀子10 g，鲜竹叶10 g，牡丹皮10 g，广郁金10 g，连翘10 g，灯芯草10 g，木通3 g，杭菊花10 g，牛蒡子10 g，滑石15 g，生姜3片，玉枢丹3支分3次冲服。服药2剂，烦躁减轻，但仍胸闷憋气，心悸咳嗽，痰黄稠难咯，便溺不畅，呕逆。痰热壅肺扰心虽减，但湿热仍弥漫三焦未解，以清化三焦湿热，兼宣肺化痰法，乃清上导下之法，予杏仁滑石汤加减调治。处方：杏仁10 g，滑石30 g，陈皮10 g，郁金10 g，通草10 g，法半夏10 g，黄芩10 g，川厚朴10 g，贝母10 g，川黄连3 g，瓜蒌15 g，茯苓30 g，车前子30 g。水煎400 mL，日服3次。服药4剂，胸闷憋气明显改善。哮喘减轻，心烦继续减轻，尿量增加，夜能平卧，精神好转。胃纳增进，黄腻黑苔渐化，仍时有恶心，喘憋，在原方基础上加紫苏叶10 g，以增强辛开苦降之力。服药8剂病情好转。复查：血红蛋白60 g/L，白细胞总数7.8 × 10⁹/L，中性粒细胞0.6，淋巴细胞0.4，尿素氮20 mmol，肌酐689.5 mmol，二氧化碳结合力已正常，X线胸片复查肺部阴影已消失。佐以活血化瘀之法调治，病继续配合血液透析，使病情逐步好转。

第二节　痹　病

一、辨证治疗痹病

痹病为内科临床常见病之一，常因风寒湿热之邪侵犯而致病，包括现代医学中风湿性关节炎、类风湿性关节炎、肥大性脊柱炎等疾病，采用辨证分型为主，配合对症治疗208例，取得了较好疗效。

（一）临床资料

208例痹症患者中，男114例，女94例；年龄最小11岁，最大78岁；病程最短2天，最长25年；以肢体、关节疼痛、酸楚麻木、重着、活动障碍等临床表现。

（二）辨证治疗

（1）行痹（27例） 症见肌肉关节疼痛，痛无定处，肢体酸楚，疼痛呈游走性，关节屈伸不便，初起兼有畏风寒等表证，舌苔薄白，脉多浮缓。治以祛风散寒、除湿通络。方用防风汤为主方。常用药物：羌活9~12g，独活9~12g，防风9~12g，当归6~9g，秦艽6~9g，海风藤30g，石楠藤30g。初起风寒湿邪在表，表实无汗者可合麻黄加术汤，表虚有汗者可合桂枝附子汤，湿重者合麻杏苡甘汤。

（2）寒痹（28例） 症见肢体关节，肌肉疼痛剧烈，痛如针扎，逢寒加剧，得热痛减，痛处固定，昼轻夜重，关节屈伸不利，有冷感，痛处不热不红，舌质淡，苔白，脉弦紧或沉紧。治以散寒祛湿、温经止痛。方用乌头汤或蠲痹汤为主方。常用药物：制川乌6~9g，桂枝6~9g，干姜12g，黄芪30g，细辛3g，蜈蚣3g，蕲蛇15g，独活12~15g。上肢痛甚者，加威灵仙、姜黄；下肢痛甚者加牛膝、木瓜、续断等。

（3）湿热痹（45例） 症见肢体关节疼痛，痛处灼热红肿，筋脉拘急，疼痛难忍，手不可近，步履艰难，多兼发热、口渴、心烦失眠、喜冷恶热，舌质深红，苔黄，脉弦数。治以清热利湿、活血通络，佐以祛风解毒。方用四妙散加味。常用药物：苍术10~12g，黄柏10~12g，牛膝12~15g，车前子12~15g，薏苡仁30g，黄根20~30g，雷公藤20~30g。发热恶寒、咽痛者，加金银花、连翘、牛蒡子、桑枝、秦艽、赤芍等；高热口渴、心烦汗出者，合白虎汤加桑枝、忍冬藤等；肌肉、关节、筋脉拘急疼痛者，加桑枝、秦艽、豨莶草、姜黄、威灵仙等；皮肤瘾疹者，加生地黄、赤芍、丹参、牡丹皮等凉血解毒药物。

（4）瘀痹（32例） 症见肢体关节肌肉疼痛，痛处固定，肌肤麻木，关节僵硬，颜色晦暗，痛如刀割，活动受限，舌质暗紫，边有瘀斑，脉沉涩。治以活血化瘀、通络止痛为主。方用上中下通治痛风方、活络效灵丹或小活络丹为主。常用药物：当归6~9g，乳香6~9g，没药6~9g，丹参15~20g，桃仁9g，红花6g，牛膝15g，雷公藤20~30g。先煎3h兑药分2次温服。久痛者加金钱白花蛇、乌梢蛇、僵蚕等虫类药物。

（5）肝肾虚痹（33例） 症见痹症经久不愈，肢节疼痛，腰酸腿软，头晕耳鸣，夜多小便，劳累后疼痛加重，面色少华，舌质淡苔白，脉弦细。治以补益肝肾、益气养血。方用独活寄生汤或三痹汤为主。常用药物：独活

10 ~ 15 g，桑寄生10 ~ 15 g，秦艽10 ~ 15 g，细辛3 g，川芎6 g，当归6 g，桂枝6 g，杜仲15 g，牛膝15 g，党参15 g。偏于气不足者，合黄芪桂枝五物汤；偏寒者，加附子；偏热者，加桑枝；偏血虚者，加鸡血藤30 g，黄根30 g等。

（6）阳虚痹（22例） 症见骨节疼痛日久不愈，关节僵硬变形，有麻冷感，筋肉萎缩，面色淡白无华，形寒肢冷，弯腰伏背，腰膝酸软，小便多，大便溏，舌淡，苔白，脉沉细无力。治以温阳补肾为主。方用阳和汤或右归饮为主方。常用药物：鹿角胶15 g，熟地黄15 g，炙麻黄6 g，干姜6 g，桂枝6 g，杜仲15 g，续断15 g，巴戟天10 ~ 15 g，狗脊10 ~ 15 g。

（7）阴虚痹（21例） 症见肢节疼痛，筋脉拘急，牵引不适，运动时加重，神疲乏力，夜间烦躁，失眠盗汗，头晕耳鸣，甚则午后潮热，腰膝无力，关节红肿，屈伸不利，小便黄，大便干结，舌红少苔，脉细数而无力。治以滋阴补肾为主。方用六味地黄汤或左归饮为主方。常用药物：生地黄15 g，山药15 g，山茱萸9 ~ 12 g，泽泻9 ~ 12 g，茯苓15 g，牡丹皮9 g，菟丝子20 g，龟甲胶15 g，常加当归、白芍、木瓜、枸杞子、杜仲、续断、桑椹、牛膝、何首乌等补益肝肾，强壮筋骨之品。关节痛甚者，加丹参、鸡血藤、石南藤、海风藤等活血通络之品。

以上诸痹根据病情需要可适当配合外洗、针灸、理疗等，部分合并症较多的病例可合用西药对症治疗。

（三）疗效观察

1. 疗效标准

临床治愈指症状全部消失，功能恢复正常，主要参考指标（血沉、类风湿因子等）理化检查结果正常。显效指全部症状消除或主要症状消除，关节功能基本恢复，能参加正常劳动，主要参考指标结果基本正常。好转指主要症状基本消除，主要关节功能基本恢复或有明显进步，生活不能自理转为能够自理，劳动能力有所恢复。无效指和治疗前比较，各方面均无进步。

2. 治疗结果

治愈66例，显效68例，好转58例，无效16例，总有效率92.3%。平均住院时间28.7日。

（四）体会

1. 关于痹病的病因病机

风寒湿邪是痹病的重要病因。本病的发生和发展，是由于气血不足，卫外不固，外邪入侵，以致营血不和，气滞血凝，经络受阻，闭塞不通以酿成痹。

痹病的病机是邪留肌腠，气血凝滞，久则耗伤营血，数脏受累，阴阳失调，痹病乃发。

2. 关于痹病的辨证分型

对于痹病的辨证，一般分为行痹、痛痹、着痹、热痹、瘀痹五种或分为风寒湿痹和风热湿痹两大类。笔者认为分实痹和虚痹两类比较符合临床实际，将风、寒、湿、热、瘀五痹列为实痹，将阴虚、阳虚、气血不足、肝肾亏损列为虚痹，但不能截然分开，因为痹病常常气血同病，虚实并见，湿热夹杂，风寒杂至。兼证较多，应抓住主证，兼顾兼证，如寒痹多兼湿，湿痹多兼热。本组病例湿热痹共45例，占21.63%，这可能与广西地区地处沿海气候湿热有一定关系。分型不是不变的，就同一患者，证候常可以互相转化，应灵活掌握。

3. 关于痹病的治疗方法

本组病例除按辨证论治内服中药以外，部分病例还配合中药外洗、针灸、理疗等治疗。对较重的湿热痹合并症较多者，适当配合西药对症处理。部分患者可加服黄根每次20～30 g，该药含多种微量元素，有养血祛风湿之功。部分病例加服雷公藤每次20～30 g，先煎3 h后加入中药分2～3次服，对止痛及改善其他症状有一定效果。该药有一定的副作用，尤其对妇女月经的影响较明显，故老年妇女就慎用，但使用适宜，药效尚称满意。

目前痹病的治法颇多，但中医辨证治疗，效果比较满意，仍属于理想的治法之一。尚待继续研究。

二、风湿性关节炎的治疗与调养

风湿性关节炎是指风湿热中，以关节炎为主要表现的一种常见的、反复发作的全身性结缔组织病，常伴有心肌炎。多发于青少年，属中医学"痹病"范畴。

（一）临床表现

1. 全身症状

发病前1～4周有急性扁桃体炎或咽喉炎史，起病急骤，有发热、多汗、疲乏、厌食等症状；小儿可有鼻出血、腹痛。不典型者无明显咽炎史，全身症状轻微。

2. 关节症状

关节红、肿、热、痛，常呈多发性、对称性、游走性；多侵犯四肢大关节；不遗留关节畸形。不典型者仅有关节痛，侵犯小关节或仅限于单关节。

3. 其他

可见心肌炎、皮下红斑、皮下结节、舞蹈症等。

（二）辨证治疗

1. 风湿行痹型

症见肢体关节酸痛，游走不定，关节屈伸不利，或见恶风发热，苔薄白，脉浮。治宜祛风通络、散寒除湿。方选防风汤加减。处方：防风9 g，麻黄8 g，当归9 g，秦艽12 g，羌活10 g，威灵仙12 g，川芎9 g，独活12 g，海风藤30 g，桂枝9 g，甘草6 g。每日1剂，水煎，分2次温服。

2. 寒湿痛痹型

症见肢体关节疼痛较剧，痛有定处，得热痛减，遇寒痛增，关节屈伸不利，局部皮色不红，触之不热，苔薄白，脉弦紧。治宜温经散寒、祛风除湿。方选乌头汤加减或乌附麻辛桂姜汤加减。处方：川乌9 g，熟附片9 g，麻黄8 g，细辛4 g，桂枝6 g，白芍25 g，黄芪15 g，当归9 g，川芎10 g，羌活12 g，秦艽12 g，威灵仙12 g，甘草6 g。每日1剂，水煎，分2次温服。

3. 湿重着痹型

症见肢体关节重着、酸痛或有肿胀，痛有定处，手足沉重，活动不便，肌肤麻木不仁，苔白腻，脉濡缓。治宜除湿通络、祛风散寒。方选薏苡仁汤加减。处方：薏苡仁30 g，苍术9 g，羌活12 g，独活12 g，防风9 g，川乌9 g，麻黄8 g，防己9 g，秦艽12 g，当归9 g，川芎10 g，甘草6 g。每日1剂，水煎，分2次温服。

4. 风湿热痹型

症见关节疼痛、痛不可触，局部发热红肿，得冷稍舒，多兼发热，恶风，口渴，烦闷不安等全身症状，舌红，苔黄燥，脉滑数。治宜清热通络、祛风除湿。方选白虎桂枝汤合三妙散加减。处方：生石膏30 g，知母10 g，粳米30 g，桂枝10 g，苍术10 g，黄柏12 g、牛膝15 g，秦艽12 g，忍冬藤30 g，桑枝15 g，防己10 g，甘草6 g。每日1剂，水煎，分2次温服。

5. 气阴两虚型

症见关节疼痛微肿，活动不利，心悸、气短、乏力、自汗，时有胸痛，失眠，纳差，舌淡红，苔薄白，脉细数。治宜养阴益气、祛风除湿通痹。方选生脉散加味。处方：西洋参10 g（焗服），麦冬15 g，五味子9 g，当归9 g，黄芪15 g，生地黄15 g，桑枝15 g，秦艽12 g，姜黄10 g，海风藤30 g，甘草6 g。每日1剂，水煎，分2次温服。

（三）秘方验方

（1）豨莶草适量，将豨莶草晒干切碎，以白酒拌匀，用文火蒸3 h，取出晒干拌酒再蒸如此9次，研末，炼蜜为丸，每丸重10 g，每次服2丸。早中晚各服1次，米汤送服。

（2）老鹳草15～30 g或鸡血藤90～120 g，煎服。

（3）鲜三白草1 000 g，鲜皂角刺250 g。用砂锅置火炉上，纳上药，加水适量，煮沸后即直接熏蒸局部，或用多层纱布覆盖以助熏蒸。治疗时炉火保持适度。1日熏蒸2次，每次30～60 min。如疼痛剧烈，治疗时间可适当延长。

（4）新鲜透骨草适量。将新鲜透骨草捣烂成泥状，敷于患处。

（5）生地黄95 g，当归3 g，白金条（即八角枫）须根5 g，五加皮5 g。将上药切成薄片，加水800～1 000 mL，煮约1 h，2次温服，隔日1剂（注：部分患者服本方后，出现轻度腹泻、恶心、胸闷、头昏等症状，无须处理，可自行消失）。方中生地黄量大，凡有脾虚泄泻、胃虚食少，胸膈湿痰者慎服或忌服。

（6）穿破石12 g，海风藤12 g，桑寄生25 g，鸡骨香12 g，威灵仙18 g，络石藤18 g，走马胎15 g。每日1剂，水煎，分2次温服。

（7）外洗方。如关节冷痛、肿胀，可用中药外洗。方用：荆芥20 g，防风20 g，羌活20 g，独活20 g，威灵仙20 g，牛膝20 g，桃仁20 g，红花20 g，麻黄20 g，桂枝20 g，全当归20 g，川芎20 g，草乌20 g，宽筋藤100 g，豆豉姜100 g。水煎外洗，每2日1剂，每日外洗2次。可起到活血、散寒、祛风、止痛的功效。

（四）饮食疗法

（1）薏苡仁30 g，防风10 g。水煎服，每日1次，连服1周。适用于骨节疼痛，游走不定之行痹患者。

（2）骨碎补60 g，狗肉250 g，生姜、米酒适量。所有材料放入瓦煲，水适量，先武火煲滚，再以文火炖1 h左右，加食盐调味，吃肉喝汤。适用于风寒湿痹。

（3）醋2碗煎至1碗后，加入切细葱白1碗，再煮一二沸，滤后以布包裹，趁热敷于患部。每日2次。适用于关节红、肿、热痛者。

（4）公鸡腿1对，木耳30 g。公鸡腿烧成灰，木耳熬汤，黄酒为引，1次送下。适用于关节疼痛，麻木不仁之痹患者。

（5）丝瓜50 g，粳米100 g。先将米煮粥，将熟时加入丝瓜小段，煮熟粥时，稍凉食用，每日2次。适用于关节红肿、热、痛之热痹者。

（6）白茄根15 g，木防己根15 g，筋骨草15 g。每日1剂，水煎，分2次服。适用于风湿性关节炎。

（五）自我调养

风湿性关节炎与链球菌感染有关，所以，应积极防治链球菌感染及流行，一经发现扁桃体炎、咽喉炎、丹毒、猩红热等急性链球菌感染时，应立即进行治疗。慢性反复发作的扁桃体炎患者应及早切除病灶。已是风湿热的患者应积极防治链球菌感染，一般先用抗生素（青霉素类）或银黄片剂、玉屏风散等以增强机体免疫功能。另外，防止外感风寒，避免潮湿阴暗，定期体格检查，积极参加体育活动，增强体质，讲究卫生，改善居住条件。

三、类风湿性关节炎的治疗与调养

类风湿性节炎是一种以对称性、多关节炎为主的慢性全身的自身免疫性疾病，常伴有关节外的表现。多见于青壮年女性，其病因和发病机制至今尚未探明。本病属于中医学"历节风""痹病"范畴。

（一）临床表现

1. 周身及关节症状

起病缓慢，常有几周到几个月的疲倦乏力，体重减轻，胃纳不佳，低热和手足麻木刺痛等前驱症状。初起以对称性，手足小关节炎为突出表现，晨起僵直，乃至肿、热、痛、压痛，关节肿时局部温度增加，但表皮很少发红，其后出现踝、膝、髋、肘、肩等大关节炎，部分还有胸椎关节炎、腰椎关节炎，关节周围组织常有炎症、肿胀，关节周围肌肉痉挛、挛缩，最终畸形。

2. 关节外症状

皮下类风湿性结节、类风湿性血管炎，少数病例有血管炎，可影响到内脏，引起肠穿孔、心包炎、心肌梗死、脑血管意外等。在肺部的表现以胸膜炎及胸腔积液最为常见。类风湿性关节炎很少引起肾损伤。

（二）辨证治疗

1. 寒湿凝滞型

关节疼痛剧烈、肿胀，四肢拘急、僵硬，伸屈不利，或痛处此起彼落，遍身历节，遇寒增剧，得温痛减，身热恶寒，汗出热减，而低热不退，舌淡苔白而润，脉弦或沉紧。治宜散寒祛湿、温经上痛。处方：制川乌6 g，麻黄10 g，白芍25 g，黄芪15 g，白术10 g，附片10 g，穿山甲珠（代）3 g，全蝎3 g，羌活12 g，独活12 g，防风10 g，川芎9 g。每日1剂，水煎，分2次温服。

2. 湿热痹阻型

关节肿胀，疼痛，有灼热感，皮肤微红，手不可近，按之痛剧，伴发热，肌肉酸痛，自汗恶风，小便短赤，舌红苔灰或黄而腻，脉濡数。治宜清热利湿、宣通经络。处方：防己15 g，杏仁10 g，滑石20 g，连翘9 g，栀子12 g，薏苡仁30 g，法半夏30 g，蚕沙10 g，片姜黄10 g，海桐皮12 g，忍冬藤20 g，甘草6 g。每日1剂，水煎，分2次温服。

3. 痰瘀互结型

关节疼痛长期反复，痛有定处或痛如针刺，漫肿，僵硬变形，指如鹰爪，活动受限，屈伸不利，关节周围皮肤呈暗红色，舌紫暗，或有瘀点，苔腻，脉涩，或弦或滑。治宜活血祛瘀、化痰通络。处方：制川乌6 g，地龙15 g，制南星6 g，白芥子10 g，乳香6 g，没药6 g，露蜂房12 g，当归10 g，川芎12 g，威灵仙18 g，鸡血藤25 g。每日1剂，水煎，分2次温服。

4. 肝肾不足型

病程较长，关节疼痛，筋脉挛急，活动受限，伸屈不利，肌肉消瘦，腰膝酸软，头晕目眩，舌淡红，苔少，脉细弱。治宜补益肝肾、舒筋活络。方选独活寄生汤加减。处方：独活12 g，桑寄生15 g，秦艽12 g，防风9 g，当归10 g，川芎12 g，白芍25 g，熟地黄15 g，党参15 g，川杜仲15 g，续断15 g，细辛3 g，木瓜15 g，威灵仙15 g，鸡血藤30 g。每日1剂，水煎，分2次温服。

5. 肾阳不足型

病程较长，关节肿大，僵硬冷痛，恶寒，四肢厥冷，小便清长，舌淡红，苔白，脉沉迟。治宜温补肾阳、通经活络。方选右归丸加减。处方：熟附片9 g，肉桂8 g，熟地黄15 g，山药18 g，山茱萸10 g，鹿角胶9 g，菟丝子15 g，杜仲15 g，当归9 g，川芎6 g，松节12 g，细辛3 g。每日1剂，水煎，分2次温服。

（三）饮食疗法

（1）粉背雷公藤茎枝干品20 g，猪脊骨250 g。上药文火水煎3～4 h，分两次饭后温服，一般连续服药至症状及体征消失后15日，再隔日或3日1剂，并逐渐停药。

（2）蜈蚣20 g，细辛20 g，白花蛇舌草30 g，当归60 g，甘草60 g。上药共研细末，以白酒200 mL浸泡密封10日后备用，每日早晚各服30～40 mL药酒。25日为1个疗程，如需接着服第二个疗程，应间隔5日。

（3）昆明山海棠100 g，白酒500 mL。浸泡1周后，每日服3次，每次

10~20 mL。肾功能不全者慎用。

（四）自我调养

（1）加强营养，宜食高蛋白和富含维生素的食物。

（2）居住环境防寒防潮，避免寒湿之邪再次侵犯。

（3）急性期要卧床休息，缓解期要适当活动。可以接受理疗、太极拳、气功等增强体质加强运动器官功能的锻炼。

（4）保持乐观情绪，树立战胜疾病的信心，注意劳逸结合。

四、骨疏宁治疗肾虚血瘀型腰椎间盘突出症

腰椎间盘突出症（LDH）是因纤维环破裂引起椎间盘髓核突出压迫邻近神经所引起的以腰腿痛、下肢疼痛、麻木为主要临床表现的一种综合征。腰椎间盘突出症的发病率呈现逐渐上升趋势，特别是肾虚血瘀型腰椎间盘突出症的患者上升更明显。目前治疗方法有手术治疗和保守治疗，保守治疗方法颇多，如针灸、牵引、药物内服等。临床运用院内制剂骨疏宁治疗肾虚血瘀型LDH，取得了良好的疗效。

（一）临床资料

240例腰椎间盘突出症的门诊及住院治疗患者，发病在1周至4年不等，均以腰痛及下肢放射痛为主要症状，突出部位为L3~L4、L4~L5、L5~S1。随机分为观察组120例及对照组120例。观察组：男69例，女51例，年龄22~58岁，平均40.5岁；平均病程10.6个月。对照组：男64例，女56例，年龄23~54岁，平均43.5岁；平均病程12.5个月。两组患者年龄、性别等一般资料差异均无统计学意义（P>0.05），具有可比性。

（二）诊断与排除标准

1. 诊断标准

按照国家中医药管理局《中医病症诊断疗效标准》制定：从病史看，大多患者有腰部外伤、受寒或慢性劳损史；腰痛并伴下肢放射痛，活动后症状加重；脊柱弯向患侧，腰椎生理弧度变浅或消失，病变部位常伴椎旁压痛，并有下肢放射痛，腰部活动受限；下肢受累，坐骨神经支配区感觉异常，病程长者可出现肌肉萎缩，直腿抬高或加强试验阳性；经CT或MRI检查确诊。符合LDH诊断标准，且中医分型符合肾虚血瘀型，知情且自愿者作为纳入标准。肾虚血

瘀型：患者素体禀赋不足或长期患有慢性病，腰疼痛，酸重无力，连绵数年，时轻时重。或伴有明显外伤史，伤后即感腰部不能活动，疼痛难忍，舌质紫暗，脉涩。

2. 排除标准

（1）CT或MRI检查显示合并有腰椎滑脱或骨性椎管狭窄或合并有结核、肿瘤者。

（2）妊娠或哺乳期妇女。

（3）合并严重肝肾疾患、精神病。

（4）不能按规定治疗，无法判断疗效者。

（三）辨证治疗

采用随机原则将240例LDH的患者分为治疗组和对照组各120例。治疗组：骨疏宁片，每次3片，每日3次，饭后口服。对照组：腰痹通胶囊（江苏康源药业股份有限公司，批号：Z20010045），每次3粒，每日3次，饭后口服。两组均以30日为1个疗程。

（四）疗效评价

1. 观察指标

采用日本骨科学会（JOA）制定的下腰痛治疗评价标准中的评分表进行评定计分，依据患者的自觉症状、体征、日常生活动作及膀胱功能在患者1个疗程前后量表最低得分0分，最高得分29分。分数越低表明功能障碍越明显[4]。

2. 疗效标准

疗效标准参照《中医病证诊断疗效标准》及《腰椎间盘突出症》中相关疗效标准。治愈：腰腿痛消失，直腿抬高70°以上，能恢复正常工作。好转：腰腿痛减轻，腰部活动功能改善。未愈：症状、体征无改善。

3. 统计学分析

采用spss16.0软件包进行统计处理，计数资料采用 t 检验；计量资料用，$\bar{x} \pm s$ 表示。

4. 结果

两组治疗前后JOA评分比较。前后对JOA评分表评分的影响两组各自治疗前后对比，差异有显著性意义（$P<0.05$）；两组治疗前比较，差异无显著性意义（$P>0.05$）；两组治疗后比较，经 t 检验分析，（$P<0.05$），两组差异有统计学意义，治疗组效果优于对照组。见表1。

表1 两组治疗前后JOA评分的变化比较（$\bar{x}$，$\pm s$）

组别	例数/n	治疗前	治疗后
治疗组	120	11.68 ± 2.54	22.97 ± 3.69
对照组	120	12.35 ± 2.67	22.03 ± 2.87

两组疗效比较见表2。

两组临床疗效对比，差异有显著性意义（$P < 0.05$），治疗组优于对照组。

表2 两组临床疗效比较

组别	例数/n	治愈	好转	未愈	总有效率/%
治疗组	120	55	60	5	95.83%
对照组	120	46	64	10	91.67%

（五）体会

西医认为，腰椎间盘突出症由突出的髓核间接或者直接压迫神经根致神经根缺血水肿，或髓核组织与神经根粘连、发炎所致。在中医学中属"腰腿痛"的范畴。明代张景岳认为"腰痛者虚证十之八九"。《杂病源流犀烛·腰脐病源流》云："腰痛，精气虚而邪客病也……肾虚其本也，风寒湿热痰饮、气滞血瘀闪挫其标也，或从标、或从本，贵无失其宜而已。"说明肾虚为本，是腰腿痛发病的关键所在，风寒湿热、气滞血瘀为标，为致病的重要因素，两者互为因果，成为本虚标实之病。

肾主骨生髓，腰为肾之府，肾精不足、不能濡养筋骨，或外伤瘀血阻滞，经络不通，气血运行不畅，以致筋脉失养，引起腰椎间盘突出症。肾虚血瘀是本病发生的根本原因，治疗原则是补肾化瘀。

笔者独创方骨疏宁治疗具有益阴助阳、补肾壮骨、养血化瘀，通络镇痛之功效。方中淫羊藿补肾壮骨；枸杞子滋阴补肾；肉苁蓉补肾益精、润燥滑肠；菟丝子补肾填精；仙茅温阳补肾；丹参活血化瘀；巴戟天温肾壮阳；续断、杜仲补肾壮腰，通络止痛；独活通经活络，蠲痹止痛；狗脊、骨碎补补肾填精，壮腰健骨。诸药合用以达补阴助阳、补肾填精、壮骨增髓之效。骨疏宁组方以补肾壮骨为主，兼顾化瘀通络止痛。临床应用研究结果表明，骨疏宁治疗腰椎间盘突出症有较好疗效，可明显缓解患者腰腿痛症状，提高生活质量，且安全性高，易于患者接受，值得临床进一步推广。

第三节 地中海贫血与红斑性肢痛症

一、黄根加味治疗地中海贫血

地中海贫血是地中海沿岸及我国沿海地区较常见的疾病，属于中医学"虚劳""血证"的范畴。现代医学尚无理想疗法，而中医药对地中海贫血的治疗，有很大的潜力。笔者采用黄根加味治疗经西医诊断明确，并经西药等多种方法治疗均无理想效果的地中海贫血患者36例，对改善症状，缓解病情，稳定及提高血红蛋白含量有较好疗效。

（一）临床资料

1. 一般资料

36例地中海贫血患者中，男21例，女15例；年龄最小6个月，最大23岁；病程最短3个月，最长16年。血红蛋白最低者小于40 g/L，平均为62 g/L。

2. 临床表现

患者有明显的贫血及溶血的各种表现，发育较差，面色萎黄，头颅方大，颧骨突起，鼻梁凹陷，眼距增宽，眼睑浮肿，肤色如黄土，唇舌色淡，脾脏肿大，血常规检查有小细胞低色素性贫血，可出现靶形细胞，网织红细胞增加，有核红细胞，红细胞渗透性减低。经血红蛋白电泳确诊，β-地中海贫血HbA明显减少甚至消失；HbA2可减少，正常或稍增多；HbF明显增多，可达30%～90%。α-地中海贫血出现HbH或HbBdres，可高达25%～30%。X线检查可见骨皮质变薄，髓腔增宽，外板骨呈竖立的毛发样增生等病理改变。所治的36例中，诊断为β-地中海贫血的21例，α-地中海贫血15例。舌质淡或淡红，舌体胖大或边舌齿痕，舌苔白或薄白，脉沉细或虚数。6例患者伴有红细胞葡萄糖-6-磷酸脱氢酶（G-6PD）缺乏症。

（二）治疗方法

全部病例均采用黄根加味治疗。取黄根30～50 g，成人可加至每日100 g，大枣50～100 g，猪脊骨150～200 g。加水600 mL，文火煎至300 mL。每日1剂，分早晚2次服。服1个月为1个疗程，一般服药3～6个月，并定期做血液检查。

（三）治疗效果

36例患者均经3个月以上的治疗，除3例极重型地中海贫血不能坚持治疗外，其余33例患者血红蛋白均保持在70 g/L以上，并能参加正常的学习和工作。

（四）体会

地中海贫血属遗传缺陷性疾病，轻型患者若无明显症状，可不必治疗。重型患者，贫血严重时输血治疗只能暂时缓解症状，且反复多次输血易并发其他疾病。目前尚无特效的治疗方法，严重贫血、肝脾肿大者行脾切除术亦为权宜之计。笔者根据多年的临床经验，采用黄根加味治疗数10例患者，对改善症状，缓解病情，提高血红蛋白含量等均有显著效果，总有效率达91.6%。这与黄根是茜草科植物，味微苦辛，性平，有凉血止血，养血活血，祛瘀生新，强筋壮骨，利湿退黄等功效有关。在煎药时加入猪脊骨、大枣久煎有补骨生髓，健脾益血的作用。黄根一药，药源充足，疗效显著，经济价廉，未发现毒副作用，可长服久服，有较稳定的远程疗效，不失为目前治疗地中海贫血较好的药物。

二、罩捞藤治疗红斑性肢痛症

（一）临床资料

本组140例红斑性肢痛症患者，男54例，女86例；年龄15～46岁，其中15～18岁者129例，占92%；多于发现症状后即来就诊。140例患者均无全身症状，病变主要发生于四肢远端（多呈对称性），其中皮损发生于双足者112例（占80%），局部皮肤潮红者29例（占21%），局部肿胀（主要为双足）者39例（占28%），有灼热感（局部皮温可达36℃）者41例（占29%）。140例患者均有局部疼痛，日轻夜重（双足下垂位加剧），疼痛呈阵发性（持续3～5 min）刺痛或刀割样痛（个别患者疼痛难以忍受，甚至给予镇痛剂亦无效），遇热加重，遇凉则舒，阵痛发作间歇期则感麻木胀痛不适，严重者行走困难。部分患者实验室检查未发现异常。

（二）辨证治疗

140例患者分为4组。分别施以不同方法进行治疗，并观察疗效。第一组给予中药罩捞藤外洗或外洗与内服并施（外洗法：将罩捞藤生药切碎加入洗米水中煎沸半小时后，滤渣，待水温适度后，将患处放入药液中浸泡20～30 min，早、中、晚各1次；内服法：罩捞藤15～20 g，加水200～300 mL，煮沸30 min，分2～3次内服）。第二组给予散寒止痛、利湿化瘀之剂，内服四妙散加味：苍术9 g，黄柏9 g，薏苡仁21 g，牛膝15 g，车前子15 g，川木瓜9 g，丹参15 g，赤芍药9 g，生甘草6 g。水煎，每日服2次，并予辛温止痛、活血化瘀之品外洗：花椒9 g，细辛6 g，冰片6 g，红花6 g，桂枝9 g，乳香9 g，没药9 g。煎至800 mL浸泡患处15～20 min，早晚各1次。第三组给予西药安乃近、阿司匹林、麻黄素、维生素B内服，或予云香精外擦，或予萝卜苗煎水外洗等。第四组为观察组，未予任何药物。

（三）治疗结果

第一组（罩捞藤组）共79例（其中36例单纯外洗、43例配合内服），疗程2～5日，平均3.5日治愈。第二组（四妙散加味组）共6例，疗程3～6日，平均4日治愈。第三组（西药组）共33例（其中单纯服西药者18例、仅用云香精外擦者9例、萝卜苗煎水外洗者6例），疗程9～15日，平均11日治愈。第四组（观察组）共22例，病程10～15日，平均12日自愈。

（四）体会

红斑性肢痛症是临床上较为少见的疾病，其发病机制尚未明了。本组140例患者中发病于7.1～11.1 ℃者79例（占56%），文献报道与低温可诱发本病基本一致。本组患者中年龄最大者为46岁，最小者15岁，绝大多数为青少年（92%），似可说明本病主要发生于青年，而女性多于男性，与文献报道亦相吻合。本病为自限性疾患，目前西医尚无特效药物，多采取对症治疗，疗效较差。根据中医学理论，认为本病主要是由于风寒湿邪侵袭，气血运行不畅，临床所见筋骨肌肉疼痛重着，甚则红肿，似属痹病范畴，故选用了具有祛风活血、散瘀消肿功效的罩捞藤进行治疗，经临床验证疗效尚好。罩捞藤为大戟科植物，味淡涩，性平。本药药源充足，用法简便，无副作用，有推广使用的价值（使用时加少量冰片可使疗效更好）。

第四节　血瘀病症

一、王清任活血化瘀方的应用

　　瘀血学说及活血化瘀治法是祖国医学宝贵遗产之一。瘀血学说在清代有较大发展，尤以王清任对瘀血学说的贡献较大。他著的《医林改错》一书对活血化瘀法的临床应用有着积极的指导作用。在《气血合脉说篇》指出："治病之要诀，在明白气血，无论外感内伤，要知初病伤人何物，不能伤脏，不能伤筋骨，不能伤皮肉，所伤者无非气血。"强调治病在于调理气血，瘀血去而诸病自愈，立法处方以逐瘀活血，补气活血为主，把活血化瘀法广泛运用于临床各科疾病的治疗。《医林改错》以逐瘀活血为名的8条方剂，仅通窍活血汤、血府逐瘀汤、膈下逐瘀汤所能治疗的病症就有39种之多。一些顽固性疾病，按常规治法无效时，王清任认为是夹瘀之证，瘀不去则病不能除，必须适当地使用活血化瘀之品才能获效。笔者根据王清任的活血化瘀学术思想，运用其创制的方剂，治疗多种因瘀血所致的疾病，均能收到好的疗效。

（一）治验病案

1. 通窍活血汤治疗血瘀头痛案

　　【病案举例】李某，女，55岁。右侧偏头痛已3年，反复发作，痛如锥刺，固定不移，夜难入睡，服镇痛剂，能缓解药力过后，头痛依然。此次右偏头痛经多方治疗无效。伴胃纳呆，夜不能寐，刺痛难忍，大便秘结，小便短黄，舌质暗红，边有瘀点，舌苔淡黄，脉象沉涩。

　　盖头为诸阳之会，两侧为少阳经所布，瘀血阻滞少阳经脉，故头痛偏于两侧，痛如锥刺，固定不移，舌有瘀点，脉象沉涩，当活血祛瘀，佐以宁神通窍为治，方选通窍活血汤加减：赤芍9g，川芎4.5g，桃仁9g，红花4.5g，生姜2片，大枣2枚，石菖蒲9·g，珍珠母30g（先煎），北沙参18g，菊花9g，柴胡4.5g。每日1剂，水煎，分2次服。

　　上方连服4剂，疼痛大减，食欲增进，但夜寐多梦，时觉头晕，此属瘀血渐去，气阴未复，继以益活血化瘀之法调治月余，病已痊愈。经5年随访疼痛未见复发。

2. 膈下逐瘀汤治疗胃痛案

【病案举例】徐某，男，24岁。胃脘疼反复1年余，痛如刀割，固定不移，疼痛以夜间为甚，口干而苦，胃纳减少，小便黄，大便干结，舌质暗红，苔黄偏干，脉紧。

胃脘疼痛，固定不移，为瘀血阻滞的特征之一。气为阳，血属阴，白天为阳，晚上属阴，故疼痛入夜为甚，口干口苦，小便黄，大便干结，舌质暗红为瘀热互结之征。法当活血化瘀，清热止痛。方选膈下逐瘀汤加减：五灵脂9 g，当归尾9 g，桃仁9 g，红花4.5 g，赤芍9 g，延胡索9 g，制香附12 g，栀子9 g，大黄9 g（后下）。每日1剂，水煎，分3次服。

服上方3剂疼痛大减，二便正常，胃纳增进，黄苔渐化，脉象弦缓。此乃瘀热渐减之象，继以清热理气化瘀之丹参饮与百合汤。疼痛消失，病告痊愈。

3. 少腹逐瘀汤治疗经行腹痛案

【病案举例】莫某，24岁。经期少腹疼痛，月经延期已半年，月经来潮时少腹剧痛，冒冷汗，颜面发青，手足不温，经期过后肢体发麻，月经量少，色紫暗，夹有血块，白带量多，色白质稀，胃纳尚好，二便调，舌质淡、边有齿痕及小瘀点，苔白，脉沉缓。

患者经行腹痛，四肢不温，给血量少、色暗、有瘀块，肢体麻木，舌淡、边有齿痕及瘀点，脉沉缓。脉证合参，乃寒凝血瘀之象，瘀阻胞宫故疼痛在少腹。治当活血化瘀，温经止痛。方选少腹逐瘀汤加味：小茴香9 g，炮姜9 g，延胡索9 g，五灵脂9 g，没药9 g，川芎6 g，当归9 g，桂心4.5 g（另煎），赤芍9 g，蒲黄9 g，益母草10 g（水煎）。每日1剂，分2次服。服上方2剂后疼痛减轻，嘱其在每月月经来潮前服药。月经来潮时，疼痛已消失，月经正常。

4. 癫狂梦醒汤治疗闭经如狂案

【病案举例】梁某，女，33岁。月经闭止不行半年，哭笑无常3日。半年来少腹胀痛，伴腰痛、纳减。3日前表情淡漠，无故哭笑，动作古怪，詈骂歌唱，不避亲疏，曾服氯丙嗪等药未效。诊见面色黑，肌肤甲错，胡言乱语，口气秽臭，答非所问，脉沉涩，舌质红，边有瘀斑，苔黄稍腻。

王清任认为癫狂之症系由气血凝滞，脑气与腑气不接所致，瘀血凝痰阻塞心气，痰瘀互结，心神被扰，故如癫似狂，月经闭止不行，面色带黑，皮肤甲错，脉沉涩，舌有瘀斑，乃典型瘀血之征。治法为活血化瘀、调经解郁，佐以理气化痰。方选癫狂梦醒汤加减：桃仁9 g，香附12 g，木通9 g，陈皮4.5 g，大腹皮12 g，赤芍9 g，莱菔子9 g，当归尾15 g，红花9 g，生地黄30 g，大黄9 g（后下）。水煎服，每日1剂，分2次服。服药2剂，症状大减，无胡言乱语，神志渐清，腹痛减轻。效不更方，原方再进，服药1周，诸症消失，月经复常。

5. 补阳还五汤治疗半身不遂案

【病案举例】 黄某，男，64岁。右侧肢体偏瘫、半身不遂已8个月。平素嗜酒，因饮食过量，突然语謇流涎、口角流涎，猝然昏仆，送某院抢救，逐渐清醒，但右侧肢体瘫痪，半身不遂，住院治疗8个多月，右肢体功能未能恢复，活动受限，生活未能自理，要求中医治疗。诊见体形肥胖，右肢体瘫痪，伸舌偏左歪，舌暗红，苔黄腻，口气秽臭，呼吸气粗，脉弦有力。血压190/118 mmHg。

患者平素嗜酒，过食膏粱厚味甘醇之品，以致脾失健运，聚湿生痰，痰浊上扰空窍，则猝然昏仆，语謇流涎；久病致瘀，痰瘀互结，阻滞经络，故右肢偏瘫，舌偏歪，舌质暗红，苔黄腻，脉弦有力，乃痰湿瘀热互结之征。此乃中风之半身不遂。治当益气祛瘀，佐以清热通络。方选王氏补阳还五汤加味：黄芪30 g，当归尾9 g，地龙10 g，川芎6 g，桃仁10 g，红花6 g，丹参18 g，牛膝5 g，决明子18 g。每日1剂。水煎，分2次服。

服上方9剂，病情改善，右肢体功能恢复，在陪人搀扶下可步行10多米，舌偏歪不明显，舌质变红，苔仍黄腻，脉弦，血压150/100 mmHg。效不更方，继服21剂，病情进一步改善，已能持杖慢行，舌质淡红，血压140/90 mmHg。仍守原方加钩藤15 g（后下）以加强清热通络之力，再服药20剂，右肢活动较前灵活，能自己持杖行走30多米。嘱继续服上方并配合针灸，以巩固治疗，经半年随访，病情稳定。

（二）体会

1. 重气血，明脏腑

王氏活血化瘀方是根据《素问·至真要大论》"疏其气血，令其调达，而致和平"和《素问·阴阳应象大论》"定其气血，各守其乡；血实宜决之，虚宜掣引之"的理论创立的，制方20余首，治疗50多种瘀血证。临床应用多注重脏腑、气血，指出"业医诊病，当先明脏腑"，重视"审气血之荣枯"，认为"元气既虚，必不能达于血管，血管无气，必停留而瘀"。如经行腹痛案乃气血失调，瘀阻胞宫所致，故以温经散寒、理气化瘀之法，选少腹逐瘀汤加减而获效。闭经如狂案属瘀阻心脉，心神被扰，气血凝滞脑气所致，故以理气活血、解郁化瘀之法，选癫狂梦醒汤加减而收功。

2. 明标本，辨虚实

王氏立法处方注意分清标本缓急，辨明虚实所在，强调"倘标本不清，虚实混淆，岂不遗祸后人"，临证主张"辨明本源""辨明虚实"。力求辨证准确，用药无误。瘀血头痛案，病已3年，伴纳呆、难寐、小便黄、大便干结，乃久病致瘀，本虚标实之候，故以活血化瘀佐以宁神通窍之法，选通窍活血汤加减而取效，继以益气养阴、活血化瘀之法，标本同治，扶正祛邪而痊愈。

3. 分部位，察寒温

根据瘀血的不同部位创立方剂为王氏的特点之一，审察寒温乃王氏经验之谈。头面部血瘀以通窍活血汤治疗，用该方治疗瘀血头痛及脑震荡后遗症均收显效。胸胁瘀血偏于热者用血府逐瘀汤；脘腹疼痛为瘀血所致者选膈下逐瘀汤，如胃痛一案，服该方瘀去而正安。少腹疼痛，妇人瘀血，偏于寒者，如经行腹痛案，用少腹逐瘀汤而获效。

4. 重实践、讲实效

王氏治学谨严，所立治法、方剂，讲求实效，指出："亲治其证，屡验方法，万无一失，方可传于后人。"故将王氏方剂用于临床，只要辨证准确，每每获效，如补阳还五汤治疗中风之半身不遂，属气虚血瘀者，收获甚著。

二、补肾化瘀法在治疗腰腿病中的应用

颈肩腰腿痛的疗法颇多，疗效各异，笔者采用补肾化瘀法治疗因肾虚血瘀所致之颈肩腰腿痛，取得了较好的疗效。

（一）补肾蠲痹汤治疗颈肩疼痛症

1. 药物组成

狗脊15 g、桑寄生15 g、姜黄12 g，羌活9 g，当归6 g，黄芪12 g，防风9 g，赤芍15 g，葛根30 g，甘草9 g，鹿衔草18 g，骨碎补15 g。

2. 服法

每日1剂，水煎，分早、晚温服。服4周为1个疗程。

3. 功效主治

本方具有补肾通络、益气活血、化瘀止痛之效。适用于因肾虚血瘀、阻滞经脉所致之头项、双肩及背部的疼痛。兼有上肢麻木、酸楚、夜间难寐，舌质淡红或舌边有瘀点、脉沉弦涩等症。

【病案举例】宋某，男，55岁。诉颈肩及左肩关节疼痛，活动不便2周，疼痛位置固定不移，伴夜间难寐、小便频数、多梦、胃纳尚可。诊见：左上肢活动不便，舌质淡红、边有瘀点，脉弦涩。肩部X线片示，第4颈椎和第5颈椎轻度骨质增生，诊为左肩周炎。中医诊断为颈肩疼痛症，肾虚血瘀型。用上述中药4周后症状消失，活动正常，随访1年未见复发。

（二）补肾活血汤治疗腰腿疼痛症

1. 药物组成

杜仲15 g，续断15 g，骨碎补15 g，淫羊藿20 g，巴戟天15 g，当归10 g，丹参15 g，乳香9 g，牛膝12 g，鹿衔草18 g，独活15 g，熟地黄20 g，山药15 g，山茱萸10 g，赤芍12 g，千斤拔15 g。

2. 服法

每日1剂，水煎，分早、晚温服。服4周为1个疗程。

3. 功效主治

本方具有补肾壮阳、养阴通络、化瘀止痛之功效。适用于因肾阳不足，肾阴亏损，瘀血内停，肾络受阻之腰腿疼痛症。

【病案举例】苏某，男，66岁。患腰腿疼痛反复发作6年，曾在某医院作腰椎间盘手术，术后疼痛时有发作，近来日渐加重，活动不便，疼痛以夜间为甚，痛处固定不移，以腰及双下肢为甚，夜间多有小便时伴耳鸣、乏力、多梦，住院作物理治疗、热敷、服药等。症状未见明显改善，诊见神清、体胖、步履蹒跚、舌质暗红、脉沉细涩，X线造影见椎管狭窄，骨质疏松现象。诊断为腰腿疼痛症，肾阴亏虚、肾阳不足、瘀血内停。治以补肾益阴、助阳通络、祛瘀止痛。方选补肾活血为主，投上方加枸杞子15 g，锁阳15 g，菟丝子15 g。每日1剂，水煎，分2次温服。服药2周，疼痛减轻，继以原方加千斤拔15 g。服药4周，疼痛已基本消失，嘱继续加强活动，功能锻炼，坚持服药以巩固疗效。

三、痰瘀同病的辨证特点与痰瘀并治

痰饮、瘀血都是人体功能失调而发病时的病理产物，也是一些疑难杂症的致病因素。痰瘀皆属阴邪，同源相生而互结，气血津液凝滞而成痰，痰聚气阻，血行不畅则为瘀，痰瘀互结，内扰五脏六腑，外窜皮肉筋脉，四肢百骸，无处不到，所致病症千姿百态，变化多端，临证治疗颇感棘手，治疗难以奏效。因此，探讨痰瘀同病的辨证特点与痰瘀并治的方法，提高疗效，尤为必要。

（一）痰瘀同病的辨证特点

痰饮、瘀血临床证候颇多，笔者根据前贤的论述及临证所见，将痰瘀同病的证候归纳为以下11个方面，作为辨别有无痰瘀的诊断依据。

1. 心悸怔忡

痰瘀内阻之心悸、怔忡者，症见心慌心悸、惊慌不安、不能自主、胸闷脘痞、泛恶、纳呆、疲乏无力、汗出肢麻等，脉或促，或结，或代，往往兼见沉、细、弦、涩诸脉，舌质淡胖而紫暗，边有瘀斑、瘀点或齿痕，苔白滑或腻。

2. 哮喘

痰瘀致哮喘者，症见哮喘反复发作，经久不愈，病羁日久，面色黧黑，口唇紫暗，目下发青，爪甲发绀，舌质青紫，边有瘀点，舌下络脉紫暗粗大、曲张，舌苔厚腻或水滑等。

3. 黄疸

痰瘀所致之黄疸，症见身目发黄而晦暗，脘闷腹胀，呕吐痰涎，食欲不振，神疲困倦，大便溏薄，小便深黄，面目晦滞，胁下胀痛或有痞块，皮肤可见赤纹丝缕，腹大青筋显露，舌质紫，有瘀斑，苔黄厚腻，脉弦涩。急黄者，已用清热、解毒、利湿、退黄之法治疗2周以上，疗效不著者，当从痰瘀论治。

4. 中风偏瘫

突然中风，手足不用，多痰夹死血瘀血，症见半身不遂、半身麻木、口眼㖞斜，重则感觉完全消失，或肢体强痉屈伸不利，肢体软瘫，痰多，口角流涎，语言謇涩，甚则神志昏迷，喉中痰鼾，伸舌偏歪，舌苔黄腻，边有瘀点，脉弦涩或弦缓。

5. 久痛不已

久病气血环流不畅，而致血停为瘀，湿凝为痰，症见疼痛经久不愈，时发时止，痛如针刺，痛有定处，痛处拒按，并胸闷脘痞，呕吐痰涎，或痰中带血，颜色晦暗，大便色黑，舌质暗红，苔白滑腻，脉细涩或弦涩。

6. 肌肤麻木

朱丹溪认为"肢体麻木者，有湿痰死血"。痰瘀阻滞所致之肌肤麻木，日久不愈，或固定一处，或毫无知觉，不知痒痛，舌上有瘀斑，苔滑或腻，脉沉涩等。

7. 癥瘕肿块

津液流滞而成痰浊，血行被遏阻而成瘀血，痰浊瘀血凝聚，日以积大，形成癥瘕、肿块，大者如磨盘，小者如鸽卵，并见两胁胀满疼痛，纳差，乏力，形体消瘦，腹大青筋，吞咽困难，出血，吐血，便血，或大便溏稀，伴有黏冻血液，舌质紫暗，舌下络脉粗大而青紫，脉弦细涩。

8. 神志失常

痰浊蒙蔽清窍，瘀血内扰神明，可引起神志改变，轻则精神抑郁，表情淡漠，不动不语，甚若木鸡，或喜怒无常，语言错乱，詈骂高歌，不避亲疏，重则突然昏仆，不省人事，牙关紧闭，四肢抽搐，口角流涎，或者高热神昏谵语，舌质红有瘀斑，苔滑或腻，脉弦、滑、数等。

9. 眩晕震颤

"无痰不作眩""血瘀致眩"，痰瘀致眩者症见头晕、目眩、四肢震颤，坐立不稳，伴头重如蒙，健忘失眠，胸闷、吐涎，面色晦滞，唇舌暗红，脉弦涩等。

10. 痈疽疮疡

痰瘀互结，久蕴不散，可形成痈疽，疮疡，症见痈疮漫肿，颜色紫暗，局部灼热，痛处拒按，或疮疡破溃，脓液暗红，经久不愈。

11. 崩漏带下

痰瘀所致之崩漏带下，症见少腹疼痛而拒按，阴道流血，时多时少，淋漓不断，色暗淡，带下稠而臭秽，伴腰腹疼痛，脘闷纳差，肢体麻木，小便黄，舌暗红，苔黄，脉弦数。

（二）痰瘀并治的常用方法

1. 豁痰通窍化瘀法

此乃急救常用法，多用于痰浊蒙蔽清窍，瘀血阻滞脉络所致之神昏、惊厥、癫痫等急重症。常用通窍活血汤合礞石滚痰丸加减，配合至宝丹或安宫牛黄丸内服，汤药、丸药并进。方中常加石菖蒲、郁金、丹参以加强通窍化瘀之功，因麝香药源缺乏，且价格昂贵，一般多不用或少用。汤丸并用已达到豁痰通窍、活血化瘀、痰瘀并治之功。笔者曾以上法治疗1例癫痫持续状态之患者，服药2日神志渐轻，抽搐停止；服药1周，病情改善而出院。

2. 温阳化饮祛瘀法

痰瘀互结于上焦，瘀阻心脉，痰阻心窍，症见心胸督闷，胸痛彻背，如针如刺，伴心悸怔忡，气促、呕吐痰涎、四肢逆冷、唇舌青紫，舌暗苔滑，脉细涩。治当温阳救逆、化饮祛瘀，常用瓜蒌薤白白酒半夏桂枝汤合参附散加减，可加丹参、法半夏、赤芍、郁金等化痰祛瘀之品。此法多用于冠心病心绞痛偏于心阳不振、痰瘀互结之患者。

3. 祛痰定喘化瘀法

饮邪迫肺、瘀阻肺络可致肺气上逆而喘，症见呼吸喘促，喉中痰鸣，咳嗽痰稠，或痰中带血、胸中满闷疼痛，舌暗，苔腻，脉弦滑，病情反复，经久不愈，治宜定喘化瘀，常用定喘汤合葶苈大枣泻肺汤加减，偏于寒者去桑白皮、黄芩、杏仁，加陈皮、白芥子、干姜；偏于热者加贝母、地龙、鱼腥草、天竺黄等；瘀血重者加丹参、赤芍；气虚者加人参；肾虚者加蛤蚧。麻黄可用至10 g，因麻黄一味除开肺、解痉、平喘、定哮外，尚能"深入积痰凝血之中"。笔者常用此法治疗顽固性的哮喘患者，每能获效。

4. 逐饮化瘀消积法

本法适用于顽痰瘀血凝聚于胁下或脘腹，引起胸胁疼痛、胁下癥瘕积聚者，常用桂枝茯苓丸合十枣汤加减，以桂枝茯苓丸化瘀消积，以十枣汤攻逐水饮，二方合用，相得益彰，但方中甘遂用量宜轻，每日用量1～1.5 g，另末冲服，使痰瘀从二便而解，因其性峻猛，不宜久服，应中病即止。笔者曾用此法治疗一肝硬化腹水患者，服药3剂腹水消退后，再以健脾养肝、软坚化瘀之法调治而取效。但久病、年老、体弱者应慎用，必要时宜加扶正药物。

5. 涤痰蠲饮逐瘀法

本法适用于因阳气虚衰，劳倦伤脾，中阳失运，水饮内停，气机不利，血行不畅，凝而为瘀，致使痰瘀同病。症见其人昔肥今瘦，肠间辘辘有声，脘腹疼痛，或有痞块，呕吐清涎，口渴但欲漱不欲咽，背部冷如掌大，舌暗淡，苔白滑，脉弦细，治当涤痰化饮逐瘀，常用苓桂术甘汤合丹参饮加味。气虚者加人参、黄芪益气；阳虚者加附子、干姜以助阳，乃离照当空，则阴霾自散矣。

6. 祛痰化瘀通络法

本法适用于因忧思恼怒或恣食膏粱厚味之品，致痰湿内生，瘀血内阻，气血逆乱，横窜经脉，蒙蔽心窍，阻滞经脉，而发生猝然昏仆，口眼㖞斜，半身不遂，偏身麻木，头晕目眩，小便黄，大便干结，舌謇语涩，口气秽臭，舌苔黄腻，脉弦滑而大。治以祛痰化瘀通络，方用星蒌承气汤加减。方中胆南星、瓜蒌清热化痰；大黄、芒硝通腑化瘀。可加丹参、赤芍、桃仁等化瘀通络之品，以加强化痰祛瘀之力。此法多用于中风急性期，偏于痰热、瘀滞、腑实者。

7. 消痰化瘀退黄法

本法适用于因情志不舒，气机怫郁，或饮食不节等，致肝失条达，胆失疏泄，郁而化热。症见黄疸胁痛，口苦而干，恶心呕吐，腹胀便结，小便短黄，面色晦滞，舌有紫斑，苔黄厚，脉弦紧。方用清胆汤加减。胁痛甚者加郁金、延胡索、川楝子，以疏肝行气，解郁通络；黄疸重者，加茵陈、栀子、白矾以清热消痰而退黄；瘀血重者加赤芍、桃仁、丹参用量加倍以加强化瘀之功。

8. 化瘀通络法蠲痹法

本法适用于痹病日久，经络气血为外邪壅滞，运行不利而变生瘀血痰浊，停留于骨节，痼结根深，痰瘀胶着。症见痹病经久不愈，反复发作，骨节变形而僵硬，呈暗黑色，疼痛剧烈，固定不移，屈伸不利，局部麻木，遇寒加剧，得热则舒，舌质紫暗或有瘀斑，脉细涩。治以化痰通络，蠲痹祛瘀为主，兼以补养肝肾。常用身痛逐瘀汤或大、小活络丹加减。痰瘀互结，疼痛不已者，用身痛逐瘀汤；偏于风寒痰浊者，用小活络丹以温散风寒，兼化痰瘀；久病入络者，用大活络丹；肝肾不足者，用益肾蠲痹丸以标本兼治。亦可采用朱丹溪之上、中、下通治痛风方加粉背雷公藤20～30 g，先煎2～3 h，治以顽痹（类风湿性关节炎）患者，痰瘀并治，收效颇佳。

9. 解毒祛痰消痈法

本法适用于湿热火毒内蕴，凝滞肌表，以致经络阻塞，瘀滞热积不散化而为痈者。发在肌表者，局部发红高肿，灼热疼痛；发于少腹者，少腹肿痞，按之即痛，时有发热、恶寒，汗出，口渴，大便结，小便黄，舌红、苔黄腻，脉弦数。痈疽者，方用仙方活命饮为主。肠痈者以大黄牡丹汤主之。

10. 化痰祛瘀止崩法

本法适用于痰饮、瘀血所致之崩漏者，症见患者体形肥胖，阴道下血时多时少，淋漓不尽，夹有瘀块，少腹疼痛，痛而拒按，伴带下黄稠而腥臭，舌质暗红，尖边有瘀点，脉沉涩。方用少腹逐瘀汤合二陈汤加减。常加三七、益母草、椿白皮、川贝母等以达到祛瘀、化痰、养血、止血之功。

（三）痰瘀并治时应注意的问题

（1）痰瘀之为病，其来迅猛，其去较慢，因聚湿以生痰，其性黏滞，病情缠绵；血行不畅，停滞为瘀，痰瘀之多寡，与病情轻重有关，治疗非三五日即可效。因此，在治疗见效后，应有方有守，方能奏效。不能频频更方，欲速而不达。

（2）祛痰化瘀都属消法，不可用之过久，应中病即止，以免耗损正气。在论治过程中应详审病机，根据年龄之大小、体质之强弱、男女之不同、病邪之深浅，在并治的同时，适当配以温阳、益气、养血、清热、理气、滋阴等药物，灵活使用，切中病机，方能收到更好的效果。

（3）怪病属痰，久病多有瘀，治痰勿忘化瘀，因痰而治瘀；因瘀而致痰，化瘀需祛痰，应根据痰瘀的偏重，有所侧重。以痰饮为主者，当以治痰为先；以瘀血为主者，当以化瘀为要，并根据痰瘀所在的部位，合理配以适当药物，使药达到病所。

（4）在痰瘀同病的患者治疗中，应注意饮食调节，宜忌辛辣炙煿、膏粱厚味之品，如烟酒，生冷，肥甘等助湿、生痰、碍气、留瘀之类的食物，提倡清淡饮食。

四、活血化瘀法治疗妇科疾病

（一）月经疾病

1. 痛经

属瘀血所致者，症见经前或经期小腹胀痛，拒按，甚则辗转不安，不能忍受，经量少或行而不畅、色紫暗、夹有小血块，血块排出后疼痛减轻，舌质暗红或边有瘀点，脉沉涩或弦紧。寒凝血瘀者，治以温经去瘀、散寒止痛，方用少腹逐瘀汤或温经汤；气滞血瘀者，治以活血化瘀、理气止痛，方用逍遥散合金铃子散加益母草、香附等。

2. 闭经

属气滞血瘀者，症见月经闭止不行，少腹及腰部疼痛，胸胁胀痛，肌肤甲错，舌质紫暗或边有瘀斑，脉沉弦或沉涩。治以活血化瘀、理气通经为主。方用血府逐瘀汤或少腹逐瘀汤或温经汤加丹参、益母草等。

3. 崩漏

属瘀血为患者，症见阴道下血淋漓不断，或突然下血量多，夹有瘀块，小腹疼痛而拒按，瘀块排出则疼痛减轻或肢体麻木不舒，舌质暗红，边有瘀点，脉弦涩。治以祛瘀止崩、养血定痛。方用自拟祛瘀止崩汤为主。处方：当归9g，延胡索9g，桃仁9g，赤芍12g，山楂12g，阿胶（烊化）12g，三七6g，蒲黄6g，益母草18g，丹参15g。兼气虚者加党参18g，黄芪15g。偏于血虚者加首乌15g，桑椹15g，鸡血藤15g。临床运用本方确有较好的祛瘀止崩，养血止痛的效果。

4. 经行吐衄

属肝经郁热，久郁成瘀，瘀热互结，经血不得下行，而随冲脉、肝经之气上逆。症见经期或经前吐血、鼻出血，量多、色暗红，常伴两胁胀痛，口干苦，舌质红或有瘀点，苔黄，脉弦数。治以疏肝解郁、凉血化瘀为主。方用丹栀逍遥散去白术、当归、煨生姜，加侧柏叶、白茅根、茜草根、旱莲草、怀牛膝、益母草等以增强凉血去瘀之力。

（二）带下疾病

前贤多以湿立论，对瘀血所致的带下病，论述不多。但临床上由于湿热久稽，痰瘀互结，引起的带下病并非少见，如现代医学中的盆腔炎、宫颈炎、附件炎等妇科炎症性疾病，出现痰瘀壅结或湿热瘀结时，症见带下黄稠秽，小腹疼痛而拒按，腰部酸痛，脘闷纳差，小便黄，大便干结，舌质深红，苔黄，脉弦数。笔者以活血化瘀、清热利湿的方法治疗每获效验。常用方为活络效灵丹加桃仁、红花、莪术、延胡索、樗白皮、薏苡仁、益母草、蒲公英等。

（三）妊娠疾病

1. 妊娠腹痛

属于血瘀所致者，症见腹中疼痛，辗转不安，或腹痛而阴道时有下血，多在停经6～8周出现症状，痛而拒按，轻者绵绵不断，重则伴恶心呕吐、大汗淋漓，唇舌暗红或有瘀点，脉弦紧。《金匮要略》指出："妇人怀妊，腹中绞痛，当归芍药散主之。""有妊娠下血者，假令妊娠腹中痛，为胞阻，胶艾汤主之。"孕妇因瘀血阻滞胞胎引起的腹痛，阴道下血，采用行瘀止痛、养血安胎之法，多能收敛。但因失血过多，大汗淋漓腹痛甚剧者，则宜先补气益血，待病情稳定后，再用活血化瘀之法。如现代医学的异位妊娠者，妊娠腹痛、阴道流血，部分患者采用活络效灵丹加活血化瘀药而见效。

2. 跌扑致胎动不安

孕妇跌扑，以致损伤胎元，小腹隐痛，有下坠感。若不及时适当处理，常可引起堕胎小产。《傅青主女科》认为："必须大补气血，而少加以行瘀之品则瘀散胎安矣。"主张采用补血祛瘀之救损安胎汤（当归30 g，生地黄30 g，白芍9 g，苏木9 g，白术15 g，炙甘草3 g，人参3 g，乳香3 g，没药3 g）治疗，既能祛瘀而不伤胎，又能补气补血而不凝滞，为治疗妊娠跌扑致瘀之良方。

（四）产后疾病

1. 产后腹痛

产后腹痛是产后的常见病之一，临床以瘀血所致的产后腹痛多见。症见小腹冷痛，痛而拒按，得热痛减，恶露不下或量少色暗，四肢不温，脉沉涩或细涩。治以活血化瘀、温经散寒为主，用生化汤合失笑散加益母草、丹参、延胡索等。

2. 产后发热

产后恶露不畅，或瘀血停滞，壅遏不通，郁而化热可致产后发热。症见产后数日，发热或恶寒时作，恶露不畅、色暗紫有瘀块，少腹疼痛而拒按，舌暗红、边有瘀点，脉弦或涩。治以祛瘀退热为主，用生化汤加丹皮、益母草、赤芍、藏红花、鳖甲、丹参、泽兰等。

3. 产后恶露不绝

由于产后多虚多瘀，胞脉被寒邪侵袭，寒与血搏，则结而成瘀，瘀血日久不去，蓄于胞宫，症见产后20日恶露未尽，淋漓不断，量少色暗，有瘀块，少腹痛而喜温喜按，舌淡暗、苔白，脉沉而涩。治以活血化瘀、除旧生新，方用生化汤合下瘀血汤加山楂炭、蒲黄等。

（五）妇科杂病

1. 不孕症

瘀血所致之不孕症，多因婚后情志不和，肝气郁结，气机不利，气滞血瘀，或痰瘀互结，冲任失调，影响受孕。常伴有经行不畅，量多少不一，颜色紫暗，夹有小瘀块，经前乳房胀痛，或精神抑郁，易怒，舌暗红、边有瘀点，脉弦数或弦涩。治以疏肝理气、活血祛瘀。用逍遥散加丹参、香附、益母草、玫瑰花、素馨花、桃仁等。

2. 乳癖

乳癖多因思虑伤脾或抑郁伤肝，以致气滞血瘀，痰浊凝结而成。症见乳房肿块，质硬、压痛，推之可移，皮色不变，不寒不热，舌质暗红，脉弦。治以解郁化瘀、消结化瘀为主。方用消癖散（自拟方）：赤芍15g，浙贝母15g，猫爪草15g，夏枯草15g，三棱15g，当归尾12g，柴胡12g，茯苓20g，丹参30g，生牡蛎（先煎）30g，甘草10g。以上方为末，每日3次，每次30g，6周为1个疗程。

综上所述，笔者认为妇科疾病中瘀血的产生原因多为外感六淫、内伤七情、跌扑损伤、多产、房劳、出血或久病致瘀等原因所致。临床特点以月经不调、少腹疼痛、崩漏、带下、癥瘕、发热、发狂，口渴唇干，但欲漱不欲咽，面色晦滞，唇舌有瘀斑，脉沉涩或结、代为主。在论治过程中，如能详审病机，根据患者的体质强弱，病邪的深浅，瘀血的轻重，在活血化瘀的方药中适当配伍补气、益血、养阴、理气、清热、温里等药物，灵活掌握，切中病机，方能收到良好的效果。

五、活血化瘀法治疗内科疑难杂症

（一）临床验案

1. 胃痛重症、慢性萎缩性胃炎

【病案举例】刘某，男，58岁。胃脘疼痛反复10多年，疼痛固定，痛而拒按，胃纳呆滞，小便短黄，大便秘结，夜间难寐，肢软乏力。诊见形体消瘦，舌质暗红，苔黄稍腻，脉弦。胃镜检查诊断为：慢性萎缩性胃炎。病理报告：慢性萎缩性胃炎腺体不典型增生。曾服西药罔效。此乃胃痛重症，久病入络，气滞血瘀，瘀血内阻，湿热内蕴。治以理气化瘀，清热止痛为法。处方：延胡索10 g，丹参30 g，百合30 g，乌药10 g，蒲公英15 g，白芍30 g，赤芍20 g，白花蛇舌草30 g，檀香6 g，甘草10 g，每日1剂，水煎，分3次空腹服药。上方加减，稍有出入，大法不变，服药两周后疼痛明显改善，服药2个月后疼痛已除，诸症悉减。10个月后做胃镜复查及病理报告诊断为：慢性浅表性胃炎。腺体不典型增生已消失，嘱继续服药，以巩固疗效。

2. 真心痛（急性心肌梗死）

【病案举例】吕某，男，64岁。急诊入院，自诉心胸闷，阵发性绞痛，痛如刀绞，反复2日，疼痛每次持续约20 min，伴心悸、汗出、夜寐不安、小便黄、大便秘结。诊见形体消瘦，舌质暗淡，苔白，舌液有瘀斑，脉细弦而结。查体：心率82次/分，心律不齐，心音低钝，两肺呼吸音减弱，肺底可闻及湿性啰音，右肝在肋下1 cm、剑突下3 cm，边钝、质中，双膝腱反射减弱，心电图示Ⅰ4+S2+Ⅱ，Ⅲ<1.5 mv，各肢导联R+S<0.5 mv，T波倒置，V1～V5段倒置，ST段抬高。拟诊：急性广泛性前壁心肌梗死，后壁部分受损。证属瘀血内阻，气阴两亏。治以活血化瘀、益气养阴、宽胸止痛之法。处方：高丽参10 g（另焗兑服），麦冬12 g，丹参20 g，五味子6 g，赤芍15 g，川芎3 g，红花3 g，降香6 g，瓜蒌仁10 g，薤白10 g。每日1剂，水煎300 mL，分3次服。并配合极化液静脉滴注，复方丹参针肌内注射等对症治疗，以增强活血化瘀之效。治疗2日后，病情稳定，心痛停止，唯时觉胸闷不适，大便秘结，证属气滞血瘀，伴阴液亏损，仍守原方加玄参12 g、桃仁9 g，以增润肠通便。以上方为主方服药2周，症状基本消失，原方去桃仁，加葛根15 g，枸杞子15 g。调理1个月余，诸症消失。嘱出院继以上法调治，半年后，心电图复查已基本正常。

3. 腰痛（腰椎退行性变）

【病案举例】杨某，男，60岁。腰腿疼痛，固定不移，转侧不利，步履艰难，小便黄，大便溏，口气稍臭，疲乏质软。诊见：形瘦，舌质暗红，苔黄，脉弦而涩。拍腰椎正侧位X线片报告：腰椎各椎体前缘均有不同骨质增生，第1、第2椎间隙变窄，诊断为：腰椎退行性变。证属血瘀腰痛，兼下焦湿热。治以活血化瘀，佐以清热利湿之法。处方：当归6 g，丹参15 g，乳香10 g，没药10 g，怀牛膝15 g，车前子15 g，赤芍药20 g，金钱草20 g，黄柏10 g，甘草10 g。每日1剂，水煎，分3次服。服药3剂，疼痛明显减轻，效不更方，并配合泻法针刺双侧肾俞穴、足三里穴，每日1次。治疗1周，疼痛消失，活动自如。

4. 眩晕（脑动脉硬化）

【病案举例】庞某，男，52岁。头痛眩晕反复4年余，下肢浮肿1个月多，伴多汗，纳呆，乏力，口干欲饮，夜间多梦，小便频多，大便稀溏，面红目赤，舌质暗红，苔黄干，脉弦缓。体查：血压130/100 mmHg，血清胆固醇170 mg/dL，B1脂蛋白1 000 mg/dL，三酰甘油300 mg/dL。脑血流图提示：脑血管弹性差，枕部血流量偏低。眼底检查拟诊：高血压性视网膜动脉轻度硬化。证属眩晕，乃痰浊瘀热互结，清阳不升，浊阴不降所致。治以痰降浊，祛瘀清热为主。处方：法半夏15 g，天麻10 g，白术10 g，茯苓15 g，丹参20 g，山楂20 g，葛根50 g，泽泻15 g，杭菊花10 g，赤芍10 g。每日1剂，水煎，分3次服。服药1周，头晕减轻，浮肿消退，头微痛，双膝关节稍痛，二便正常，舌质红，苔薄黄，脉弦。继守原方加牛膝15 g、木瓜12 g，以增强利湿化瘀之效。以上方为主，配合肌内注射丹参注射液等调治5周，症状消失。复查血清胆固醇150 mg/dL，B1脂蛋白180 mg/dL，三酰甘油200 mg/dL。继续服原方以巩固疗效。

（二）体会

以上所举多种疑难重症，病情复杂，病种各异，但病因基本相同，都有瘀血的特点，治疗上均采用活血化瘀之法获效。但在配伍用药时需根据主证和兼证的不同，适当配以理气养阴、清热、利湿、化瘀等药物，效果更佳。如胃痛重症案，以丹参饮为主，配以理气之乌药，清热之蒲公英、白花蛇舌草等，使瘀去热清，气阴真复，疾病同愈。真心痛者，以冠心Ⅱ号方为主，配以生脉散，益气养阴、生津，不至于元气虚脱，达到正胜邪去之目的。腰痛者，以活络效灵丹为主，配以清热利湿之牛膝、黄柏、车前子等，使瘀热随二便而解。眩晕者，治以活血化瘀，配以化痰降浊之法，以达到清外降浊，痰瘀消散，故获显效。由此可见活血化瘀疗法在内科疑难症的治疗中有着较好疗效，不论何种病证，只要有瘀血的征象都可考虑使用活血化瘀之法。

六、应用活血化瘀法治病的点滴体会

活血化瘀法是中医学伟大宝库中的一份重要遗产，它是2 000多年来，我国人民和疾病长期斗争的过程中，逐渐形成和发展起来的。近代，活血化瘀法被广泛应用于临床，治疗多种疾病均收到良好的效果，为中西医结合开辟了一条新的途径。

（一）临床特点

瘀血的症状比较复杂，临床上有其主要特点。望诊可见患者形体消瘦，面色黧黑，肌肤晦暗，发干如穗，甚则脱发，皮肤有蜘蛛痣，红纹血缕，腹部膨大，腹部静脉怒张，口唇青紫或舌有瘀斑，舌质紫暗，边有瘀点。问诊有外伤或咯血史；健忘，口干但欲漱不欲咽；局部疼痛，痛有定处，固定不移，痛处拒按；自觉腹胀，骨蒸潮热，感觉异常等。此外，因瘀血的部位不同，还可以出现不同的症状。瘀在上焦心肺，可以出现心悸、胸胁胀痛，或咳吐痰血；瘀在中焦脾胃，则腹痛，胁痛或肢体紫斑；瘀在下焦肝胃，则少腹及胁下胀满剧痛，大便黑色，甚则少腹急痛，在妇人则可出现月经不调、痛经、闭经恶露不下等病变；瘀在头部可见头晕、刺痛，甚则精神恍惚、神志不清；瘀在肢体可出现肢体麻木疼痛，运动不灵或瘫痪偏枯等。切诊方面，脉搏沉涩或迟涩；肌肤甲错，腹中肿块推之不移，按之不减。总而言之，不管瘀血在什么部位都有它的特点，临床上只要四诊合参，仔细观察，就能对证施治。

（二）临床治疗案例

1. 瘀血头痛

【病案举例】李某，女，55岁。患者偏头痛已3年，反复发作，痛如锥刺固定不移，夜难入寐，服镇静止痛剂，只能缓解一时，药力过后，头痛依然。此次右侧头痛已7日，经当地医院治疗无效，胃纳大减，夜不能寐，刺痛难忍，大便结，小便黄，舌质暗红，边有瘀点，舌苔淡黄，脉沉涩。

处方：桃仁15 g，红花7.5 g，石菖蒲15 g，川芎7.5 g，赤芍15 g，珍珠母50 g（先煎），北沙参30 g，大枣2枚，菊花15 g，柴胡7.5 g，生姜2片。

连服4剂后疼痛大减，饮食增进，但夜寐多梦，时觉头晕，属瘀血渐去，气阴未复，继以益气养阴，佐以活血化瘀之法调治1个月余，痊愈返家。

按语：头之两侧为少阳经所属，瘀血阻滞少阳经脉，故头痛偏于两侧，痛如锥刺，固定不移，舌有瘀点，脉沉涩均属瘀血内阻之象。法当活血化瘀，佐以养阴宁神。拟通窍活血汤加减，并配合针刺治疗。

2. 脑震荡后遗症

【病案举例】赖某，男，42岁。患者因骑自行车不慎从陡坡摔倒，当即昏迷。在某医院抢救7日，神志渐清，出院后常感头昏痛，精神恍惚，右足麻木，不能步履，夜寐多梦。视其舌暗红，苔淡黄，切其脉细涩。

处方：桃仁15 g，红花15 g，麝香2.5 g（冲服），川芎10 g，赤芍15 g，当归尾15 g，龙骨30 g，牡蛎40 g，生姜2片，老葱头3根，米酒60 g。分2次冲服。

服药2剂头昏痛减轻，自觉神志清醒，但右足步履蹒跚，继守上方去麝香、生姜、老葱头，加入牛膝25 g，续断20 g，路路通25 g。连服10余剂，并配合针灸治疗半月，诸症消失，参加生产活动。

按语：患者跌扑损伤以致瘀血内停，《灵枢·邪气脏腑病形篇》说："有所堕坠，恶血流内。"头为诸阳之会，又为髓海所在，瘀血内阻，故头昏而痛，精神恍惚。治宜活血化瘀，佐以镇静安神。投以通窍活血汤加减。

3. 胃痛

【病案举例】涂某，男，24岁。患者胃痛1年余，痛如刀割，尤以夜间为甚，口干苦，纳减，大便干结，小便黄，舌暗红，苔黄干，脉弦紧。

处方：当归尾15 g，桃仁15 g，红花7.5 g，赤芍15 g，延胡索15 g，五灵脂15 g，香附20 g，栀子15 g，大黄15 g（后下）。

服药3剂，疼痛大减，二便正常。继以丹参饮百合汤加减调治3周，疼痛好转。

按语：胃痛如刀割，尤以入夜为甚，为瘀血阻滞之症，瘀血有形，故痛有定处，口干苦、大便干结、小便黄为郁阻下焦之象。治当活血化瘀，行郁止痛。方选膈下逐瘀汤加减。

4. 经行腹痛

【病案举例】莫某，女，24岁。患者经期少腹疼痛，月经延期已半年，月经来潮时少腹剧痛，冷汗直冒，颜面青紫，手足不温，经期过后手足发麻，经量不多，颜色紫暗夹有血块，白带量多，色白质稀，无臭味，胃纳、二便尚好，脉沉缓，舌暗淡，苔白。

处方：小茴香15 g，炮姜15 g，延胡索15 g，五灵脂15 g，没药15 g，川芎10 g，当归15 g，桂心7.5 g（另焗），赤芍15 g，蒲黄15 g，益母草15 g。

服2剂后痛减，次月月经来潮痛已消失，经血颜色变红，已无血块，白带减少，月经正常。

按语：患者经行腹痛，脉证合参乃寒凝血瘀所致。法当活血化瘀，温经止痛。拟少腹逐瘀汤加减。

5. 肌衄

【病案举例】李某，男，7岁。2周前注射"乙脑"疫苗，继而全身出疹，疹退后，发现皮下多处紫斑，颜色青紫，遍及四肢、胸腹，并逐渐增多，面色苍白，精神萎靡，舌淡白，脉细数。查体：体温38.9 ℃，心率138次/分，呼吸频率28次/分，神清困倦，营养中等，发育正常，贫血外观，自动体位，检查合作；皮下可见四肢及胸腹部有10多处出血斑，颜色青紫，大小不等，大片的约6 cm×6 cm，下颌及腹股沟可触及数个如指头大小之淋巴结，活动，质中，压痛。心率138次/分，心律整，各瓣膜区未听到病理性杂音，两肺正常，腹平软，肝肋下1.5 cm，边薄，质软，脾未触及。实验室检查：血红蛋白80 g/L，血小板每立方毫米3.5万（一般人的血小板数为每立方毫米10万～30万），其余均属正常范围。考虑为血小板减少性紫癜，建议住院治疗，其父母不愿住院，要求用中药治疗。

处方：生侧柏叶15 g，生荷叶15 g，生地黄20 g，生白芍20 g，白茅根25 g，旱莲草30 g，当归15 g，茜草15 g，蒲黄10 g。

服药4剂，紫斑减少，肌衄停止，继以上方加减服药10余剂，紫斑逐渐消散吸收。1个月后实验室检查血红蛋白110 g/L，血小板每立方毫米11.5万，紫斑全部吸收，精神好转，痊愈。

按语：症属肌衄，乃热伤血络，瘀阻肌腠。治宜清热凉血，活血化瘀。选用四生丸合生四物汤加减。

（三）体会

（1）掌握辨证施治的原则和临床特征。中医治病，贵在辨证，对一病一症，详细分析，掌握其发病特点，抓住主要矛盾，辨证准确，分清标本缓急，切中病机，立法无误，拟方灵活，加减适宜，才能奏效。

（2）掌握活血化瘀法的治疗原则。活血化瘀是一个总的法则，在临床运用时，可根据病情的不同，适当配伍理气、补气、养血、祛风、清里、攻下、解毒、养阴等药物，灵活运用，随证加减，才能收到更好的疗效。

（3）掌握病情，中病即止。活血化瘀药物具有消散克乏的特性，最易耗损气血，在运用时必须掌握病情的变化，中病即止，切勿久服过用。若妄行克消，会损人正气。

（4）应深入开展对活血化瘀法的研究。活血化瘀法的临床应用越来越广泛，目前已较多地用于治疗心血管系统疾病、恶性肿瘤，以及内科、外科、妇科、儿科、五官科、神经科属于瘀血范围的疾病，只要辨证施治准确，均可收到不同程度的疗效。

七、眼胞黧黑与月经病、带下病的关系

近年来，在临床工作当中，观察到部分月经病、带下病患者，两眼胞多有黧黑现象。有的随着月经病、带下病的治愈，黧黑逐渐变浅以至消失。为探讨这一体征对月经病、带下病是否真的有意义，笔者观察了153例患者，现将临床观察的情况，报告如下。

（一）临床资料

本组153例均为门诊患者。已婚87例，未婚66例；年龄最小16岁，最大47

岁。其中20岁以下20例，21～30岁91例，31～40岁35例，41～47岁7例。在已婚的87例中，已生育61例，其中1胎25例，2胎11例，3胎14例，4胎2例，5胎6例，6胎3例。

（二）观察指标及方法

1. 观察内容

包括月经先期、月经后期、先后不定期、痛经及带下等。并按中医辨证，分肝郁、脾虚、肾虚、下焦湿热等型进行观察。衡量指标：前3项是以月经周期差异7日并连续3次月经以上者，如月经周期相差6日以下，偶见于1～2次月经者，则作月经正常计。痛经是以月经期间或行经前后，腰、腹疼痛难以忍受，并随月经周期持续发作者。带下是以阴道白物时流，绵绵不断，量多或气臭者；若阴道仅有少量液体流出，津津常润而不臭者，则属正常。

2. 观察方法

凡有眼胞鼍黑，排除其他因素（如其他疾病、妊娠斑等）影响者，不管有无月经病、带下病均进行登记统计；反之，凡主诉有经、带疾病，不管有无眼胞鼍黑，亦作登记统计。

为避免患者复诊时重复登记影响观察准确性，经初诊登记后，均在病历的扉页作出明显标志，如"观察×××号"。

（三）观察结果

本组153例观察结果：无眼胞鼍黑而有月经病、带下病者36例（表1），占月经病、带下病总数的25.5%；眼胞鼍黑而无月经、带下病者12例，占眼胞鼍黑总数的10.3%；眼胞鼍黑与月经病、带下病并见者105例（表2），占眼胞鼍黑总数的89.7%。眼胞鼍黑与月经病、带下病的符合率为68.6%。此外，我们还随访本组原有眼胞鼍黑，月经病、带下病治愈3个月以上患者21例，其中眼胞鼍黑随月经病、带下病的治愈而消失者14例，占66.7%；眼胞鼍黑仍未消退7例，占33.3%。

表1　36例无眼胞鼍黑与月经病、带下病的关系

主证	例数	痛经	其中兼证 白带	痛经+白带
月经先期	8	5	1	1
月经后期	13	4	1	7

续表

主证	例数	痛经	其中兼证 白带	痛经+白带
先后不定期	6	1	2	2
痛经	5	0	3	
白带	4	1	0	

表2　105例眼胞黧黑与月经病、带下病的关系

主证	例数	痛经	其中兼证 白带	痛经+白带
月经先期	24	4	10	9
月经后期	30	2	4	18
先后不定期	12	3	2	5
痛经	26	0	23	
白带	13	3	0	

（四）体会

（1）中医诊病，目前仍以望、闻、问、切四诊合参作为主要手段。四诊中的闻诊对月经病的诊断几乎失去其意义。闻带下的气臭大多是从问诊中获得，而一些青年妇女由于害羞又往往不愿直言相告。切诊，目前惯用前人传下来的二十八脉切诊法，没有多年临床实践经验的医生是不易熟练掌握的。即使是多年临床医生，有时脉诊亦难免带主观性。本组153例临床观察结果，眼胞黧黑与月经病、带下病的符合率达68.6%。因此，这一体征有助于对月经病、带下病的诊断。

（2）黧黑是一种色素沉着性疾病，多见于眼胞、鼻旁两侧及面部等部位，属中医"雀斑""睑黡""黧黑"等范畴。现代医学认为其和内分泌紊乱及酪氨酸代谢异常有关。中医认为多由忧思抑郁，脾虚湿聚，气血凝滞和肝、肾、冲、任失调所致。如本组眼胞黧黑与月经病、带下病并见的105例患者，按中医辨证属于（或偏于）肝郁21例，脾虚25例，肾虚49例，下焦湿热10例。《灵枢·五阅五使》谓："肾病者，颧与颜黑"，提出了黧黑与肾病有关；而黧黑与月经病、带下病的关系，尚少见记载。但从月经病、带下病的病因而言，却有许多与黧黑形成原因不谋而合的记载。如《医宗金鉴·外科心法》谓："如尘久焰暗，原于忧

思抑郁成……"《黄帝内经》又有"二阳之病发心脾，有不得隐曲，女子不月""思想无穷，所愿不得，意淫于外……及为白浊"之说。可见，七情抑郁，忧思过度，均可成为黧黑和月经病、带下病的原因。《金匮要略》谓："色微黑者，有水气……色黑为劳。"水与湿，各异而物同，水气，即意味着水湿内停。其次多由脾虚失运所致。脾胃互为表里，足阳明胃经，经眼内角，眼眶下，进入上齿，环绕口唇，交承浆，分布于耳前、前额等处。脾虚湿聚，胃失和降，湿浊上泛，外露于面目，故见眼胞黧黑。而脾虚湿聚，则又是引起带下病的常见原因之一，故中医有"无湿不成带"之说。至于"色黑为劳"，"劳"是一切内伤不足之证（当然亦包括肝、脾、肾、冲、任不足），但这里主要是指肾之阴精不足，使阳无所附，浮越于外，肾之本色（色黑）外露而为黧黑。由此可见，眼胞黧黑与月经病、带下病的关系，不仅在临床上是客观存在的，而且也是有理论根据的。

（3）笔者未能对眼胞黧黑的月经病、带下病治愈3个月以上的全部患者进行随访（仅随访21例），因此，本观察未能完全反应月经病、带下病治愈后眼胞黧黑的消退情况。同时对月经病、带下病未愈患者，眼胞黧黑有无自然消退等问题，尚待今后继续观察。

第三章 名医名方

第一节 独创方剂

一、骨疏宁片

1. 药物组成

淫羊藿3 g，巴戟天2 g，丹参5 g，杜仲5 g，白僵蚕3 g，枸杞子3 g，菟丝子3 g，续断5 g，金毛狗脊5 g，何首乌5 g，肉苁蓉3 g，仙茅2 g，独活3 g，骨碎补5 g，锻龙骨5 g。

骨疏宁片以上述药物为主，共20多味药组成，按比例投料，由院内制剂室将以上药物提取有效成分，部分药物加工成细末，加入赋形剂，制成糖衣片，每片含原生药3 g，供临床应用。

2. 用法

每次3片，每日3次，服2个月为1个疗程。

3. 功效主治

骨疏宁片具有益阴助阳，补肾壮骨，养血化瘀，通络镇痛之功效。主治老年骨质疏松所致的腰腿疼痛，颈酸肩累，周身酸痛，肢体乏力，失眠健忘，夜尿多等症。适用于经X线检查或骨密度测定，具有骨质疏松征象，或作CT扫描腰椎间盘突出而偏于肾阴肾阳亏损者。

4. 方解

淫羊藿补肾壮骨；枸杞子滋阴补肾乃阴中之阳药；肉苁蓉补肾益精，润燥滑肠；菟丝子补肾填精；仙茅温阳补肾；丹参活血化瘀；巴戟天温肾壮阳；续断、杜仲补肾壮腰，通络止痛；独活通经活络，蠲痹止痛；金毛狗脊、骨碎补补肾填精，壮腰健骨。诸药合用以达补阴助阳、补肾填精、壮骨增髓之效。

【病案举例】张某，女，68岁。诉腰腿疼痛反复2年，下肢麻木，日渐加重，夜间多梦，难寐，小便多，大便结，肢软乏力，毛发脱落，牙齿松动。诊见面色暗黑，舌质淡红，边有瘀点，脉沉细涩。骨密度测定示骨密度明显降低，按骨痹肾虚血瘀型，给予骨疏宁片200片，每次3片，每日3次口服，每2个月为1个疗程。服药15日，症状明显改善，疼痛日减，夜间能寐，夜尿减少。服药1个疗程后症状基本消失。半年后复查，骨密度检查已正常。嘱继续服药，以巩固疗效。

按语：骨质疏松症是老年人常见的代谢性骨病，随着年龄的增长，骨质疏松日益加重，骨折的危险性和发病率相应增加，尤以进入更年期的妇女为甚，严重影响老年人的健康。目前对骨质疏松症的治疗仍无特效的方法，西医用雌激素、钙制剂、活性维生素D等外源性药物治疗仅是一种替代疗法，不宜长期用。因此，研制有效的治疗药物，是临床医生的重要课题。根据"肾主骨，生髓"的理论，采用益阴助阳，补肾壮骨为主的方药，由笔者提供多年临床应用的处方、院内制剂室制成骨疏宁片，作为治疗老年骨质疏松症的专方专药，供临床研究应用。由于进入老年期，肾气渐衰，肾精亏损，脏腑功能逐渐减弱，致使骨髓失充，骨骼失养，故出现肢体不灵活，毛发易脱落，牙齿松动，腰膝酸软，腰骶疼痛，甚者腰弯背驼，肢麻乏力。由于肾气具有温煦血脉的作用，因肾虚日久，温煦无力，久虚必致瘀阻，故腰背及下肢疼痛经久不愈，痛处固定，日轻夜重，所以在治疗时要兼顾化瘀通络。纵观骨疏宁组方，在补肾的同时，兼有化瘀通络之品，以补肾壮骨为主，兼顾化瘀通络止痛，故能收效。

附：骨疏宁片临床应用研究

一、骨疏宁片治疗原发性骨质疏松症

骨质疏松症是以骨组织显微结构受损，骨矿成分和骨基质等比例不断减少，骨质变薄，骨小梁数量减少，骨脆性增加和骨折危险度升高的一种全身骨代谢障碍的疾病。近年来，随着社会人口老龄化进程，骨质疏松症的发病率逐年递增，骨质疏松症成为老年人的常见病、多发病，单纯的补钙往往难以达到满意的治疗效果。中医药治疗骨质疏松症有巨大的优势。笔者用骨疏宁片治疗原发性骨质疏松症取得满意的疗效。

（一）临床资料

将2年内诊治的140例原发性骨质疏松症患者，按随机数字表法随机分为2组。治疗组70例，男21例，女49例；年龄52～75岁，平均66.5岁；病程10个月至8年，平均4.5年。对照组70例，男23例，女47例；年龄53～75岁，平均64.3岁；病程9个月至7年，平均3.6年。两组患者年龄、性别、病程等一般资料比较，差异均无统计学意义（P＞0.05），具有可比性。

（二）诊断标准

1. 西医诊断标准

骨质疏松症诊断标准：骨密度在1个标准差程度以内为正常，骨密度在1～2个标准差为骨量减少，骨密度在2个标准差以上为骨质疏松症，另外骨密度在2个标准差以上并伴一处或多处骨折或在3个标准差以上则诊断为严重骨质疏松症。全身多处疼痛，多以腰背部疼痛为明显，逐渐加重，轻微外伤可致骨折；脊柱多因椎体压缩性骨折出现后突畸形。X线检查示：骨质普遍稀疏，骨小梁减少，皮质骨变薄，有些可发现合并椎体压缩性骨折以脊椎、股骨上端明显，如胸、腰椎椎体表现为鱼尾样双凹行或楔形样改变并椎间隙增宽，可见Schmorl结节等X线征象。DEXA检测骨密度，骨密度检测值减少2个标准差以上。

2. 中医诊断标准

骨质疏松症中医脾肾两虚，气血瘀阻辨证标准参照《中药新药临床研究指导原则》中相关标准制定。主症：腰背疼痛，腰膝酸软。兼症：下肢疼痛，足跟痛，下肢痿弱，步履艰难，乏力目眩，舌质暗红或有瘀点瘀斑，脉沉细。具备主症中的2项，兼症2项，结合舌脉即可诊断。按正常、轻度、中度、重度4级，主要症状级分别记0、2、4、6分；兼症状级分别记0、1、2、3分。

3. 排除标准

按以下标准筛选：①患有糖尿病、甲状腺功能紊乱、骨软化、纤维性骨炎等骨代谢性疾病的患者。②肝、肾疾病以及3个月内服用性激素、肾上腺皮质激素或其他影响骨代谢药物等骨质疏松症的患者。

（三）辨证治疗

治疗组予骨疏宁片（院内制剂，主要组成药物有淫羊藿、菟丝子、杜仲等）治疗，每片0.3 g，每次3片，每日3次，口服，连续服用3个月。对照组予钙尔奇碳酸钙D_3片（惠氏制药有限公司，每片含碳酸钙1.5 g，维生素$D_3$125国际单位）每次1片，每日2次，口服，连续服用3个月。

（四）观测指标与统计学方法

1. 观测指标

观察并记录两组治疗前后主要症状及兼症状的变化情况。两组治疗前后使用DEXA双能X线骨密度测量仪测量骨密度。

2. 统计学方法

据采用SPSS17.0软件统计分析，计量资料比较采用 t 检验，计数资料比较采用卡方检验。

（五）疗效

参照2002年《中药新药临床研究指导原则》制定，显效：腰背疼痛等症状、体征明显改善，症状评分减少≥70%，骨密度增加；有效：腰背疼痛等症状、体征均有好转，症状评分减少30%～70%，未见骨密度下降；无效：腰背疼痛等症状、体征均无明显改善，甚或加重，证候积分减少<30%，骨密度无增加或有下降。

1. 临床疗效比较

临床疗效比较如表3所示。

表3　各组临床疗效比较

组别	例数	显效	有效	无效	总有效率
治疗组	70	39	27	4	94.29%
对照组	70	21	29	20	71.43%

总有效率治疗组为94.29%，对照组为71.43%，两组比较，差异有统计学意义（$P<0.05$）。

2. 两组患者治疗前后中医症状评分比较

两组患者治疗前后中医症状评分比较如表4所示。

表4　两组患者治疗前后中医症状评分比较（$\bar{x}\pm s$）

组别	例数	治疗前	治疗后	前后差值
治疗组	70	15.32 ± 5.37	3.24 ± 3.19#*	12.15 ± 5.07*
对照组	70	14.76 ± 6.58	4.25 ± 4.19#	11.23 ± 4.96

注：与本组治疗组前比较，#$P<0.05$；与对照组同期比较，*$P>0.05$。

3. 骨密度比较

两组患者治疗后骨密度值均升高，差异均有统计学意义（$P<0.05$），见表5。

表5　两组患者治疗后骨密度差值比较，差异均有统计学意义（$P<0.05$）

部位	治疗组（$n=70$）		对照组（$n=70$）	
	治疗前	治疗后	治疗前	治疗后
L3	0.753 ± 0.123	0.794 ± 0.146[2]	0.756 ± 0.121	0.779 ± 0.129[1]
L4	0.786 ± 0.087	0.825 ± 0.101[1][3]	0.779 ± 0.074	0.785 ± 0.122
左股骨颈	0.675 ± 0.121	0.683 ± 0.123	0.672 ± 0.114	0.678 ± 0.119

注：与同组治疗前比较，[1]$P<0.05$，[2]$P<0.01$；与对照组治疗后比较，[3]$P<0.05$。

4. 不良反应

治疗组70例患者中，有2人在服药第1~2个月后出现便秘，大便一般2~3日一次，嘱其调整饮食结构，便秘有所缓解；对照组有3人出现便秘，调整饮食结构，便秘有所缓解，均未影响继续用药治疗。

（六）体会

骨质疏松症是一种中老年人骨质脆性增加和易发生骨折的代谢性骨病，以骨量降低和骨组织微结构被破坏为特征。目前对骨质疏松症的治疗，西医用雌激素、钙制剂、活性维生素D等外源性药物仅是一种替代疗法。中医认为肾虚是骨质疏松的根本原因，肾为先天之本，性命之根，肾藏精主骨。如《黄帝内经》云："肾者，主骨生髓。"《医经精义》曰："肾藏精，精生髓，髓养骨，故骨者，肾之合也，髓者，精之所生也，精足则髓足，髓在骨内，髓足则骨强。"说明肾、骨、髓存在密切的生理联系，故肾虚是引起骨质疏松的主要原因。因此，临床上中医常用滋补肝肾或温补脾肾、强筋壮骨法治疗，并取得很好的疗效。

本研究的骨疏宁片以补肾化瘀通络为主的治疗原则，方中淫羊藿补肾壮骨，壮阳益精；枸杞子滋阴补肾乃阴中之阳药；肉苁蓉、菟丝子补肾益精；仙茅、巴戟天温阳补肾；丹参活血化瘀；续断、杜仲补肝肾，强筋骨；独活通经活络止痛；狗脊补肝肾，除风湿；骨碎补壮腰健骨，活血止痛。诸药合用，在补肾的同时，兼顾化瘀通络止痛，以达到益阴阳、补肾壮骨、养血化瘀、通络镇痛的功效。

综上所述，骨疏宁片可提高骨密度改善临床主症，促进骨形成，抑制骨吸收，是一种疗效显著、安全可靠的防治原发性骨质疏松症的药物，具有很好的开发前景。

二、骨疏宁片治疗骨质疏松症

随着社会的老龄化趋势，骨代谢疾病尤其是骨质疏松症的发病逐年增加，成为严重的社会公共卫生问题，因此预防和治疗骨质疏松就显得非常现实和重要。但是对于骨质疏松症的治疗目前尚无理想的方法，目前所用的药物主要有骨吸收抑制剂（降钙素）、二磷酸盐和雌激素等，这些药物疗效肯定，但长期应用不良反应较多。临床运用院内制剂骨疏宁治疗骨质疏松症取得了满意的疗效。

（一）临床资料

1. 一般资料

选取门诊病房就诊的骨质疏松患者200例，按随机的方法分为两组，骨疏宁组（治疗组）100例，男35例，女65例；年龄最大75岁，最小51岁，平均63.6±4.3岁；病史最长21年，最短半年。仙灵骨葆胶囊联合尼尔雌醇组（对照组）100例，男30例，女70例；年龄最大73岁，最小52岁，平均61.7±4.8岁；病史最长24年，最短1年。两组患者在年龄、性别和自发性疼痛等方面经统计学处理，差异无统计学意义（$P>0.05$），具有可比性。

2. 诊断及纳入标准

（1）符合西医诊断标准：参照原发性骨质疏松症诊治指南（2011年）中的基于骨密度测得的诊断标准，建议参照世界卫生组织（WHO）推荐的诊断标准。基于双能X线骨密度仪（DXA）测定：骨密度值低于同性别、同种族正常成人骨峰值不足1个标准差属正常，降低1～2.5个标准差为骨量底下（骨量减少），降低程度等于或大于2.5个标准差为骨质疏松。符合骨质疏松诊断标准同时伴有一处或多处骨折时未严重骨质疏松。选择40岁以上，有疼痛、脊柱变形或发生脆性骨折等骨质疏松症典型的临床表现患者。

（2）符合中医诊断标准（参照《中药新药治疗骨质疏松症的临床研究指导原则》2002年版）：辨证为肝肾不足、脾胃气虚证。①症：腰脊疼痛、酸软少力；腰脊疼痛，肌肉枯萎瘦削、神疲倦怠。②兼症：a. 不能持重，目眩，舌质或偏红或淡；b. 肢体软弱乏力，渐致缓纵不收，食少便溏，或久泻不止，面色㿠白，虚浮无华，心悸失眠，甚至畏寒肢冷，面色白，舌质淡，脉细软无力。③年龄在40～75岁者。④近3个月停用其他药物，停止针灸、理疗等治疗措施，保证依从性良好者。⑤无严重心、肝、肾功能不全者。⑥无胃炎、肠炎、胃肠溃疡、胃癌等胃肠疾病。

3. 排除标准

继发性骨质疏松症，患有严重食管、胃肠道疾病或肝肾功能不良的患者，有内分泌代谢疾病包括糖尿病、甲状腺功能亢进、类风湿性关节炎等疾病者，过去3个月使用过性激素、活性维生素D、降钙素及双磷盐者。

4. 分组

严格采用病例随机对照研究方法，将所有入选患者分成治疗组与对照组，并参照《中药新药治疗骨质疏松症的临床研究指导原则》（2002版）的骨质疏松症状分级量化表（表6）进行进一步分为轻度、中度、重度3组。

5. 方法

给药剂量与途径：口服骨疏宁片，重度组每次5片，每日3次；中度组每次4片，每日3次；轻度组每次3片，每日3次。对照组100例，口服抗骨质疏松药仙灵骨葆胶囊（0.5 g×10粒×5板，贵州同济堂制药，1次3粒，1日2次）联合尼尔雌醇片（1 mg×6片，北京四环制药，1次2 mg，每2周1次），3个月为1个疗程，保证1/3以上病例用药2个疗程（6个月）。观察治疗前后临床症状及右跟骨骨密度变化。

表6 骨质疏松症症状分级量化表

症状	轻度	中度	重度
腰背疼痛	1～3度	4～6度	7～9度
腰膝酸软	多行走后稍有腰膝发酸感	介乎两者之间	腰膝酸软无力，持续发生，不欲站立、行走
下肢疼痛	1～3度	4～6度	7～9度
下肢痿弱	多行走（≥1000 m）后偶有下肢发酸	行走（300～1000 m）后下肢酸软无力	站立、行走（<300 m）后感下肢酸软无力
步履艰难	偶有行走不便感，100 m之内无不适感	短距离行走（10～100 m）即感困难	站立、行走困难，不能超过10 m
目眩	偶有目眩，但不影响日常生活	时有目眩，劳累后加重，影响日常生活	动则目眩，甚则摔倒，严重影响日常生活

注：疼痛程度分为0、1、2、3、4级，按简化McGee疼痛标尺分为10度，简化McGee（麦吉氏）疼痛标尺法是目前美国国家卫生研究院临床研究中心（NIH）沿用的测定疼痛的方法。即用0～10 cm的一条画线，分成10等分，但并不标明数码，让患者根据自己的痛觉来判断应当画在何处，复查时，同样让患者画出疼痛所在的位置，最后医生判断疼痛的增减情况。

（二）评价标准

以患者疼痛对比，骨密度变化百分率作为标准，即（治疗后－治疗前）/治疗前×100%。其中疗效标准：骨密度变化上升＞2%，显效；骨密度变化上升0～2%，有效；骨密度无上升，无效。

统计学方法：通过统计学专业人员进行分析处理，所有资料均使用SPSS19.0软件统计进行处理，计量资料以"平均值±标准偏差"（$\overline{X} \pm S$）表示，采用t检验，等级资料采用秩和检验，推断两组之间是否有统计学意义。

（三）结果

1. 两组患者临床疗效比较

总有效率治疗组为96%，对照组为89%，两组比较，差异有统计学意义（表7）。

表7 两组骨质疏松症患者治疗前后综合疗效比较

组别	症状分级	n	治愈/例	好转/例	无效/例	有效率/%
治疗组	轻	17	12	4	1	94.11
	中	35	25	9	1	97.14
	重	48	33	13	2	95.83
对照组	—	100	71	18	11	89

2. 止痛效果

从表8的观察结果可以看出，两组治疗3个月后与治疗前比较，疼痛积分明显改善，差异均有极显著性意义（$P<0.01$），而治疗组的疼痛积分比对照组下降更显著（$P<0.01$）；治疗6个月后，两组的疼痛积分与治疗前相比较，改善显著，而治疗组的疼痛积分改善情况与对照组相比，改善更佳（$P<0.01$）。由此可见，骨疏宁与仙灵骨葆胶囊联用尼尔雌醇片对骨质疏松患者均具有良好的止痛作用，但骨疏宁的效果更快，更明显。

表8 两组患者治疗前后疼痛积分对比（$\bar{x}\pm s$）

组别	n	治疗前	治疗3个月后	治疗6个月后
治疗组	100	15.18 ± 2.46	8.75 ± 2.89	6.43 ± 1.97
对照组	100	14.68 ± 2.71	11.17 ± 3.41	8.31 ± 2.95

3. 对骨密度的影响

从表9可以看出，两组治疗后与治疗前比较，右跟骨骨密度T值均较前增加，差异均有统计意义（$P<0.05$），而治疗组的骨密度T值比对照组增加更明显（$P<0.05$）。由此可见，骨疏宁与仙灵骨葆胶囊联用尼尔雌醇片对骨质疏松患者右跟骨骨密度T值均具有改善，但骨疏宁的效果更显著，T值增加更明显。

表9 两组患者治疗前后右跟骨骨密度T值对比（$\bar{x}\pm s$）

组别	n	治疗前	治疗后	P值
治疗组	100	−3.62 ± 0.57	−2.15 ± 0.62	<0.05
对照组	100	−3.49 ± 0.75	−2.98 ± 0.66	<0.05

4. 不良反应及病例脱落

200例患者均未出现不良反应，无脱落病例。

（四）体会

原发性骨质疏松症是以骨量减少、骨组织显微结构退化（松质骨骨小梁变细、断裂、数量减少；皮质骨多孔、变薄）为特征，以致骨的脆性增高及骨折危险性增加的一种全身骨病。中医认为本病属于骨痿、骨痹等病范畴。《黄帝内经》曰："骨痹不已，复感于邪，内会于肾……肾有邪热，热灼精枯，致使髓减骨枯，腰脊不能举动，变生骨痿。"作为先天之本的肾的功能失常，如肾精虚或肾气虚，则骨骼失养，萎软无力。同时肾气虚则行血无力，易形成血瘀，不能滋养骨髓，骨骼筋骨涵养失衡，髓少筋枯引起骨痿（骨质疏松）。复杂的病因病机使骨质疏松的临床治疗不能局限在单一组织或器官。因此，在中医"肾主骨生髓"的理论的指导下，采用骨疏宁片为主治疗骨质疏松，从肾本入手。经过多年的临床验证，认为骨疏宁片具有益阴助阳、补肾壮骨、养血化瘀，通络镇痛之功效。方中淫羊藿补肾壮骨；枸杞子滋阴补肾；肉苁蓉补肾益精，润燥滑肠；菟丝子补肾填精；仙茅温阳补肾；丹参活血化瘀；巴戟天温肾壮阳；续断、杜仲补肾壮腰，通络止痛；独活通经活络，蠲痹止痛；狗脊、骨碎补补肾填精，壮腰健骨。诸药合用以达补阴助阳、补肾填精、壮骨增髓之效。骨疏宁片组方以补肾壮骨为主，兼顾化瘀通络止痛，由于肾气具有温煦血脉的作用，肾气旺盛则温煦有力，血脉通畅，通则不痛。本研究与对比观察患者200例，总有效率达96%，高于对照组的89%，且治疗前后对比差异显著（$P<0.05$）。由此证明它有明显补肾、壮骨、强筋、止痛作用，并具有明显的促进骨形成、抑制骨吸收、缓解腰背及四肢骨痛的作用。从以上研究骨疏宁片对骨质疏松症的治疗结果，可以证明该药在增加骨总量、提高骨强度方面具有独特的作用。

二、九味清淋饮

1. 药物组成

金银花15 g，金钱草15 g，车前子15 g，白茅根15 g，蒲公英15 g，苦地丁15 g，生地榆15 g，生黄柏15 g，甘草梢6 g。

2. 服法

每日1剂，水煎，分3次服。体温在39 ℃以上者，加柴胡12 g、黄芩15 g、青天葵12 g。

3. 功效主治

清热解毒，利水通淋，凉血止血。热淋，小便淋沥涩痛。

4. 方解

《诸病源候论》认为："诸淋者，由肾虚而膀胱热也。"其病因多责之于湿热之邪蕴结于下焦，膀胱气化不利，以致小便淋漓涩痛。九味清淋饮方中金银花、蒲公英、苦地丁有清热解毒之功，金钱草、车前子、白茅根清热利水通淋，生黄柏清热利湿，生地榆清热凉血止血。以上药物对细菌有一定的抑制作用，尤以对大肠杆菌、痢疾杆菌、副大肠杆菌等作用较强。诸药合用有清热解毒、利水通淋、凉血止血之功效。

【病例举例】莫某，女，30岁，已婚。自诉恶寒、发热、身疼、腰痛、尿频、尿急、尿痛2日，昼夜小便达30多次，未做任何治疗。诊见舌质红，苔黄，脉弦数。体温39.2 ℃，双肋脊角压痛，双肾区叩击痛。尿常规示：蛋白少量，白细胞（+++），脓细胞（++）。尿培养为大肠杆菌（因条件所限，未做定量培养计数）。拟诊断为热淋，下焦湿热型（急性肾盂肾炎）。投以九味清淋饮，加青天葵12 g、柴胡9 g、黄芩12 g。服药4日后，已无恶寒、发热、腰痛、尿频、尿急、尿痛均减轻，体温正常，尿蛋白消失，白细胞少，已无脓细胞。仍以原方加牛膝15 g，再服3剂，症状消失，尿常规检查正常。2周后尿培养阴性。

三、虎贯茵黄清肝饮

1. 药物组成

虎杖15 g，贯众12 g，茵陈15 g，黄根50 g，败酱草20 g，鸡骨草20 g，白花蛇舌草30 g，茯苓15 g，猪苓15 g，白术12 g，柴胡9 g，甘草6 g，佛手9 g。

2. 服法

水煎服，每日1剂，水煎，分2～3次温服。10岁以下儿童酌情减量，服药时可适当加入白糖或红糖调味。

3. 功效主治

清热解毒，疏肝解郁，健脾理气，利湿化瘀。肝经郁热所致之胁痛、黄疸，或乙肝、丙肝病毒携带者偏于肝胆湿热。症见两胁胀痛，口苦而干，小便黄，大便干结，甚则遍身发黄，疲乏无力，胃纳呆滞，尿色如茶，舌质红苔黄，脉象弦数等。兼脾气虚者加太子参30 g，黄芪20 g，麦芽15 g，以健脾益气；兼阴虚肾亏者加生地黄20 g，枸杞子15 g，龟甲30 g（先煎）；兼瘀血阻滞者，加桃仁10 g，丹参15 g，醋制鳖甲30 g（先煎），生牡蛎30 g（先煎）；大便秘结者，加生大黄10 g（后下）；小便短而黄者，加白茅根15 g，泽泻30 g。女性患者并有月经不调者合逍遥散化裁，肝阴亏损者与一贯煎合用；对肝功能反复异常，表面抗原、e抗原较长时间不能转阴者，需坚持服药，缓缓治之，使肝功能恢复正常。

4. 方解

胁痛、黄疸之病，多因肝经郁热或肝胆湿热毒邪所致。肝经郁热，气机不畅，疏泄失调，肝病乃发。本方重在清肝解毒，故用大量清肝解毒药物。虎杖味苦性平，具有清热解毒之功，且能利湿破瘀，退黄止痛；贯众味苦性寒，清热解毒、散瘀，可用于多种病毒感染性疾病的治疗；茵陈味苦性平，微寒，具有清热利湿、利胆退黄、抗菌抗病毒等作用，为治疗湿热黄疸、寒湿黄疸等肝胆疾病的要药；黄根味微苦辛性平，具有祛瘀生新、化湿退黄、凉血止血之效，常用于乙型肝炎及再生障碍性贫血等疾病的治疗；败酱草味苦涩、性微寒，具有清热解毒、破瘀止痛之功，常用于因肝经郁热而致的急性肝炎谷丙转氨酶、谷草转氨酶升高者；鸡骨草味甘性凉，有清热解毒、疏肝散瘀之功，用于各型病毒性肝炎的治疗；白花蛇舌草味甘淡性凉，具有清热解毒、散瘀止痛之效；茯苓味甘性平，具有渗水利湿、益脾和胃、宁心安神之效；猪苓味甘淡性平，具有利水渗湿、消肿退黄之效；白术味甘微苦性温，健脾益气、燥湿利水，具有保护肝脏、防止肝糖原减少的作用；柴胡味苦性微寒，有疏肝理气、解郁散火之功，用于肝气郁滞所致之肝病；佛手味苦酸性温，理气疏肝，健胃止痛，理气而不伤阴，补肝暖胃，消胀止呕；甘草味甘性平，补脾益气，清热解毒，缓急止痛。诸药合用使热清毒解，脾健肝和，功能复常。

四、强脊灵治疗强直性脊柱炎

1. 药物组成

白僵蚕15 g，金毛狗脊15 g，白芍30 g，木瓜15 g，威灵仙12 g，鹰不泊15 g，黄根30 g，雷公藤25 g（分包先煎30 min），鸡血藤30 g，红鱼眼15 g，青风藤15 g，黑老虎15 g，独活10 g，川芎6 g，秦艽10 g，半枫荷15 g，枫荷桂15 g，徐长卿15 g，络石藤18 g，杜仲20 g，怀牛膝15 g，黄芪20 g，茯苓15 g，当归9 g，千斤拔15 g，千年健15 g，甘草6 g，续断15 g。

2. 服法

每日1剂，加水2 000 mL，煎至600 mL，分早、中、晚饭后服，每次200 mL。连服2日为1个疗程，连服3个疗程。

3. 功效主治

舒筋活络，补肾养肝，强脊壮骨，祛风除湿，化瘀止痛。适用于强直性脊柱炎所致的强脊疼痛、弯曲不利、行走不便、腰脊僵直，甚则晨僵，不能弯腰及伸展，以及腰背强直等症。

4. 方解

白僵蚕有祛风止痛、息风止痉、化痰散结的功效，味咸辛平，入肝肺二经；金毛狗脊具有祛风除湿、补肝肾强腰脊的功效；白芍具有养血柔肝、缓急止痛、解痉舒筋的作用；木瓜有舒筋活络、祛风活血、强壮筋脉、化湿止痛之效；威灵仙味辛咸、性温，具有祛风除湿、痛经活络的功效，适用于风湿痹痛、筋脉拘挛、屈伸不利、肢体麻木、腰脊疼痛之患者；鹰不泊具有祛风化湿、通络止痛之功效；黄根散瘀强筋、止血利湿，可用于治疗骨关节疾病；雷公藤具有活血通络、消肿止痛之功效，常用于治疗风湿、类风湿、红斑性狼疮等顽固性疾病，但有毒，分煎后方能服用；鸡血藤活血舒筋，主治手足麻木、肢体瘫痪、腰脊痹痛等；红鱼眼活血祛风、散瘀消肿，对强直性脊柱炎有较好效果；青风藤具有通络止痛、祛风除湿之功效；黑老虎有散瘀止痛、祛风除湿、消肿治痹的功效；独活、秦艽、川芎具有祛风除湿，散寒止痛，舒筋活络，化瘀通滞的功效；半枫荷祛风除湿、活血通络；枫荷桂祛风除湿、活血散瘀，主治风湿痹病、跌打损伤、腰肌损伤、腰脊痹痛等症；徐长卿活血祛风，解痛消肿；络石藤祛风通络，凉血消肿，为治疗风湿热痹、筋脉抽挛、腰膝酸痛、脊项疼痛的要药；杜仲、续断具有补益肝肾，强筋壮骨，调养血脉的功效；怀牛膝强筋骨、散瘀血、补肝肾、善治腰膝骨痛、四肢拘挛、腰脊痿痹等症；黄芪、当归益气养血，补气通络；千斤拔、千年健具祛风除湿、舒筋活络、强筋壮骨、养肝益肾、壮腰强脊的功效；茯苓健脾利湿；甘草调和诸药。诸药合用达到强筋壮骨、除湿祛风、通络除痹、强脊祛痰、补益肝肾之效。

【病案举例】秦某，男，18岁。诉腰背及下肢疼痛，行走不便，弯曲不利已半年余，曾到某医院诊疗，经化验及MR等检查拟诊为强直性脊椎炎。曾打针、服药、理疗等治疗3个多月症未减，已停药。诊见表情痛楚，行走困难，不能坐下，舌质红偏暗，苔薄黄，脉弦数。按痹病尪痹，投以舒筋活络，补肾养肝，祛风除湿，化瘀止痛之强脊灵为主方。处方：金毛狗脊15 g，赤芍12 g，木瓜12 g，僵蚕12 g，威灵仙12 g，雷公藤25 g（另包先煎），黄根30 g，鸡血藤30 g，红鱼眼15 g，青风藤12 g，黑老虎15 g，独活10 g，秦艽10 g，半枫荷15 g，枫荷桂15 g，络石藤15 g，寮刁竹12 g，杜仲15 g，千斤拔15 g，千年健15 g，甘草6 g。7剂，每日1剂，水煎2次，分3次饭后服。服药1周，疼痛改善，继续本原方加当归6 g、黄芪15 g，意在治风先治血，血行风自灭的理念。继续服药3周，症状进一步改善，守原方为主，调理3个多月，已能恢复上学。5年后复查，病情缓解，已参加工作。

五、男性不育九子方

男性不育症的原因颇多，治法不一，疗效各异。笔者采用自拟补肾养精之九子补肾汤治疗肝肾亏损，肾精不足所致之男性不育症患者，疗效显著。

1. 药物组成

菟丝子15 g，枸杞子15 g，金樱子15 g，车前子15 g，覆盆子15 g，沙苑子15 g，桑椹15 g，龟甲胶12 g，鹿角胶12 g（烊化）。

2. 服法

将上方中药前7味加清水600 mL，文火煮沸30 min，取出药渣待用。将龟甲胶、鹿角胶置杯中烊化，并将药渣再加水400 mL煎至300 mL，连第一煎药液一起拌匀，加入少量食盐，于中午、晚上分两次睡前服。每日1剂，30日为1个疗程。善饮酒者亦可将上方每剂浸米酒1斤，浸半个月后即可服用。

3. 功效主治

补养肝肾，增髓生精，适用于肝肾亏损、肾精不足引起的虚弱型男性不育症患者。临证见头晕目眩，脱发耳鸣，腰酸腿软，夜寐多梦，遗精早泄，精子量少，阳痿或举而不坚，小便黄或是滴沥不尽或夜尿增多，舌质红，苔淡黄，脉细无力。实验室检查：精子数目减少，活动力降低，精液量少，畸形精子增多。

4. 方解

九子补肾汤乃笔者在五子衍宗丸的基础上加入补养肝肾，增髓生精之药物组成，旨在补肾养肝，补髓生精。方中菟丝子补肾益精；沙苑子暖肾养精；枸杞子补养肝肾，生精养血；桑椹补益肝肾，强壮利尿；金樱子涩精壮尿；覆盆子补肾养肝；车前子滋阴利水；龟甲胶滋阴补肾、生精增髓，乃血肉有情之品；鹿角胶补肾壮阳，生精养血，促进生长发育，有兴奋性机能之作用。诸药合用，共奏补养肝肾，增髓生精之功。因此，本方用于肝肾亏虚，肾精不足所致之虚弱型不育症者，疗效颇佳。

【病案举例】廖某，男，28岁。诉结婚4年未育，女方多次妇科检查未见异常。婚后常觉头晕眼花，腰腿肢软乏力，精神萎靡，夜寐多梦，时有梦遗，阳事举而不坚，性欲减退，同房时早泄，曾服壮阳之品数月未效。诊见神疲体瘦，舌红少苔，脉细无力，尤以左关尺为著。精液常规检查：精子数目为3 000万/mm^3，活动力38%，精子畸形8%。诊为肝肾亏损，精液不足之男性不育症。拟九子补肾汤。每日1剂，服药1个月，诸证悉减，精神好转，腰痛减轻，已无早泄，体重增加，性欲增进。精液检查：精子数目：9 000万/mm^3，活动力

82%，精子畸形2%，效不更方，嘱继续服药1个月以巩固疗效。次年其爱人足月顺产一对双胞胎。

六、红薯大枣汤

1. 药物组成

红薯200 g，大枣50 g，蜂蜜20 g。

2. 服法

先将红薯去皮切碎，入大枣，加水500 mL，武火煎至300 mL时加入蜂蜜再文火煎5～10 min，待冷却后即可服用。每日1剂，分早晚两次空腹服用，连汤带渣一起服用。一般服3～5日可见效。

3. 功效主治

滋补脾阴，润肠通便。适用于老年人习惯性便秘。

4. 方解

红薯乃两广的特产之一，内含大量的淀粉及葡萄糖等，具有和胃、润肠通便之功；大枣健脾和胃，养心安神；蜂蜜润燥滑肠。三物合用有滋脾和胃，润肠通便之功。人体进入老年期后，由于肾气渐衰，故多有脾肾阴虚，阴液亏损之征，津液不足，致以大肠传导失行，形成习惯性便秘，而采取攻下治标之法只能解决一时之苦，故应以养阴通便之法从本治之。使用自制红薯大枣汤以滋补脾阴，润肠燥，通大便而获显效。

七、肾病系列方

（一）肾病一方

1. 药物组成

赤小豆30 g，连翘12 g，益母草30 g，白茅根15 g，麻黄6 g，车前子15 g，土茯苓30 g，甘草6 g，青天葵6 g，金银花9 g。

2. 服法

每日1剂，水煎，分2次服。

3. 功效主治

清热解毒，解表利水。此方适用于中老年各种慢性肾小球肾炎或慢性肾盂肾炎因外感时邪而复发初起阶段，症见颜面浮肿或畏风寒发热，小便短少，小便常规检查有尿蛋白及红细胞、白细胞或管型粒细胞，舌质红或淡红，脉象浮数。

4. 方解

麻黄具有解表发汗之效；连翘、青天葵、金银花有清热解毒之功；赤小豆、白茅根、车前子具有清热利水，消肿的作用；益母草清热化瘀，活血利水；土茯苓渗湿利水，可消除尿蛋白。诸药合用，解表发汗，清热解毒，利水消肿，适用于水肿之风水阶段。

【病案举例】张某，男，78岁。颜面及双下肢浮肿3周，以往曾有慢性肾小球肾炎病史。伴畏寒、发热，小便短少而黄，头重、乏力，胃纳不振，夜难寐。诊见面目浮肿，舌质暗红，苔薄黄，脉弦数。尿常规检查：尿蛋白（++），红细胞（+），白细胞（+），可见少许颗粒管型。血尿素氮及肌酐稍升高。测血压158/98 mmHg。拟诊为水肿（风水，水湿泛滥、邪热内阻），治以清热解毒，利水消肿。方选肾病一方为主。处方：赤小豆30 g，麻黄6 g，连翘12 g，车前子15 g，白茅根15 g，金银花15 g，茯苓皮15 g，猪苓15 g，益母草30 g，夏枯草12 g，土茯苓30 g。每日1剂，水煎，分2次服，连服3剂。复诊见浮肿消退，寒热已除，小便增加，舌质暗红，苔薄、脉弦，血压142/84 mmHg。仍守上方去麻黄，加怀牛膝15 g，生大黄6 g，丹参15 g，以增强清热活血化瘀之效。连服5剂，复查肾功能正常，尿蛋白（+），白细胞少许，血压已正常。仍守上方为主，适当加减，调治1个月余，病情稳定，尿常规检查正常。嘱定期复查小便，坚持治疗，以巩固疗效。

（二）肾病二方

1. 药物组成

太子参30 g，雷公藤20 g（另包先煎），炮鸡内金9 g，山楂18 g，猪苓20 g，茯苓皮15 g，泽泻30 g，白术15 g，桂枝6 g，楮实子15 g，车前子15 g，丹参15 g。

2. 服法

每日1剂，水煎，分2～3次服。

3. 功效主治

健脾利水，渗湿消肿，佐以温肾化瘀。此方适用于中老年人慢性肾小球肾炎、肾病综合征、肾动脉硬化，或慢性肾盂肾炎所致之肾损害引起的下肢水肿，小便不利，纳少便溏，脘腹胀满，气短乏力。尿常规检查可见大量蛋白尿，尿比重降低，舌质淡胖，边有瘀斑或齿痕，脉沉细或弦细等。

4. 方解

太子参益气健脾；猪苓、茯苓皮、泽泻利水渗湿，降浊；白术、炮鸡内金、丹参、山楂健脾渗湿，化瘀导滞；楮实子、车前子补肾利水；桂枝通阳利水，温通经络；雷公藤味苦、性平，具有抗炎、镇痛之功效。诸药合用，可达到益气、健脾、利尿、渗湿的功效。适用于中老年慢性肾病脾虚湿盛、水肿、尿少，长期蛋白尿不消退患者。

【病案举例】李某，男，61岁。诉下肢及颜面浮肿反复1年，伴胃纳不振，大便溏烂，小便短而清，夜间难寐，尿蛋白（++至+++），尿比重1.005，曾到某医院诊治，拟诊慢性肾小球肾炎，服药未见好转，要求服中药治疗。诊见面部及下肢浮肿，按之凹陷，舌质淡胖，苔白而腻，脉沉缓。尿蛋白（+++），尿蛋白定量3 g，肝功能正常，总蛋白52 g/L，肾功能正常。按水肿脾虚湿阻型，慢性肾小球肾炎，投以健脾利水之肾病二方为主方，加牛膝15 g、薏苡仁30 g、益母草30 g。服药2周，复查尿蛋白（+），水肿明显消退，小便增加，胃纳增进，腻苔减少。仍守原方为主，略有化裁，调治2个月，尿常规检查：尿蛋白阴性，总蛋白已正常。嘱坚持巩固治疗，定期复查。随访1年，病情稳定。

（三）肾病三方

1. 药物组成

太子参30 g，黄芪15 g，麦冬12 g，五味子9 g，生地黄20 g，山药12 g，山茱萸9 g，茯苓12 g，牡丹皮9 g，泽泻15 g，益母草30 g，楮实子15 g，白茅根15 g。

2. 服法

每日1剂，水煎，分2～3次服。

3. 功效主治

益气养阴，滋肾利水。此方常用于四肢乏力，或五心烦热，口渴尿少，大便干结，夜间多梦，尿常规检查长期反复出现蛋白尿、管型尿或肾功能轻度损害，舌质红，苔黄干，脉弦细数等中老年慢性肾炎、慢性肾盂肾炎、慢性肾功能不全的患者。

4. 方解

太子参、黄芪益气养阴，提高机体免疫功能；麦冬、五味子养阴，生津；生地黄养阴滋肾；山药健脾益肾；山茱萸补肾益阴；茯苓、泽泻、牡丹皮清热利水化瘀；益母草、白茅根清热利小便，活血化瘀；楮实子补肾利水而不伤阴。诸药合用，达到益气养阴、滋肾利水之功效。

【病案举例】王某，女，73岁。浮肿反复1年余，近来症状加重，面及双下肢浮肿，腰酸腿软，头晕心悸，四肢乏力，夜间难寐，口渴引饮，小便短少，纳呆便结。尿常规检查：尿蛋白（++++），颗粒管型，血浆蛋白倒置。实验室检查：空腹血糖正常，尿糖阴性，肝功能、肾功能均正常。诊见神疲乏力，遍身浮肿，舌质红少苔，脉弦细数。按水肿、慢性肾炎肾病型，气阴两亏，投以益气养阴，滋肾利水之法。方用肾病三方为主。处方：太子参30 g，黄芪20 g，麦冬15 g，五味子9 g，生地黄30 g，山药12 g，山茱萸10 g，茯苓9 g，牡丹皮9 g，泽泻15 g，白茅根15 g，益母草30 g，楮实子15 g。7剂，每日1剂，水煎，分2次服。西药对症治疗，支持疗法等。治疗1周，浮肿消退，但食欲不振，小便仍量少，尿常规检查：尿蛋白（+++），已无管型。原方加山楂15 g，鸡内金12 g。每日1剂，连服2周，胃纳增加，小便清长，仍夜梦多，心悸。原方加熟枣仁30 g，调治3个月，症状消失，尿常规检查正常。复查血清蛋白已正常。嘱继续服药，定期复查，以巩固疗效。

（四）肾病四方

1. 药物组成

大黄6 g，蒲公英15 g，生牡蛎30 g，槐花15 g，熟附子6 g（先煎），太子参30 g，黄芪15 g，丹参15 g，泽泻15 g，牛膝15 g。

2. 服法

每日1剂，水煎，分2～3次服。

3. 功效主治

扶正降浊，化瘀解毒。此方适用于中老年人慢性肾小球肾炎或慢性肾盂肾炎等引起的慢性肾功能不全或尿毒症。症见头晕头痛，恶心呕吐，小便短少，大便不畅，胃纳呆滞，心慌心悸，夜不能寐，甚至呼吸喘促，皮肤瘙痒，鼻出血，齿出血，面色晦滞，舌质淡胖，边有齿痕，舌苔黑，脉弦细数。

4. 方解

大黄通腑泄热，泻下清里；蒲公英清热解毒；生牡蛎重镇安神，降逆收敛，吸附体内有害物质；槐花清肠中湿热，凉血止血；丹参、牛膝活血化瘀，引药下行；泽泻利水通淋，降浊渗湿；太子参、黄芪养气生津，扶正祛邪；熟附子温肾和中，以防克伐太过。诸药合用以达到扶正祛邪，化瘀解毒，清里泄热之效。

【病案举例】汤某，男，40岁。诉浮肿、周身乏力、小便短少已半年余。气短纳差，恶心欲吐，心悸，纳呆，夜间难寐，小便24 h＜500 mL，大便不畅，曾到某医院住院，查尿蛋白（+++），有颗粒管型。血常规：血红蛋白55 g/L。肾功能重度损害，二氧化碳结合力（CO_2CP）16 mmol/L，血肌酐（Cr）600 mmol/L，血尿素氮（BUN）19.5mmol/L。曾做血液透析治疗及对症治疗等，病情反复。诊见面色晦滞，舌质暗淡，边有齿痕，苔腻腐而黑，脉沉细而数。证属关格，慢性肾炎、慢性肾功能衰竭，尿毒症。给予扶正祛邪，化瘀降浊之法。方选肾病四方为主治疗。处方：大黄9g，蒲公英15g，生牡蛎30g，槐花15g，熟附子6g（先煎），太子参30g，黄芪20g，丹参15g，泽泻30g，牛膝15g，厚朴6g。每日1剂，水煎，分3次温服。连服7剂，症状稍减，大便通畅，小便略增。复查尿蛋白（++），管型少许；肾功能有明显改善。继守原方加白茅根15g，当归6g，旱莲草15g。服7剂后，查血红蛋白75g/L，病情稳定。嘱继续调治，定期复查。条件允许时可作肾移植术。

第二节 经方时方

一、镇肝息风汤的临床应用

镇肝息风汤是张锡纯《医学衷中参西录》中的著名方剂，全方由怀牛膝30g、代赭石30g、龙骨15g、牡蛎15g、龟甲15g、白芍15g、玄参15g、天冬15g、川楝子6g、麦芽6g、茵陈6g、甘草4.5g组成。有镇肝息风之功，多用于治疗阴虚阳亢、肝风内动所致之头目眩晕，目胀耳鸣，脑中疼热，心烦胸闷，面色如醉，肢体麻木，活动不灵，或口眼歪斜，甚则眩晕跌扑，不省人事，半身不遂。

1. 胸痹心痛

胸痹者，乃胸间闭塞而痛也，以胸闷、心痛为主症，为老年人较常见之疾。其病因多为胸阳不振，阴乘阳位，阴阳失调，气机不畅所致。临床虽以胸阳不振，气滞血瘀，痰浊中阻者居多，但心阴不足，内营灼热，阴虚阳亢者亦非鲜见，治以镇肝息风、养心安神收效尚好。

【病案举例】黄某，女，56岁。诉头晕，胸闷痛，心悸9个月，伴胸部灼热，气短乏力，夜间难寐。诊断为冠心病，心绞痛。使用硝酸异山梨酯、双嘧达莫、肌苷、复方丹参片等药，服药时症缓，停药痛作。诊见神清体胖，舌红、苔薄黄，有裂纹，脉弦数。心电图提示心肌缺血。按胸痹心痛，肝阳上亢，心阴亏损，投以平肝息风，养心安神之法。方选镇肝息风汤加减。处方：白芍15g，天冬15g，玄参15g，太子参20g，瓜蒌皮12g，生龙骨18g，代赭石21g，生牡蛎30g，葛根30g，龟甲（先煎）30g。每日1剂，水煎，分3次服，并配合对症治疗1个月，症状基本消失，心电图复查已正常，嘱继以养心益气安神之法以巩固疗效。

2. 惊悸怔忡

惊悸怔忡者乃心脏跳动异常，兼有胸前不舒，惊慌不安等症状。本病形成多因素体不足，或心虚胆怯、久病、劳倦、七情、六郁等，致使阴阳失调，气血亏损，心失所养。老年人较为常见。阴虚阳亢，心失所养者治法虽多，但镇肝潜阳，养心安神乃常用之法，选用镇肝息风汤仍每每收效。

【病案举例】潘某，男，61岁。诉心悸不宁，夜间烦躁反复半年，伴失眠多梦，惊恐不安，头晕胀痛，口干而渴，手足心热，性急易怒，小便黄，大便干结。诊见神清，体胖，舌黄干，脉弦数。脑血流图提示：脑血管弹性减弱，供血量偏低。按惊悸怔忡，肝阳上亢，心阴亏损，投以镇肝潜阳，滋养心阴之法。方选镇肝息风汤加减。处方：白芍15 g，天冬15 g，麦冬15 g，玄参15 g，龟甲（先煎）30 g，龙齿20 g，生牡蛎20 g，生地黄18 g，太子参18 g，酸枣仁18 g，合欢皮12 g，夜交藤12 g，百合12 g，甘草6 g，远志9 g。每日1剂，水煎，分3次服，并作适当对症治疗。以本法为主调治8周，症状消失。

3. 中风先兆

中风先兆乃中风前驱期的临床表现，老年人常见病之一，如能及时防治，可防止脑中风的发生。肝阳上亢者较为多见。症见头晕目眩，甚则头昏胀痛，烦躁易怒，口干而苦，夜间多梦，肢体麻木，舌红、苔黄，脉弦。治当镇肝息风为主。可选用镇肝息风汤或建瓴汤加减。

【病案举例】吴某，男，54岁。诉头晕痛1周，烦躁不安，夜寐多梦，口干咽燥，肢体麻木，小便黄，大便干结。诊见神清体胖，舌红、苔黄，脉弦有力。血压150/105 mmHg。中风预测提示：危险。按中风先兆，肝阳上亢型，投以平肝息风之法。方选镇肝息风汤加减。处方：赤芍15 g，天冬15 g，茵陈15 g，玄参15 g，龟甲（先煎）30 g，葛根30 g，钩藤30 g，龙骨20 g，牡蛎20 g，生地黄20 g，牛膝12 g，夏枯草12 g。每日1剂，水煎服，配合抗栓治疗3周，症状消失，血压正常，中风预报复查已安全。随访2年，症未再发。

4. 眩晕头痛

眩晕头痛乃老年人较常见之疾，虽以痰浊瘀血者为多，但肝肾阴亏，肝阳上亢者亦非少见。症见两侧或巅顶头痛，胀痛而眩，郁怒加重，头重脚轻，性急心烦，面部灼热，失眠多梦，头晕耳鸣，筋惕肉瞤，舌红，脉弦有力。多采用镇肝息风之法，方选镇肝息风汤为主。

【病案举例】张某，男，50岁。诉头痛头晕6日，夜间烦躁，失眠多梦，口干口渴，性急易怒，面部烘热，双耳蝉鸣，小便短黄，大便干结。诊见神清体倦，舌红、苔黄干，脉弦而数。血压202/120 mmHg。按眩晕头痛，肝阳上亢型，投以镇肝息风之法。选镇肝息风汤加减。处方：怀牛膝30 g、龟甲（先煎）30 g、代赭石30 g、龙骨30 g、生牡蛎30 g、白芍15 g、玄参15 g、天冬15 g、葛根15 g、茵陈18 g、夏枯草18 g、生地黄18 g。每日1剂，水煎，分3次服。服药3剂，头晕痛大减，复查血压128/97 mmHg。效不更方，原方加杭菊花10 g、钩藤（后下）15 g，以加强平肝清热之效。继续治疗2周，症状改善，血压已恢复正常，继守平肝潜阳、养阴补肾之法以巩固疗效。

5. 中风偏瘫

因肝阳上亢，气血上逆而卒中者乃时日可见，经过抢救治疗之后，往往尚有半身不遂、语言不利等症。属肝阳上亢者，投镇肝息风之法为主。

【病案举例】杜某，男，74岁。中风后偏瘫失语3年余，左下肢疼痛，步履艰难，气短乏力，夜难寐，心烦易怒，口干，大便干结，小便短而黄。诊见舌暗红、苔黄干，脉弦数。按中风后遗症，肝阳上亢，瘀阻脉络，投以镇肝化瘀之法。选镇肝息风汤加减。处方：赤芍15 g、天冬15 g、玄参15 g、龟甲（先煎）30 g、怀牛膝30 g、葛根30 g、丹参30 g、茯苓18 g、山楂18 g、路路通18 g、钩藤12 g、杭菊花12 g。每日1剂，水煎服。以本方为主，配合针灸和对症治疗3个月，症状改善，已能说话及持杖慢行。

按：镇肝息风汤乃肝阳上亢的常用方剂之一，为张锡纯所创之名方，可用于治疗老年性心悸、怔忡、眩晕、头痛、胸痹、心痛、不寐、中风先兆、中风后遗症等多种老年性疾病。只要辨证准确，有肝阳上亢之症者，便可选用此方。此外，其对老年性震颤、不寐、耳鸣等症亦有较好疗效。

二、六味地黄丸（汤）的临床应用

六味地黄丸乃钱乙的名方，临床应用范围颇广，疗效相当显著，由本方为基础化裁的方剂不下20首，不管是医者，还是患者都喜闻乐用。笔者常用本方治疗内科、儿科各种疾病，只要坚持用药，收效甚佳。

1. 男性功能障碍

由于阴液亏损，气阴不足，或精神负担过重，或过度辛劳，以致阴精受损，阴阳失衡。症见疲乏无力，夜寐多梦，腰膝酸软，阳事不举，或举而不坚，甚则不能性交，或阳痿早泄，面色少华，舌红，少苔，脉细数。治宜养阴滋肾为主。方选六味地黄丸加黄精、枸杞子、肉苁蓉、锁阳、巴戟天、淫羊藿等补阴壮阳之药。

【病案举例】朱某，男，29岁，初诊。诉婚后3年，未能性交，自觉全身疲乏无力，夜间多梦，口干欲饮，小便短黄，脉弦。经外科检查生殖器未见异常，诊为虚劳、肾阴亏损，阴阳失调。给予六味地黄汤加巴戟天15 g，黄精15 g，肉苁蓉15 g，锁阳12 g，枸杞子15 g，车前子12 g。每日1次，水煎，分2次服。30日为1个疗程。经1个疗程治疗后，已能成功性交，嘱继续服六味地黄丸调理1～2个月，次年2月其妻已孕产一女婴。

2. 肾病综合征

由于外邪侵袭人体，邪盛正衰，人体正常水液代谢功能受损，以致发生水肿，小便不利，咽喉肿痛，小便大量蛋白尿。长期使用皮质激素治疗，出现满月脸，水牛背等向心性肥胖的现象，疾病缠绵不愈，反复发作，小便长期有蛋白质，并口干渴，夜寐难，舌质红，苔黄干，脉弦细数。治宜养阴滋肾利水，选用六味地黄汤加白茅根、猪苓、雷公藤、楮实子等。

【病案举例】杨某，女，25岁。诉遍身浮肿反复6个月，小便短少，大便干结，胃纳不振，夜间难寐，咽喉疼痛。近半年，症状反复，腰酸腿软，月经失调。诊见颜面及遍身高度水肿，下肢按之凹陷，舌边尖红，少苔，脉细数。尿常规检查：尿蛋白（+++），白细胞少许，颗粒管型少。血清胆固醇偏高，血清总蛋白52 g/L。按水肿，阳虚水泛型，投以六味地黄汤加益母草30 g、白茅根15 g、车前子15 g、芡实30 g、雷公藤25 g（另包先煎1 h），猪苓15 g。每日1剂，水煎，分2次服，服药1个月为1个疗程，并逐渐撤减激素用量。服完1个疗程后水肿明显减退，尿蛋白（+），继用原法原方加黄芪15 g、太子参30 g，以加强益气养阴利水之效。再服2个疗程，症状消失，尿常规检查正常。嘱继服六味地黄丸以巩固疗效，1年后复查，血清胆固醇、血清蛋白均已正常。

3. 慢性肾小球肾炎

由于感受外邪，肺、脾、肾诸脏受损，三焦气化功能失常，正气日渐虚衰，正不胜邪，病情反复，经久不愈，迁延日久，变为慢性疾病。症见颜面有肢体浮肿，小便短少，腰腿酸软，夜间多梦，口干欲饮，小便反复异常，舌红干，苔薄黄，脉细数。治宜养阴补肾，佐以清热利水为主。方选六味地黄汤加白茅根、益母草、石苇、车前子、猪苓、旱莲草、太子参等。

【病案举例】陈某，女，24岁。诉颜面四肢浮肿反复1年余。某医院诊断为慢性肾小球肾炎，肾病型。使用激素及中药治疗，症状反复，尿蛋白（+++～++++），并可见颗粒管型。诊见颜面及下肢水肿，按之凹陷，诉头晕眼花，腰痛不舒，肢体乏力，周身酸累，夜间多梦，口干口渴，小便短黄，大便干结，月经延期，量少色淡暗，尿蛋白（+++），颗粒管型少，肾功能轻度损害，舌质深红，苔黄，脉弦细数。按水肿虚劳，肝肾阴虚，瘀血内停，施以补益肝肾，化瘀利水之法。方选六味地黄汤加丹参15 g，牛膝12 g，白茅根15 g，猪苓12 g，益母草30 g，楮实子15 g。每日1剂，水煎服。服药1个月为1个疗程。1个疗程后，症状明显改善，尿蛋白减少。以本方为主，稍有加减，服药3个疗程，小便常规，尿蛋白微量，白细胞少许。嘱继服六味地黄丸调治半年，复查尿常规及肾功能正常，次年结婚并产一男婴。

4. 神经性耳聋

由于肾阴亏损，阴损及阳，阴阳失调，以致患者双耳蝉鸣，日轻夜重，多梦难寐，甚则耳聋，头晕目眩，腰腿乏力，男子遗精，滑泄，女子月经失调，脉象细数。治当养阴补肾为主。方选六味地黄汤加葛根、芡实、石菖蒲、灵磁石、五味子等。

【病案举例】李某，男，20岁。因高考学习紧张，入学后自觉双耳蝉鸣，听力减退，时觉头晕眼花，夜间难寐，口干口渴，小便短黄。嘱用鲜葛根100 g煎汤送六味地黄丸2丸，每日2次，连服2周，症状明显改善。继服2周，症状消失。

六味地黄丸（汤）首载于《小儿药证直诀》一书，只要有阴虚的证候均可选用，因为幼儿多见稚阳之体，阴常不足，阳常有余，临床应用范围甚广。随着社会的发展，人们生活节奏加快，疾病种类的增多，阴虚证患者颇为常见，以六味地黄汤为基本方治疗的疾病很多。除上述列举之外，尚有小儿多动症、妇女不孕症、男子不育症、牙齿松动症、小儿大脑发育不良症、脱发症、腰椎间盘突出症、肿瘤放化疗后白细胞减少症、原发性高血压病、骨质疏松症等，只要有阴虚证象，均可选用。

三、麦冬汤的临床应用

麦冬汤乃医圣张仲景载于《金匮要略》中的滋养肺胃和胃降逆之名方，由麦冬7升（60 g）、半夏1升（9 g）、人参3两（6 g）、大枣12枚组成。用于治疗肺肾阴亏所致之多种疾病，疗效显著。

1. 腰椎结核术后呃逆

结核患者多见素体阴虚，午后潮热，夜间盗汗，男子遗精，女子月经不调，双颧潮红，手足心热，燥扰不安，胃纳不振，呃逆频作，小便短赤，大便干结，舌绛少苔，脉虚数或弦细数。如治疗不得当，可致病情恶化。如辨证得当，用药规律，可转危为安。

【病案举例】冯某，男，22岁。第2腰椎结核手术后呃逆频作反复1周。曾使用镇静剂及补液等治疗症状未减。诊见患者形体消瘦，精神萎靡，舌绛少苔，脉细数无力。腹软，肝脾肿大，局部压痛，肝功能正常，乙肝表面抗原阳性。脉证合参，病为呃逆，证属肺胃阴亏，胃气上逆。治当滋养肺胃，降逆和胃。方选麦冬汤主之。处方：麦冬15 g，沙参18 g，制半夏9 g，山药15 g，生甘草6 g，蒲公英15 g，百合30 g，天冬15 g，代赭石20 g（另包先煎），大枣15 g。每日1剂，水煎，分2次温服，并嘱服鲜牛奶以加强养阴益胃之功。服药1剂，呃逆大减。服药3剂，呃逆消失，胃纳增进，精神明显好转。要求再服3剂巩固疗效。

2. 慢性支气管炎

咳喘痰鸣，乃老年人常见之疾，少则一年半载，多则数年，甚则数十年，经久不愈，遇秋冬天气变化则复发而加重。此疾多见于老年人慢性支气管炎、支气管哮喘，亦称慢性支气管炎。咳逆倚息不得卧，伴腹痛、呕吐者，采用滋养肺胃之法，收效颇佳。

【病案举例】梁某，男性，63岁。诉咳痰喘息反复多年，14日前住院进行全髋置换手术，术后咳嗽少痰，气喘不舒，伴脘腹疼痛，恶心呕吐，胃纳不振，口干欲饮，大便干结量少，小便短黄，夜间难以平卧。曾作胸部X线片，拟诊为慢性支气管炎，已作抗感染治疗，症状反复。诊见患者呼吸费力，喘促难以平卧，舌质暗红，苔薄黄，脉细数，两肺可闻少许干性啰音。病属咳喘、腹痛，证仍肺胃阴亏，肺气上逆。治当滋养肺胃，和中降逆，定喘化痰，养阴止呕。方选麦冬汤加味。处方：麦冬15 g，制半夏10 g，太子参30 g，北沙参15 g，山药15 g，生扁豆15 g，瓜蒌皮12 g，百合30 g，川贝母10 g，蒲公英15 g，桑白皮15 g，生甘草6 g，大枣15 g。每日1剂，水煎，分2次服。服药3剂，咳喘明显改善，已不呕吐，胃痛减轻。效不更方，原方加葶苈子15 g、白果15 g，以加强清热定喘之功，再进7剂，症状基本消失。仍守原方继服，调治1个月余，以巩固疗效。

3. 热病后期余邪未清

热病后期，肺阴不足，余邪未尽。症见咳逆上气，咯痰不爽，口干咽燥，午后低热，或手足心热，夜间烦躁，难以入睡，胃纳不振，舌红少苔，脉象虚数。此乃肺阴不足，热病伤阴，余邪未清，治当养阴清肺，清除余热。方用麦冬汤为主。

【病案举例】邓某，男，52岁。诉发热、头痛、周身疼痛5日，虽补液加抗生素、抗病毒等药物治疗，症状反复。体温高达39.3 ℃，伴咳嗽少痰，咯痰不爽，口干咽燥，五心烦热，夜难入寐，胃纳甚差，小便短赤，大便干结，舌红少苔，脉细数。病发于夏暑季节，暑热伤阴，病属暑温，热伤肺卫，虽经对症治疗，但余邪未尽，治当养阴清肺，兼清余热。方用麦冬汤加减。处方：麦冬15 g，北沙参18 g，山药15 g，天冬15 g，知母12 g，桑白皮15 g，淡竹叶9 g，生石膏20 g，生甘草6 g，玄参15 g，青天葵10 g。每日1剂，水煎，每日分2次饭后温服。服药3剂，热退身凉，诸症悉减，继守原方去生石膏、青天葵，加百合20 g、玉竹15 g，以加强养阴清肺之功。继服5剂后病愈。

以上乃麦冬汤常用之症，本方所治，乃肺胃阴亏、虚火上升、气机上逆所致之病。张仲景认为："火逆上气，咽喉不利，止逆下气，麦冬汤主之。"咽喉不利，多因肺胃阴伤，不得濡润，亦因虚火上升，升腾不降，灼津凝气之故。治宜滋养肺胃之阴，阴津得充，虚火自降，故疾病自愈。以上所述，乃临床常见之症，只要抓住肺胃阴亏的主要病机，运用滋养肺胃为主要治则之麦冬汤为主方，根据临床变化，加减药物及药量，定能收到良好效果。

四、归脾汤的临床应用

归脾汤首见于宋代严用和著的《济生方》以四君子汤、当归补血汤加酸枣仁、龙眼肉、木香等药组成。用以治疗脾阳不振，心脾两虚气血不足之证。后来明代医家薛立齐加入远志以增强养心宁神之效。

1. 心悸（心律失常）

由于思虑过度，劳倦伤脾，脾失健运，致使心血不足，心失所养。症见心悸不安，惊悸不宁，睡中惊醒，伴食少乏力，头晕肢软，舌质淡红，苔白，脉结。宜用归脾汤加味治疗。

【病案举例】梁某，女，41岁。因过度劳累后自觉心悸不舒，纳减眠差，记忆力减退，头晕肢麻，月经延期，小便清长，大便溏。诊见面色不华，舌淡红，苔薄，脉结。心电图提示：窦性心律不齐。此乃脾阳不振，心脾两虚之心悸。投以归脾汤加柏子仁10 g、桂枝6 g。服药3剂，症状减轻，守方服药1周，症状消失。

2. 不寐（神经衰弱）

由于思虑疲倦，脾虚血亏所致。症见经年难寐，寐则多梦，寐则易醒，心悸健忘，纳谷不香，面色少华，舌淡苔薄，脉象细弱。张景岳认为："寐本乎阴，神其主也。神安则寐，神不安则不寐。所以不安者，一由邪气之扰，一由营气之不足耳。"因脾不健运，营气不足所致的不寐者，宜归脾汤加龙骨、夜交藤、合欢皮等治之。取归脾汤健脾益气、补血养营，龙骨安神定志，合欢皮、夜交藤安各五脏，调和心志，使人脾胃健运，心安神怡，病能痊愈。

【病案举例】陈某，女，25岁。因思虑过度，渐至失眠，夜寐多梦，伴头晕心悸，脘腹隐痛，纳呆便溏，月经失调，量多色淡。诊见面色少华，舌淡红，脉弦细。此属脾失健运、心血不足之不寐证。用归脾汤加龙骨15 g，夜交藤15 g，浮小麦30 g。服药2周，夜已能寐，诸症悉减。嘱继续服归脾丸巩固疗效。

3. 崩漏

由于思虑过度或过劳伤脾，中气虚衰，以致脾不统血，血海不固，经血崩漏而下，淋漓不净，色淡质薄，面色苍白或虚浮，舌体胖嫩，有齿痕，脉细弱无力。宜用归脾汤加仙鹤草15 g、阿胶15 g、茜草15 g、棕榈炭10 g治疗。

【病案举例】周某，女，27岁。阴道流血淋漓不断30多日，量多色淡，伴心悸头晕肢软乏力，纳呆脘闷，大便溏烂。诊见面色苍白，气短懒言，唇舌色淡，舌体胖嫩，有齿痕，脉虚无力。此乃脾虚不摄，冲任不固，气血两亏之崩漏。方用归脾汤加茜草炭12 g，仙鹤草15 g，阿胶15 g。服药2周，崩漏已止，但仍觉气短乏力，动则心悸，继以归脾汤加桑椹15 g、女贞子10 g、枸杞子12 g，调治3个月余，月经复常。嘱服归脾丸巩固疗效。

4. 眩晕

由于脾胃虚弱，不能健运水谷以生化气血，以致气血两亏，发生眩晕。症见头晕眼花，动则加剧，天旋地转，恶心呕吐，胃纳减少，心悸失眠，神疲乏力，面色苍白，舌淡，脉弦细无力。宜用归脾汤加法半夏12 g，陈皮6 g，女贞子15 g，仙鹤草15 g治疗。

【病案举例】朱某，女，28岁。头晕目眩反复2年，3日来症状加重，天旋地转，如坐舟车，动则恶心呕吐，胃纳减少，大便溏烂，喉中有痰，月经推迟，量多色淡。诊见面色光滑，气短乏力，双目少神，舌淡苔白，脉细缓无力。以归脾汤加陈皮6 g，法半夏15 g，天麻6 g。服药3剂，头晕减轻，大便已不溏，继以原方加女贞子12 g，服药1周痊愈。

五、龙胆泻肝汤的临床应用

龙胆泻肝汤始载于《兰室秘藏》一书，经后世医家的不断衍化至清代日渐成熟。近年来临床应用更广，全方选药精当，配伍合理，用途广泛，为泻肝胆湿热的代表方，用于治疗肝胆湿热实火所致的多种疾病。

（一）临床应用

1. 脑梗死并肺部感染

【病案举例】郑某，男，51岁。诉头晕头痛，口角歪斜，语言不利1日，伴上肢麻木，口苦口干，口气秽臭，伸舌歪斜，夜寐欠安，小便短黄，大便偏干，曾服人参再造丸，症状加重。诊见神清体胖、语言謇涩、口角偏左歪，舌质红、苔黄腻，脉弦数。血压150/97.5 mmHg，颈软，心律齐，无杂音，两肺底可闻少许湿性啰音，肝脾未触及，肾区无叩击痛，神经系统检查未引出病理性反射，脑膜刺激征阴性，中风预测为中风危险期。按中风先兆，肝经实热，原发性高血压病，脑动脉硬化，脑梗死，并肺部感染，投以清肝泄热、平肝息风之法。方选龙胆泻肝汤加减。处方：龙胆草6 g，栀子12 g，黄芩10 g，柴胡8 g，车前子12 g，生地黄20 g，地龙8 g，泽泻12 g，牛膝15 g，钩藤12 g（后下），天麻10 g。每日1剂，水煎，分3次服。并配合静脉滴注复方丹参注射液，抗感染并对症治疗，治疗1周，症状改善，仍守原方加杭菊花9 g、沙参18 g，以养阴清肺治疗2周，诸症悉减，血压正常，语言已清。复查血液流变学已恢复正常。嘱出院后继续服清肝养阴之方以巩固疗效，并注意定期复查。随访至今，症无复发。

2. 病毒性脑炎

【病案举例】李某，男，80岁。头晕目眩反复10年余，头胀痛已10日。曾先后跌仆5次，下肢软弱无力。口干而苦，纳减，小便黄而量多，大便干结，曾在某医院服中西药治疗无效，要求中医治疗。诊见神清消瘦，面色晦滞，步态蹒跚，舌质红，苔黄厚腻，脉弦。查体：体温35.2 ℃，脉搏75次/分，呼吸20次/分，血压112/64 mmHg；头颅大小形态正常，双侧瞳孔等圆等大，对光反射存在，颈软无抵抗，心肺未见异常，肝脾未触及，双下肢肌张力增强，凯尔尼格征阳性，双膝腱反射亢进，肌力Ⅴ级。周围血象：白细胞10.5 × 10⁹/L，中性粒细胞0.68。腰椎穿刺脑脊液20滴/分，呈白色透明，腰椎潘氏试验阳性，葡萄糖2.24 ~ 2.80 mmol/L，氯化物201.60 mmol/L，白细胞8 × 10⁹/L。X线头颅正侧位片未发现异常。按眩晕，痰湿阻滞型，病毒性脑炎，投以化痰清热之温胆汤加味，静脉滴注能量合剂等治疗。治疗2日，上症未减，精神更差，反应迟钝，小便失禁，病情加重，口气秽臭，脉弦数有力，考虑为肝胆郁热所致，以清肝泻热之法，选龙胆泻肝汤加减治疗。处方：龙胆草8 g，栀子10 g，柴胡6 g，黄芩10 g，生地黄20 g，郁金12 g，石菖蒲6 g，泽泻10 g，牛膝15 g，大黄9 g（后下），枳实10 g。每日1剂，水煎，分3次服。并配合对症治疗3日，症状改善，精神好转，但仍觉头晕、无力。药已对症，效不更方，原方加杭菊花15 g，连服5剂，黄腻苔渐退，精神日增，症状消失，行走自如，复查血常规正常。嘱继以原方加减调治以巩固疗效。

3. 复发性口腔炎

【病案举例】黄某，男，36岁。口糜舌痛反复4年余，症状加重1周，以炎热气候痛甚，伴头痛，心烦，口干口苦，小便短赤，曾服维生素B、穿心莲等药治疗症状未减。诊见口腔多处糜烂，如米粒大小，四周色红，上被白苔，舌边尖红，苔黄稍腻，口气臭，脉弦数。脉证合参，拟诊为口疮，复发性口腔炎。证乃火郁于中，肝经郁热，火热上炎，以致口舌生疮。治宜清肝泄热降火为主。方选龙胆泻肝汤加减。处方：龙胆草10 g，当归6 g，木通6 g，泽泻12 g，柴胡6 g，车前子12 g，生地黄20 g，栀子10 g，黄芩12 g，石斛12 g，甘草6 g。每日1剂，水煎，分3次服，服药4剂，口糜舌痛明显减轻，心烦、头痛已除，小便转淡黄。继守原方加金银花12 g、知母9 g，连服6剂，口疮已愈。为巩固疗效，继以清肝和胃，佐以滋肾之法调治2周。半年后随访，未见复发。

4. 肺炎并面神经麻痹

【病案举例】梁某，男，60岁。右胸闷痛，咳嗽痰黄，时畏寒发热，口舌麻木，言语不利，口干苦，胃纳减已3日，小便短黄，大便干结。曾服药及针灸等，症未减。诊见面红目赤，左眼裂增宽，舌质淡红稍暗，伸舌右偏，苔黄厚腻，口气秽臭，脉弦数。查体：体温37.5 ℃，血压165/112 mmHg，神清，左侧鼻唇沟变浅，咽红，颈软，心律齐，无杂音，右肺呼吸音稍弱，未闻干湿啰音，左肺呼吸音正常，肝脾未触及，四肢肌力、肌张力正常，神经系统未引出病理性反射。拍胸部X线诊断：右下肺炎。眼底检查：视网膜动脉反光增强，静脉充盈，A∶V为3∶5，双眼颞侧上下方可见轻-中度静脉交叉征。意见：高血压性视网膜动脉中度硬化。病属胸痛，左面瘫，右下肺炎，左侧中枢性面神经麻痹，证乃肝胆郁热，痰热壅肺所致。治以清肝泄热，化痰宣肺为主，佐以活血通络之品。方用龙胆泻肝汤加减。处方：龙胆草10 g，栀子10 g，黄芩12 g，柴胡6 g，地龙12 g，生地黄15 g，葛根30 g，茯苓15 g，桑白皮12 g，杏仁12 g，丹参20 g，僵蚕10 g，钩藤15 g（后下）。每日1剂，水煎，分3次服，并配合对症治疗10日。症状明显改善，体温、血压均正常，小便转清，大便通调。拍胸部X线复查：右下肺炎病灶已基本吸收、消失，左面瘫已明显好转。仍以原方加减，调治2周，以巩固疗效。

5. 胆道蛔虫症并胆囊炎

【病案举例】陈某，男，90岁。右胁疼痛反复半年，加重3周，进食油腻后痛甚，时嗳气泛酸，恶寒发热。恶心呕吐，纳呆，口苦，小便黄，大便结，曾到某医院治疗，B超拟诊为慢性胆囊炎。胃镜诊断：慢性浅表性胃炎。注射青霉素、庆大霉素等治疗20多日好转出院。近3周来，因劳累后进食油腻，右胁疼痛加重，痛甚时辗转不安，右胁胀满，走窜攻撑，大汗出，口干而苦，胃纳甚少，3日未解大便，再次住某院，经补液加抗生素、对症治疗等未见好转，要求中医治疗。诊见：神清困倦，痛苦病容，面色晦滞，形体消瘦，舌质红，苔黄腻，脉弦数。查体：皮肤巩膜轻度黄染，浅表淋巴结无肿大，心肺未见异常，腹平坦，右上腹及剑突下压痛，无反跳痛，墨菲征阳性，肝下界右肋下10 mm，边薄，质软，脾未触及。大便常规：蛔虫卵（++++）。超声波提示：慢性胆囊炎、胆道蛔虫病。病属胁痛，慢性胆囊炎急性发作，胆道蛔虫病，证乃肝胆郁热，蛔虫上扰所致，投以疏肝利胆，清热驱虫之法。方选龙胆泻肝汤加减。处方：龙胆草9 g，栀子10 g，生大黄10 g（后下），使君子10 g，乌梅15 g，生地黄20 g，甘草6 g。每日1剂，水煎，分3次服，并配合补液及驱虫等对症治疗3日，胁痛大减，胃纳增进。仍以原方加芒硝6 g（另冲服），服药9剂，解出蛔虫60多条，胁痛消失。继以疏肝利胆和胃之法调治1周以善其后。

6. 急性肾盂肾炎

【病案举例】林某，男，22岁。小便短、频、涩、痛已1个月余，时有恶寒，小便短黄，排尿时尿道有灼热感，口干苦，腰痛不舒，曾到某院注射庆大霉素等治疗1周，症未减。诊见面红目赤，舌质红，苔稍黄，脉弦滑数。双肋脊角压痛，肾区叩击痛。尿常规检查：红细胞少许，白细胞（+），脓细胞少许。尿培养出葡萄球菌。腹部X线片：尿路未见异常阳性结石影。脉证合参，此乃热淋，急性肾盂肾炎，证属下焦湿热，治宜清热利湿通淋。方选龙胆泻肝汤加减。处方：木通6 g，龙胆草9 g，车前子15 g，生地黄30 g，甘草10 g，栀子12 g，金银花25 g，白茅根15 g，蒲公英18 g，黄柏12 g，金钱草30 g，滑石30 g。每日1剂，水煎，分3次服。服药1周，症状消失，尿常规检查正常，尿培养未培养出致病菌。嘱服原方3剂以巩固疗效。

7. 急性黄疸型病毒性肝炎

【病案举例】牟某，男，24岁。面目及遍身发黄1周，食欲不振，肢体乏力，右胁闷痛，小便短黄，口干苦，大便溏而秽臭。诊见巩膜及皮肤黄染，舌边红，黄腻苔，脉弦数。肝在右肋下25 mm，边钝，质软，压痛，脾未触及，肝功能异常。黄疸指数20，GPT 2 000 U/L，凡登白试验阳性，胆红素2 mg。按黄疸，急性病毒性传染性黄疸型肝炎、肝胆湿热型，给予清热利湿退黄之法。方用龙胆泻肝汤加减。处方：龙胆草9 g，木通6 g，泽泻15 g，柴胡10 g，车前子15 g，生地黄18 g，茵陈20 g，栀子12 g，鸡骨草15 g，田基黄15 g，甘草6 g。水煎服，每日1剂，分3次服，并嘱卧床休息，隔离治疗。服药1周开始退黄，胃纳增进。仍守原方，稍有加减，调治4周，症状消失，复查肝功能已恢复正常，肝在右肋下10 mm。以上方化裁治疗2周，以巩固疗效。半年后随访，症无复发。

（二）体会

1. 掌握龙胆泻肝汤的应用范围

龙胆泻肝汤为清泻肝胆经湿热、郁火的代表方，凡因肝胆经实火湿热所致的病症均可使用，近年来临床运用范围颇广，尤以内科疾病运用较多，包括脑栓塞、病毒性脑炎、大叶性肺炎、胆囊炎、胆道蛔虫病、急性肝炎、复发性口腔炎、急性肾盂肾炎等多种疾病，只要具备肝胆湿热者就可使用。以上所举之病，乃临床常见之病。凡有其证，就可用其方，现代医学的多种炎症性疾病均可有效。

2. 掌握龙胆泻肝汤的用药规律

龙胆泻肝汤以龙胆草为主药，用以泻肝胆实火，清下焦湿热；辅以山栀子、黄芩以加强清肝利胆之力，以车前子、木通、泽泻通利小便之品，使湿热之邪从小便而解；伍生地黄、当归益阴养血以和肝，寓泻中有补，疏中有养之意；合柴胡、甘草以疏畅肝胆之气以和中。诸药合用，以达到较强的清泻肝胆湿热之功。病在头面耳目者可加杭菊、升麻、葛根等轻清之品；病在上焦心肺者可加桔梗、瓜蒌、川黄连等清心利膈、宽胸之药；病在两胁可加川楝子、佛手、素馨花等理气清热而不伤阴；病在下焦，大便秘结者可加大黄、芒硝等通里攻下之品，使热邪从二便而解。临床使用时应灵活掌握，配伍合理，方能奏效。

3. 注意中病即止，不宜过服、久服

本方为苦寒清热之方，药多苦寒，易伤胃气，宜中病即止，不宜过服、久服，以免损胃气，耗伤阴液，年老体质虚弱者宜慎用。

六、酸枣仁汤的临床应用

酸枣仁汤为汉代医圣张仲景《金匮要略》中的名方，由酸枣仁、川芎、知母、茯苓、甘草诸药组成，主治虚劳、虚烦不得眠等症。笔者在长期的临床中常用该方治疗长期失眠之不寐症；因学业或精神负担过重之健忘症；因情绪不佳，焦虑或恼怒引起的焦虑症。均取得良好的效果。

1. 不寐

由于精神紧张或劳累太过，或思虑过度，焦虑不安，以致心神被扰，心失所养，症见心烦心悸，夜不能寐，难睡易醒，或惊悸不宁，梦中惊醒，醒后头

晕胀痛，口干欲饮，小便短黄，大便干结，舌质红，苔薄黄，脉弦细数。治宜清心安神，选酸枣仁汤加味。

【病案举例】程某，男，33岁。诉心烦失眠反复1个多月，伴口干欲饮，小便短黄，晨间欲吐，头晕、头胀、口苦，夜间难以入寐，午间烦躁不安，白天精神欠佳，曾服镇静安眠药无效。诊见舌红少苔，脉细而数。此乃心阴亏损，心火上扰之不寐症。投以清心安神之酸枣仁汤加合欢皮15 g，夜交藤15 g，百合30 g，生地黄30 g，浮小麦30 g。每日1剂，水煎服。服药3剂，午间已能入睡，夜间仍易醒，守原方加龙骨20 g，连服5剂，症状消失。

2. 脏躁

女子七七，男子八七，肾气渐衰，肾水不足，五脏涵养欠充，以致脏燥诸症。症见心惊肉跳，心神不宁，头晕目眩，四肢麻木，周身乏力，胃纳不振，夜间烦躁，多愁善感，甚至夜不能寐，多见舌质淡红，苔薄黄，脉弦数或细数。宜用酸枣仁汤加百合地黄汤为主治之。

【病案举例】赖某，女，47岁。诉心悸、头晕反复3个月，夜间烦躁，甚至躁扰不宁，遍身麻木，月经紊乱，口干而渴，胃纳不振，小便灼热，大便干结，曾住院治疗，症状反复。诊为脏躁症（更年期综合征），投以清热润燥，养心除烦之法。另选酸枣仁汤加百合30 g，生地黄20 g，浮小麦30 g，大枣15 g。每日1剂，水煎服。服药7日，症状明显改善，唯觉四肢无力，原方加太子参30 g，以增强益气养阴之力。调治2周，以巩固疗效。

3. 健忘

由于精神压力过重，以致白天头晕头胀；疲乏无力，精神不能集中，记忆力明显减退，容易健忘，心烦多梦，难睡易醒，醒后难以入寐，甚至通宵不眠，纳而乏味；舌质红少苔，脉弦或数。宜用酸枣仁汤治之。

【病案举例】苏某，男，20岁。诉头晕胀痛，心烦不宁，健忘多梦反复3个多月。由于高考失利，精神压力过重，重新复习，学习过于紧张，白天听课注意力不能集中，记忆力明显减退，夜间难以入睡，常梦中惊醒，学习成绩下降。诊见神清乏力，形体消瘦，舌红少苔，脉细而数。此乃健忘症，投以清心安神，聪明益智之法。以酸枣仁汤加龟甲30 g（另先煎），服药10剂，症状大减。以原方加百合30 g，调治3周，记忆力明显增强，精神已能集中，成绩显著上升。嘱继续酸枣仁汤加味以巩固疗效。

七、八味逍遥散的临床应用

加味逍遥散又名丹栀逍遥散，八味逍遥散原载《和剂局方》由牡丹皮、山栀子、柴胡、当归、白芍、白术、茯苓、炙甘草、生姜、薄荷等10味药物组成，有疏肝清热、解郁调经之效。临床应用范围颇广，尤其对妇科疾病月经不调、血热崩漏、肝郁不孕、乳房肿痛、带下淋漓、更年期障碍等内科疾病；对于因肝疏泄条达，而致肝气郁结，引起胸胁胀痛，胃脘疼痛，小便淋涩，头痛眩晕等疾病亦有较好疗效。

1. 月经不调

因肝郁血热，疏泄失调，以致月经不调者。症见月经先期量多、色红，伴胸胁胀闷，少腹不舒，烦躁易怒，甚则乳房胀痛，口苦口干，夜寐不安，小便黄，大便干结。诊见舌红苔黄，脉弦数有力。宜选用加味逍遥散加香附、益母草、广郁金等治疗。在月经前1周开始服药，每日1剂，连服2周，等病情缓解后改服散剂1~2个月以巩固疗效。

【病案举例】龙某，女，23岁。诉月经不调半年多，因恼怒及精神刺激后发病，月经提前10多日，量多，色红，伴乳房胀痛，口苦而干，小便黄短，大便不畅，舌质红，苔薄白，脉弦数有力。脉证合参，诊为肝郁血热所致之月经失调，投以丹栀逍遥散加益母草30 g，香附12 g。每日1剂，水煎，分3次服。服药半个月，次月月经复常，量、色、质均已正常。嘱服逍遥丸，每次2丸，每日3次，连服1个月，已巩固疗效。

2. 血热崩漏

由于肝郁血热所致之妇人崩漏，临床屡见不鲜。症见月经淋漓不断，量多，色红，甚者挟有瘀块，伴少腹胀痛，大便不畅，经久不愈。诊见舌边淡红，苔黄，脉沉弦。治宜疏肝清热，凉血止血。常用药物为丹栀逍遥散加茜草根、旱莲草、蒲黄、益母草、仙鹤草等。

【病案举例】唐某，女，33岁。诉月经淋漓不断已20多日，量时多时少，伴腰腹疼痛，色深红，夜间难寐，胸闷胁胀。治宜疏肝清热，凉血止血，佐以化瘀止痛之法。选丹栀逍遥散加茜草根18 g，旱莲草15 g，地榆炭12 g，蒲黄炭6 g，益母草30 g。每日1剂，水煎服。服药6剂，崩漏已止，次月月经已至时，再服药3~5剂以巩固疗效。

3. 乳房胀痛

因肝气郁结，气机不畅所致乳房肿痛者颇为多见。症见月经前双侧乳房肿胀疼痛，甚则牵及两胁及少腹，伴头晕痛，胃纳不振，心烦易怒，夜寐不安，小便黄，大便结，舌红，脉弦数。治宜疏肝解郁，理气散结。方选丹栀逍遥散加味，常加广郁金、香附、素馨花、夏枯草、王不留行、生牡蛎等。本病多见于乳腺小叶增生症患者。

【病案举例】陈某，女，24岁。诉每次月经前双侧乳房肿胀，疼痛难忍8个月，服中西药无效，伴胸闷胁胀，纳寐欠佳，小便短黄。诊见舌红，苔薄黄，脉弦，考虑为肝郁气滞所致，治宜疏肝解郁，佐以清热散结之法。选用丹栀逍遥散加夏枯草15 g，益母草25 g，佛手12 g，香附10 g，素馨花10 g，生牡蛎30 g（另包先煎）。每日1剂，水煎服。以本方为主稍有加减，调治1个月，次月月经至时症状大减，稍觉乳房不适。效不更方，继以加味逍遥散调理2个月，诸症消失。

4. 经前头痛

因肝失条达、肝郁血热所致之经前头痛者。症见经前一侧或双侧头痛，头晕胀闷，双耳蝉鸣，口苦而干，烦躁不安，夜间多梦，纳少脘胀，舌红苔薄黄，脉弦紧。治当丹栀逍遥散加川芎6 g，白芷12 g，蔓荆子12 g，杭菊花10 g，藁本12 g，葛根20 g。每日1剂，水煎服。本法适用于血管神经性头痛患者。

【病案举例】徐某，女，38岁。诉每月经前头胀痛已反复2年多，以双侧痛甚，伴胁胀，胸闷，烦躁不安，胃纳无味，舌质淡红，苔薄黄，脉沉弦。诊断为经前头痛，乃肝郁血热所致。投以加味逍遥散加川芎6 g，白芷9 g，杭菊花12 g，蔓荆子12 g，葛根20 g。每日1剂，水煎，分2次服。服药3剂，症状大减。继以原方加藁本10 g，再服3日，症状消失。嘱继续服丸剂以固其效。

5. 复发性口疮

因肝经郁热或肝火炽盛引起的复发性口疮患者临床亦较常见，主要为口舌糜烂，反复不愈，伴胸闷胁胀，烦躁易怒，口干口苦，少腹胀痛，小便短黄，口气秽臭，舌边尖红，有糜烂点，苔黄，脉弦数。治疗当遵《黄帝内经》"急则治其标，缓则治其本"的原则，采用清肝泄热，清火解郁之法治其标，等病情稳定后再以滋养肝肾之法治其本。多选丹栀逍遥散加金石斛、天冬、麦冬、金银花、生地黄、知母等。

【病案举例】李某，女，30岁。口舌糜烂反复6年未愈，每次月经前口腔、唇舌多处破溃，疼痛难忍，伴胸闷胁胀，烦躁易怒，口干口苦，少腹胀痛，月经量多，色深红，小便短黄，大便偏干，夜间多梦。诊见面红目赤，上下口唇及舌边多处糜烂，四周发红，口气稍臭，舌边红，苔黄干，脉弦数。脉证合参，病属口疮，证为实火，乃肝经之实热久郁化火，肝火上炎，循经上攻口舌以致口舌生疮，反复不愈。治当清肝泻火，解郁调经为法。方选丹栀逍遥散加减。处方：柴胡9 g，栀子12 g，赤芍15 g，当归6 g，茯苓12 g，牡丹皮10 g，石斛12 g，天冬15 g，生地黄20 g，黄芩12 g，金银花15 g，连翘12 g。水煎服，每日1剂，分3次服。服药7剂症状消失，为巩固疗效，嘱每次月经前服药3～5剂，以防复发。

6. 慢性乙型肝炎

因肝气郁结，肝失条达，病情迁延日久，反复不愈之慢性乙型肝炎患者。症见右胁疼痛，胸闷不舒，口干而苦，胃纳不振，夜不安寐，小便短黄，大便不爽，肝功能反复异常，HbsAg阳性，甚则蛋白倒置，舌暗红，苔黄，脉弦。治当疏肝清热，养肝解毒。多选用丹栀逍遥散加贯众、虎杖、素馨花、佛手、生牡蛎、白花蛇舌草、麦芽等。

【病案举例】唐某，男，29岁。诉右胁胀痛已反复3年，3年前患"急性肝炎"经住院后，肝功能反复异常，右胁胀痛，口干苦。胃纳差，夜难寐，大便溏而不爽，小便黄。诊见面色无华，神疲乏力，舌质红偏暗，苔薄黄，脉弦。肝功能检查：GPT120 U，HbsAg阳性1：128。脉证合参，证属胁痛，乃肝经郁热，肝木克土之候，病乃慢性乙型肝炎。治以抑肝扶脾，佐以养肝解毒之法。方选丹栀逍遥散加减。处方：牡丹皮10 g，栀子10 g，赤芍18 g，白芍18 g，当归6 g，白术12 g，麦芽15 g，柴胡9 g，茯苓15 g，蛇舌草30 g，虎杖15 g，贯众12 g，素馨花12 g，甘草6 g。每日1剂，水煎，分3次服。连服1个月，症状明显改善。复查肝功能，GPT已正常，HbsAg1：16阳性，仍以上方加鸡骨草20 g、猪苓15 g，再进1个月，HbsAg已转阴，诸症消失。嘱服逍遥散以巩固疗效。

7. 胃痛

因肝气犯胃，胃失和降而引起的胃痛者，颇为多见。症见胃痛，痛而作胀，攻撑走窜，牵及两胁，嗳气则舒，时而泛酸，胃纳大减，夜寐欠安，大便溏烂，小便偏黄，舌质红，苔薄黄，脉弦数。此类患者多见于慢性浅表性胃炎，胃、十二指肠溃疡者，常以疏肝和胃之法获效。多选用加味逍遥散百合汤加蒲公英、海螵蛸、柴胡、绞股蓝、佛手等药以治之。

【病案举例】张某，男，38岁。诉胃痛反复1年半，伴嗳气吞酸，嗳气则舒，纳少便溏，口干口苦，小便黄。诊见面色少华，舌红，苔黄偏干，脉弦略数。证属肝气犯胃之胃病，投以疏肝和胃之法。方选加味逍遥散为主。处方：白芍20 g，当归9 g，白术12 g，炙甘草15 g，柴胡9 g，茯苓12 g，牡丹皮9 g，百合30 g，乌药15 g，蒲公英18 g，海螵蛸15 g，延胡索12 g。每日1剂，水煎，分3次饭前服。服药3日，疼痛缓解。效不更方，仍守原方加绞股蓝15 g，连服2周，胃痛消失。为巩固疗效，再服2周，胃镜复查溃疡已治愈。

8. 淋证

因肝经郁热而致之淋证患者，症见小便淋漓涩痛，尿频，尿急，小便短而黄，腰腹疼痛，口干口苦，烦躁易怒，大便干结，舌红，苔黄干，脉弦紧或弦数。治宜清肝泄热，利水通淋。多选用丹栀逍遥散。本证多见于急性膀胱炎等急性尿路感染疾病。

【病案举例】林某，男，31岁。诉小便频、急、涩痛已3日，伴腰痛，少腹胀痛，口干苦，大便结。诊见舌红，苔黄干，脉数有力。经诊断为淋证（热淋），肝郁化火，膀胱湿热，急性尿路感染，投以清肝泄热，利水通淋之法。方选丹栀逍遥散加减。处方：牡丹皮12 g，栀子12 g，赤芍15 g，柴胡9 g，赤茯苓20 g，甘草9 g，白茅根15 g，白通草6 g，黄柏10 g，车前子15 g，蒲公英15 g，金银花18 g，生地黄30 g，紫花地丁15 g。每日1剂，水煎，分2次服。服药3日，症状缓解，继上方加减治疗1周，症状消失。

综上所述，加味逍遥散临床应用范围甚为广泛，只要抓住肝经郁热、疏泄失调、肝火偏旺的主要病机，各科疾病均可使用本方进行辨证论治。

八、张仲景方的临床运用

张仲景的方剂临床应用范围甚广，若辨证准确，选方恰当，疗效颇佳。笔者数十年来屡用经方加减，于临床治疗多种顽疾，均获显效。

1. 泽泻汤为主治疗眩晕

眩晕一证，临床常见。故人有"无痰不作眩""无湿不作眩""诸风掉眩皆属于肝""无虚不作眩"之说。眩晕虽以虚者居多，但痰浊、水湿上蒙清窍以致眩晕者亦屡见不鲜。治疗以张仲景《金匮要略》之泽泻汤为主，疗效卓著。但临证时应根据患者病情适当加减，效果更佳。

【病案举例】林某，男性，76岁。诉头晕目眩3日，伴口苦纳呆，恶心欲吐，夜间难寐，小便黄。诊见老年体态，舌苔黄腻，脉濡数。测量血压180/100 mmHg。按痰浊水饮之眩晕、原发性高血压，老年性脑动脉硬化症，投以化痰降浊，健脾利水之法。方选泽泻汤加味。处方：泽泻30 g，白术12 g，钩藤15 g，法半夏15 g，茯苓15 g，葛根30 g，牛膝15 g，川贝母6 g，竹茹15 g。每日1剂，水煎服，服药6剂，症状大减。血压已维持在135/75 mmHg，黄腻苔已化。嘱继以健脾化痰除湿之法以巩固疗效。

笔者遵张仲景"心下有支饮，其人苦冒眩，泽泻汤主之"之训，结合临证所见，认为水湿较重之眩晕患者多患有痰浊，运用泽泻汤合温胆汤之意，一可利水湿，二可化痰浊，使痰湿以二便出而解，眩晕乃愈。此乃泽泻温胆汤也。

2. 金匮肾气汤治顽固性遗尿

遗尿一证乃小儿常见之疾，多与膀胱之约束与气化功能有关，涉及五脏，但以肾脏为主。因小儿肾气未固，膀胱开合失司，故较常见，但成年之后，肾阳亏损，下元虚寒，以致长期遗尿者，亦可见之。采用常法治疗很难收效。运用张仲景之金匮肾气丸为主治疗，坚持服药数周，收效颇佳。

【病案举例】朱某，男性，18岁。自幼遗尿，每夜1~2次，伴腰膝酸软，小便清长，畏寒肢冷，精神萎靡，记忆力减退，曾屡服中西药数年均未收效。诊见面色㿠白，神差，舌质淡，苔白，脉沉弱，由以双尺为甚。此乃肾阳不足，下元虚寒，闭藏失职，不能制约膀胱而致之顽固性遗尿，投以温补肾阳，固摄元气之法。方选金匮肾气汤加减。处方：熟地黄20g，山药15g，山茱萸10g，熟附子（先煎）9g，肉桂6g（另焗），黄芪20g，茯苓6g，泽泻6g，枸杞子15g，桑螵蛸10g，益智仁20g，乌药9g，淫羊藿15g，锁阳15g。每日1剂，水煎，分2次服。服药3剂，遗尿已止。服药2周，精神好转，继服金匮肾气丸1个月余，以巩固疗效。

3. 半夏泻心汤治疗久泻

泄泻一病，有初泻、久泻之分，一般认为初泻、暴泻属实，久泻多虚，或虚中夹实，多为久病体虚或情志抑郁，脏腑功能失调而成。胃肠湿盛乃发病之关键，故有"无湿不作泻""无虚不作泻"之说。但寒热错杂、虚实夹杂之泄泻，经久不愈者，采用半夏泻心汤为主治疗，可收到一定疗效。

【病案举例】季某，女性，35岁。泄泻反复多年，近3年来症状加重，大便溏而不爽，日解3~4次，伴心下痞满，恶心欲吐，肠鸣口苦，疲乏无力，小便黄，夜难寐。曾做纤维结肠镜，诊断为慢性非特异性结肠炎。屡服抗生素及中药、灌肠等，症未除。诊见舌淡红，苔白、脉弦滑。按泄泻，寒热错杂，虚实夹杂，投以辛开苦降，和胃涤痰之半夏泻心汤为主。处方：法半夏15g，干姜6g，黄芩15g，川黄连6g，党参18g，炙甘草9g，大枣15g，桑白皮20g，土茯苓30g，大黄6g。每日1剂，水煎，分3次温服。服药3剂，泻下白色黏液甚多，肠鸣、呕吐减轻，原方去川大黄，加绞股蓝15g。服药2周，诸证大减，大便已成形，嘱再服2周，病已痊愈。

九、甘露饮的临床应用

甘露饮来源于《太平惠民和剂局方卷六》，由枇杷叶（刷去毛）、干熟地黄（去土）、天冬（去心，焙）、枳壳（去瓤，麦炒）、茵陈（去梗）、生地黄、麦冬（去心，焙）、石斛（去芦）、甘草（炙）、黄芩等生药组成。用法：上药研为末，每服6g；用水150mL，煎至100mL，去渣，餐后临睡前温服。小儿一般分两次服。有清热养阴，行气利湿之功。主治胃中湿热，口臭喉疮，齿龈宣露，吐衄齿血，甚则齿龈肿烂，时有脓血，目睑垂重，常欲合闭，饥饿心烦，不欲饮食，目赤肿痛，不任凉药，口舌生疮，咽喉肿痛，疮疹已发，脾胃受湿所困，瘀热在里，或醉酒房劳，或时身灼热等症。现代医学多用于复发性口腔炎，慢性咽炎，牙周炎，慢性扁桃体炎，属阴虚而夹湿热者。亦可用于眼科。

1. 复方性难治性口疮

【病案举例】牟某，男，58岁。主诉口舌糜烂多年，重则每月2～3次，轻则每月1次。发作时口唇及舌边糜烂，红肿，中间有脓点，晚间流涎，饮食不便，伴心烦口苦、口干，夜间难寐，小便短黄。诊见舌边红，有两处溃疡约黄豆大小，下唇有一个溃疡四周红，中间有脓点，脉细数。此乃心火上炎，肺胃湿热，耗伤阴津，治当清热泻火，理气养阴，佐以清热解毒。方选甘露饮加减。处方：天冬15 g，麦冬15 g，熟地黄20 g，生地黄20 g，枇杷叶10 g，黄芩12 g，枳壳12 g，金银花12 g，石斛12 g，茵陈18 g，青天葵6 g，川黄连6 g，甘草6 g。每日1剂，水煎2次，分2～3次饭后服或睡前服。每周服药3剂，口舌疮溃疡已愈合，仍以原方加减调治1个月余，随访至今未见复发。

2. 慢性咽炎

【病案举例】黎某，男，52岁。诉咽喉不利，反复4年余，经某医院诊疗，诊为慢性咽喉炎，服药未见好转。诊见咽部痛痒，似有异物感，干咳无痰，口干不欲饮，夜间易醒，咽部黏膜潮红，小血管明显扩张，咽喉壁滤泡增生，舌质暗红，舌苔黄干，脉弦细数。证属阴盛火旺，兼瘀热互结。治宜养阴清热降火化瘀。以甘露饮为主方。处方：天冬15 g，麦冬12 g，生地黄20 g，熟地黄25 g，枇杷叶10 g，黄芩10 g，玄参10 g，野菊花10 g，怀牛膝10 g，藏青果10 g，蒲公英18 g，桔梗18 g，木蝴蝶6 g，甘草6 g，牡丹皮9 g，牛蒡子9 g。每日1剂，水煎，分3次饭后服。服药5剂后，症状明显改善，已无干咳，无异物感，睡眠好转。继服2周，症状消失，随访未见复发。

3. 慢性支气管炎

【病案举例】田某，女，43岁。咳嗽反复多年，每遇虚冷加重，近2个月咳嗽发作，痰多色黄，胸闷不适，夜间难寐，胃纳尚可。诊见舌质红，苔薄黄，脉细数。脉症合参，证属风邪犯肺，久郁化热，痰热壅滞，肺阴受损。治当清肺化痰，养阴止嗽。方选甘露饮合止嗽散为主。处方：枇杷叶12 g，黄芩12 g，麦冬12 g，桔梗12 g，杏仁12 g，桑白皮12 g，百合15 g，天冬15 g，生地黄15 g，紫菀10 g，瓜蒌皮10 g，龙脷叶10 g，石斛10 g，川贝母10 g，甘草6 g。每日1剂，水煎，分3次服。连服5剂，症状明显改善，守原方加当归9 g，海浮石15 g。服药1周，症状消失，病告痊愈。

4. 慢性浅表性胃窦炎

【病案举例】陈某，女，60岁。胃痛反复1年余，伴胃纳减少，口干欲饮，夜间多梦，难睡易醒，痛时欲便，大便干结，小便短黄。诊见形体稍瘦，舌质红，少苔，脉弦细数。诊为胃痛，胃阴亏损，脾胃两虚，夹有内热。治当养阴和胃，健脾调中，佐以清热。方选甘露饮为主方。处方：天冬15 g，麦冬15 g，石斛15 g，白芍15 g，生地黄15 g，黄芩15 g，地锦草15 g，蒲公英15 g，枳壳9 g，火麻仁18 g，百合18 g，玉竹18 g，绞股蓝12 g，甘草6 g，大枣10 g。每日1剂，水煎，分3次饭前服用。服药5日，胃痛减轻，胃纳增进，大便变软，尿黄口干，夜难入寐，原方加珍珠母30 g，合欢花15 g。服药3周，症状明显改善。继以本方为主调治以善其后。

十、桂枝茯苓丸的临床应用

桂枝茯苓丸出自《金匮要略》一书。由桂枝、茯苓、牡丹皮、桃仁、芍药各等分，制成蜜丸，每次服1～2丸，具有活血化瘀，消癥散结之功效。多用于妇人宿有癥块，妊娠胎动，漏下不止，及瘀血而致的痛经闭经，癥积痞块等证。笔者从事临床50余载，每每应用桂枝茯苓丸治疗因瘀血所致之经行腹痛、闭经若狂、妇人不孕及现代医学的子宫肌瘤，男子前列腺炎，肝硬化等，根据辨证，灵活加减应用，收效颇佳。

1. 经行腹痛

【病案举例】莫某，女，24岁，未婚。经行少腹经痛，月经延期已半年，每次月经来潮时少腹剧痛，经期过后手足发麻，冷汗直冒，颜面发青，手足发凉，月经量少，色紫暗，夹有瘀块，白带量多，色白质稀。诊见舌质暗红，边有齿痕及小瘀点，苔白脉沉缓而涩。脉症合参，证属寒凝血瘀之经行腹痛。治当活血化瘀，温经止痛。方选桂枝茯苓汤加减治疗。处方：桂枝4.5 g，茯苓15 g，牡丹皮9 g，赤芍12 g，桃仁9 g，小茴香6 g，炮干姜6 g，当归9 g，延胡索10 g，五灵脂10 g，炙甘草6 g，益母草20 g。每日1剂，水煎，分2次温服。服药3剂，症状消失，嘱次月月经来潮前再服药3～5剂。次月月经来潮时腹痛已消失，月经已正常。已婚育。

2. 闭经若狂

【病案举例】梁某，女，33岁。诉月经闭止已半年，哭笑无常3日。半年来少腹胀痛，伴腰痛，纳减。3日前表情淡漠，无故哭笑，动作古怪，詈骂歌唱，不避亲疏，曾服氯丙嗪等药无效。诊见面色黧黑，肌肤甲错，胡言乱语，口气秽臭，答非所问，舌质红，边有瘀斑，苔黄稍腻，脉沉涩。脉症合参，此乃气滞血瘀，脑气与脏气不接所致，为癫为狂，属痰饮瘀血阻滞清窍。治当活血化瘀，调经解郁，佐以理气化痰。方选桂枝茯苓合癫狂梦醒汤予以调治。处方：桂枝6 g，茯苓15 g，牡丹皮10 g，赤芍15 g，桃仁10 g，香附12 g，当归尾15 g，莱菔子15 g, 陈皮6 g, 柴胡9 g, 生大黄9 g（后下）, 甘草6 g。每日1剂, 水煎服, 分2～3次温服。服药2剂, 已无胡言乱语, 原方再进。服药1周, 诸症消失, 月经复常。

3. 癃闭

【病案举例】何某, 男, 24岁。小便后淋漓不畅, 急涩已半年。近日小便不通, 小腹胀痛, 曾到某院诊为慢性前列腺炎并前列腺肥大, 屡服西药抗生素及利尿剂, 症状未减, 要求中药治疗。诊见舌质深红, 苔黄, 脉弦数, 此属瘀热互结, 壅阻下焦所致。治当活血化瘀, 佐以清热利水。方选桂枝茯苓汤合八正散加减。处方: 桂枝6 g, 茯苓15 g, 牡丹皮10 g, 赤芍12 g, 桃仁9 g, 萹蓄10 g, 瞿麦12 g, 王不留行15 g, 白茅根15 g, 海金沙10 g, 金钱草15 g, 甘草6 g。每日1剂, 水煎服。连服7剂, 症状明显缓解, 继以原方加车前草15 g、木通6 g, 再服15剂, 症状消失。

4. 癥瘕

【病案举例】陈某, 女, 43岁。诉少腹疼痛, 月经不规则反复8年余, 到某医院作B超疑子宫肌瘤, 建议手术切除。因其体质较差, 畏惧手术, 要求中药治疗。诊见面色晦暗, 舌苔暗红, 舌边有瘀斑, 脉弦涩, 属妇科瘀血阻滞胞宫之癥瘕。治当活血化瘀, 消癥消结。方选桂枝茯苓丸加味治之。处方: 桂枝9 g, 茯苓15 g, 牡丹皮12 g, 赤芍15 g, 桃仁10 g, 炒鳖甲25 g（先煎）, 生牡蛎50 g（另包先煎）, 制乳香9 g, 三棱10 g, 莪术10 g, 甘草6 g。每日1剂, 水煎, 分2次服。连服2周, 少腹疼痛减轻, 原方再加红花3 g、没药6 g, 再服3周后, 复查B超, 肿块明显缩小, 月经已恢复正常。

5. 积聚

【病案举例】刘男, 48岁。诉腹胀, 右胁腹疼痛反复8个多月, 纳差, 大便秘结, 小便黄, 曾住院治疗, 拟诊肝硬化、腹水并肝细胞癌, 曾作介入治疗。诊见面色晦暗滞, 舌质暗红, 舌下静脉充盈, 脉弦涩, 按癥积瘀血阻滞, 肝经郁热, 投以活血化瘀, 消癥散结, 佐以清肝解郁之法。方选桂枝茯苓汤加减治之。处方: 桂枝5 g, 茯苓皮20 g, 牡丹皮10 g, 赤芍15 g, 桃仁10 g, 炒鳖甲30 g（另包先煎）, 生牡蛎60 g（另包先煎）, 白花蛇舌草20 g, 败酱草20 g, 仙鹤草15 g, 八月札15 g, 龙葵10 g, 白英15 g, 红豆杉15 g, 山慈菇15 g, 灵芝10 g, 猪苓15 g。每日1剂, 水煎服。连服15剂, 腹胀减轻, 纳增, 小便清。原方加大腹皮15 g、半边莲15 g, 再服1个月, 症状进一步缓解。效不更方, 以上方为主, 适当加减化裁, 治疗半年, 病情稳定。

综上所述, 笔者认为桂枝茯苓丸（汤）临床应用非常广泛, 只要抓住瘀血阻滞为主的内科、外科、妇科等疾病皆可运用, 可根据临床表现, 适当加入理气、解郁、利水、益气健脾等各种药物，治疗更佳。

十一、独活寄生汤的临床运用

独活寄生汤源自《千金要方》方，由独活15 g，桑寄生10 g，杜仲10 g，牛膝10 g，细辛10 g，秦艽10 g，茯苓10 g，桂心10 g，防风10 g，川芎10 g，人参10 g，甘草10 g，当归10 g，芍药10 g，生地黄10 g组成。水煎，分3次服。有祛风湿、止痹痛、益肝肾、补气血的功效。用于治疗风寒湿痹，属于肝肾亏损，气血不足，症见腰膝冷痛，肢节屈伸不利，或麻木不仁，畏寒喜温等症。

1. 风寒湿痹（风湿性关节炎）

风痹是由于感受风寒湿邪，侵袭肢体关节所致。症见肢节疼痛游走不定，遇寒冷季节或阴雨天加重，轻则四肢关节疼痛难忍，重则行动不便。治当祛风除湿，通络止痛，所以补肝肾。方选独活寄生汤加减调治。

【病案举例】王某，男，19岁。诉四肢关节游走性疼痛2周，行走不便，活动受限，阴雨天疼痛加重，纳呆乏力。曾在当地医院治疗，症未减。诊见神清，体瘦，跛行，双膝关节压痛；舌质淡红，苔白，脉弦紧。诊为风痹，急性风湿性关节炎。方选独活寄生汤加减。处方：独活10 g，桑寄生15 g，秦艽10 g，防风6 g，细辛3 g，川芎6 g，当归6 g，白芍12 g，桂枝6 g，茯苓12 g，牛膝15 g，木瓜12 g，威灵仙12 g，鸡血藤30 g，甘草6 g。7剂，每日1剂，水煎，分2次饭后口服。服药1周，症状明显改善，效不更方，继以上方加海风藤15 g，再服1周，症状消失。嘱继续服独活寄生丸以巩固疗效。

2. 寒痹（类风湿性关节炎）

因寒湿之邪侵袭人体肢节经络所致。症见四肢关节疼痛，疼痛剧烈，遇寒加剧，得暖减轻，兼见手足拘挛，肢节增大，活动不利，多见于现代医学的类风湿性关节炎等结缔组织疾病。可选用独活寄生汤加乌头汤等加减治疗。

【病案举例】黄某，女，61岁。2007年2月1日就诊，诉四肢关节肿大疼痛反复半年余，因寒冷天气疼痛加剧，行走不便，夜不能寐，肢节弯曲不利，曾到当地医院诊疗。实验室检查：类风湿因子阳性，血沉增快。曾使用抗生素及泼尼松等药治疗，治疗期间疼痛减轻，停药后症状加重，胃纳欠佳，大便溏烂，小便清长。诊见神清体胖，舌质淡胖，边有齿痕，脉沉缓。此乃寒痹，寒湿阻滞关节经络，属类风湿性关节炎。治以祛寒除湿，通络止痛为主。方选独活寄生汤加减。处方：独活12 g，桑寄生15 g，熟附子10 g，桂枝10 g，茯苓15 g，秦艽12 g，细辛3 g，川芎6 g，当归10 g，杜仲15 g，党参15 g，蕲蛇15 g，雷公藤25 g（另包先煎），炙甘草9 g，威灵仙12 g。每日1剂，水煎，分2～3

次饭后服。连服10剂，症状减轻，能缓缓前行，守原方加海风藤15 g、半枫荷15 g、鸡血藤30 g。调治1个月余，症状明显改善。嘱服独活寄生丸以巩固疗效。

3. 湿痹（痛风性关节炎）

因风寒湿邪侵袭肢体、经络，以致肢体重着，肌肤麻木，关节肿大而疼痛，痛处固定，阴雨天或饮食不当时疼痛发作，轻则疼痛难忍，重则不能履步。治宜祛湿为主兼健脾活络。方选独活寄生汤为主方。

【病案举例】潘某，男，42岁。诉双足踝关节肿痛，行走不便10日，曾用西药治疗，症状反复。血常规检查：白细胞增高；尿酸增高，血脂偏高。诊见神经清体胖，舌质红，苔白腻，脉沉弦。脉症合参，此乃湿痹、湿阻经络、关节，属现代医学中的痛风性关节炎。方选独活寄生汤加减调治。处方：独活15 g，桑寄生15 g，土茯苓30 g，青风藤15 g，红鱼眼15 g，茯苓15 g，薏苡仁30 g，细辛3 g，当归10 g，白术15 g，川芎6 g，白花蛇舌草15 g，黄根30 g。每日1剂，水煎服。连服5剂，疼痛明显改善。仍守原方加络石藤15 g、木瓜15 g。服药3周，疼痛消失，嘱注意饮食调理，定期复查。

4. 痛痹（增生性关节炎）

由于风寒湿气，杂而合致，使人体的肢节肿大疼痛，随着年纪的逐年增大，双膝及踝关节活动欠灵活，局部肿大疼痛，拍X线片可见膝踝关节呈退行性改变，严重者膝关节腔合并有积液。治疗较为棘手，可选用独活寄生汤加通络活血的药物治疗。

【病案举例】庞某，女，58岁。诉双膝关节肿大疼痛已1个月余，活动欠灵活，尤以上下楼时为甚，局部压痛，行走不便，虽打针、服药，症状未减，曾做CT检查拟诊为双膝骨性关节炎。诊见双膝关节肿大，压痛明显，舌见暗红，苔白，脉沉弦。按痛痹、肝肾亏损、瘀血阻络治。治以调养肝肾，化瘀通络之法。方选独活寄生汤加减。处方：独活12 g，桑寄生15 g，秦艽10 g，细辛3 g，当归10 g，川芎6 g，赤芍12 g，杜仲15 g，怀牛膝15 g，千斤拔15 g，鹿衔草13 g，川续断15 g，骨碎补15 g，雷公藤15 g。每日1剂，水煎，分2~3次饭后服。连服7剂，1周后复诊，疼痛减轻，继守原方加络石藤15 g、鸡血藤30 g，以加强通络止痛之效。再服8剂，疼痛明显改善。嘱适当保护双膝关节，继续服丸药以巩固疗效。

5. 肾痹（强直性脊柱炎）

肾痹乃内脏痹症之一，由于骨痹日久不愈，复感外邪，或远行劳倦伤骨，或不慎房劳伤肾所致。症见腰背疼痛、偻曲不能伸、下肢弯曲、腰腿疼痛等。治宜益肝肾，蠲痹痛。方选独活寄生汤加减。

【病案举例】林某，男，35岁。诉腰腿疼痛，弯曲不利，行走不便，曾做MRI检查，拟诊强直性脊柱炎，服西药1年，症未减，几乎丧失劳动能力，要求中医治疗。诊见面色萎黄，步履蹒跚，夜间难寐，腰弯曲不能，屈伸不利，舌质淡红，苔白，脉沉无力。中医诊断为肾痹（肝肾亏损，脉络不通）。方选补肝肾，强筋骨，通脉络之独活寄生汤加减。处方：独活12 g，桑寄生15 g，秦艽10 g，细辛3 g，川芎6 g，当归10 g，熟地黄20 g，白芍15 g，杜仲18 g，狗脊15 g，白僵蚕15 g，威灵仙12 g，络石藤15 g，鸡血藤30 g，炙甘草6 g。每日1剂，水煎，分3次饭后服。连服3周，症状改善，以原方为主适当加入补肾通络之千斤拔、千年健等药物，调治3个月，症状明显改善，继以独活寄生丸等药以巩固治疗。随访至今，已恢复劳动能力，病情稳定。

独活寄生汤所治疗之疾病范围甚广，除上述举例之外，笔者50多年的临床治疗中常用来治疗肝肾亏损所致的腰椎间盘突出症、骨质疏松症、腰肌劳损、坐骨神经痛等多种内科疾病及老年骨质疏松等老年病。据现代医学研究，独活寄生汤对病原微生物有一定影响，而且抗炎，抗氧化，免疫调节和促进作用比较强大，同时能改善血液循环和血液流变学功能，对神经、内分泌功能有强大的调节作用。

第三节　药物配伍应用

一、葛根的配伍应用

葛根有多种功能和作用，临床应用范围较广。笔者常用葛根与其他药物配伍治疗多种疾病，获效满意。

1. 葛根配柴胡解肌退热

外感风寒，寒邪束表，久郁化热，症见恶寒轻，发热重，头痛肢酸，目干鼻干，心烦不眠，目眶疼痛，舌质淡红，苔薄黄，脉浮数等，可用葛根与柴胡配伍以达解肌清热之功。代表方为柴葛解肌汤，以葛根、柴胡为主药，清热与解表兼顾，再辅以解表散寒、清泄里热之品，使寒热从表而解。将本法用于治疗普通感冒，属表邪未解者；久郁化热者，葛根常用至30 g，每日2剂，收效显著。

2. 葛根配升麻解肌透疹

麻疹发而未透，皮下隐隐可见，宜用葛根清热解肌透疹为主药，配以升麻升阳透表，协助葛根升发血络之邪毒。代表方为升麻葛根汤、宣毒发表汤。用本法治疗多例麻疹患儿，解表透疹疗效显著。葛根常用10～15 g。轻者每日1剂，重者每日2剂。

3. 葛根配芍药解痉止痛

外感风寒，头项强痛，恶寒发热而无汗，或太阳病，无汗而小便少者，气逆胸闷、项背强痛者，宜用葛根与芍药配伍。葛根解痉清热，芍药缓急止痛，两药配合，以达解痉缓急止痛之功。代表方为葛根汤。以葛根汤为主治疗一颈椎病所致的高血压病患者，葛根用至60 g，对改善颈项强痛、降低血压有较好的疗效。

4. 葛根配黄连清热止痢

表邪未解，热邪入里，久郁化热，症见身热下利，烦热口渴，舌质红，苔黄干，脉数者，重用葛根为主药，既能解表清热，又能升发脾胃清阳之气以止利，配以黄连清泄肠胃之热，苦寒燥湿而治下利，两药相伍，清热止痢之功加强。代表方为葛根黄芩黄连汤，用葛根黄芩黄连汤治疗肠伤寒收到满意效果，葛根曾重用至每剂50 g，每日1～2剂。

5. 葛根配天花粉生津止渴

热病伤阴或肺热伤津，症见烦渴引饮，消谷善饥，小便频数量多，身体消瘦，舌红绛，少苔，脉数等，宜用葛根清热生津、升举元气，配以天花粉生津止渴，再辅以益胃养阴之品，治疗肺胃燥热之消渴者，有一定疗效。代表方如玉泉丸、玉液汤等。用本法治疗多例糖尿病患者，葛根用量每日为60～100 g，并配以益气养阴生津之品，对改善症状、降低血糖和尿糖均有较好疗效。

6. 葛根配泽泻降浊止眩

痰浊中阻，上扰清窍，症见眩晕倦怠，头重如裹，胸闷少痰，口苦溲黄，舌红，苔腻，脉弦滑数。用葛根以清热利湿，泽泻以利水降浊，辅以燥湿化痰之品，使痰浊从二便而解。对于血脂偏高、眩晕头重患者采用本法有一定作用。

7. 葛根配磁石治耳聋耳鸣

肝肾亏损，肾精不足，不能上充清窍，症见耳聋耳鸣，头晕目眩，夜寐多梦，舌质偏红，脉弦细者。治宜用大量葛根（可用30～50 g），配以磁石，清热养阴，重镇安神，再辅以滋补肝肾之品。本法治疗数例神经性耳聋之患者，疗效显著。

8. 葛根配党参暖脾止泻

脾气虚弱，清阳之气不能升发，以致运化失常，症见大便时泄时溏，胃纳不振，面色萎黄，神疲倦怠，舌淡，苔白，脉细。用煨葛根配以党参、白术等暖健中州，利湿止泻。代表方如七味白术散。多用于脾虚夹湿之泄泻，疗效较好。

9. 葛根配地龙清热除痹

热邪入络，筋脉拘急，症见肢体关节肿痛，筋脉挛急，活动受限，舌红，苔黄，脉滑数。重用葛根以清热，配以地龙化痰通络祛瘀，再辅以除痹之品。本法可用于热痹、痛证及中风中经络偏于痰热者，但用药时需辅以适当药物。

10. 葛根配黄芪升麻升阳举陷

脾胃气虚，中气不足，气虚下陷以致脱肛，久痢不止，子宫脱垂，少气懒言，四肢乏力，舌胖嫩色淡，脉虚无力者。每剂葛根用至60 g，配以黄芪、升麻等益气升阳之品，治疗内脏下垂诸疾，可收到升阳举陷之功。但葛根用量须较重，轻则难以奏效。

11. 葛根配丹参化瘀止痛

瘀血凝滞，脉络受阻，瘀热互结，可引起心胸疼痛，痛如针刺，舌瘀暗，脉弦涩等，颇似现代医学的冠心病心绞痛。用大量葛根配以丹参等活血化瘀之品，取其扩张冠状动脉的作用，对缓解疼痛，改善心电图表现有一定作用。曾用此法治疗一例心肌梗死的患者，配以宽胸理气的药物，收到较好的疗效。现代药理研究证明葛根有改善脑循环的作用，临床上用葛根配丹参治疗心绞痛和脑血管疾病有效。

12. 葛根配苦参胜湿止痒

湿邪与热邪相搏，内不得疏泄，外不得透达，郁于肌肤腠理之间，可见皮肤瘙痒，或水液流溢，苔黄，脉滑数。可用葛根配苦参、地肤子等清热燥湿之品，以胜湿止痒。治疗皮肤瘙痒症、荨麻疹等，亦有人用于治疗银屑病。

葛根味甘辛、性平无毒，为临床常用药物之一。只要配伍得当，合理使用，往往能收到满意的疗效。

二、百合的配伍运用

百合是临床的常用药物之一，味甘苦，能与多种药物配伍，只要配伍得当，疗效堪称满意，现将笔者多年临床运用百合配伍的体会略述如下。

1. 百合配地黄养阴清热

患者因七情郁结，或大病久病之后，心肺阴虚而生内热，以致神情不能，沉默少言，欲睡不能睡，欲行不能行，欲食不能食，似寒无寒，似热无热，口苦、尿黄等。治疗宜养阴清热为主，方选百合配地黄的百合地黄汤为主方，以百合清心养神，配地黄养阴清热之力更强。本法多用于神经衰弱、神经官能症等患者。

2. 百合配知母清热除烦

百合病患者流汗后，津液受伤，虚热加重，以致心烦口渴，日轻夜重，烦躁不安，夜不能寐等，宜用百合入心肺之经，润肺清心，配知母生津清热，二药合用以达到清热除烦之效。代表方为百合知母汤，本方常用于热病伤津后心烦躁扰不能者，可适当加入生龙骨、生牡蛎等清热安神之药，效果更佳。

3. 百合配当归润肺止咳

肺肾阴亏，虚火上炎，以致咳嗽少痰，或痰中带血，久咳不愈，舌红，苔少，脉细数者。宜以百合润肺，肾之阴，配当归养血和阴，并有止咳之效，再辅以沙参、桑白皮等清肺之药，效果更佳。本法适用于慢性支气管炎或支气管扩张偏于肺阴不足者。

4. 百合配沙参清肺止咳

秋燥之邪伤肺，肺阴不足，以致口干、口渴，咳嗽少痰，或痰中带血丝，舌红，苔少，脉细数。宜用百合清肺泄热，配沙参润肺止咳，佐以麦冬、玉竹等养阴之品。用于老年慢性支气管炎急性发作偏于肺阴亏损者，有一定疗效。

5. 百合配枸杞子补益肺肾

肺肾阴虚以致潮热盗汗、干咳少痰、夜寐多梦、五心烦热、男子遗精、女子月经失调，烦躁，健忘等。治当补益肺肾，宜用百合养阴润肺，配枸杞子补肾益精。两药合用，肺肾双补。适用于肺结核、支气管扩张等偏于肺肾两方之患者。

6. 百合配乌药和胃止痛

胃痛患者经久不愈，胃气受伤，胃阴亏损，以致胃脘灼痛走窜不定，嗳气口干，小便黄，大便干结，证属胃阴亏损，胃气不和。治当养阴和胃，理气止痛，宜百合配乌药，百合用量宜大，一般用30～50 g，乌药用量宜小，一般用6～15 g，或按百合2份、乌药1份的比例适用亦可。本法多用于慢性浅表性胃炎、慢性萎缩性胃炎溃疡病等偏于胃阴亏损，胃气不和者，代表方为百合汤，如辨证准确，用方恰当，疗效颇佳。

7. 百合配芍药养阴止痛

由于肝气郁结，久郁化热，以致肝胃不和，胃阴不足，引起脘腹疼痛，灼热，口干，便结，舌红，苔少，脉弦而数等。治宜养阴和胃，缓急止痛，以百合配芍药养阴清热，和胃止痛，药量宜重，两药均可用30～50 g。如肝郁较重者可合四逆散，本法多用于慢性胃炎偏于胃阴亏损者。

8. 百合汤配玉竹益胃生津

热病之后，或汗出过多，或素体阴亏，症见口干咽燥，口渴引饮，善食易饥，小便黄，大便干结，舌红少津，脉细数等。证属肺胃阴亏，治当润肺益胃，养阴生津，佐以麦冬等清热之品，效果更佳。本法适用于肺胃阴亏之糖尿病患者。用药时适当配伍益气之品效果更好。

9. 百合配葛根止渴解肌

热病伤阴，或三阳病后余邪未清，症见头项强痛，口干、口渴、项背不舒，时有咳嗽，舌红，苔薄黄，脉浮紧等。治当解肌生津，佐以清热，宜用百合20～30 g，配葛根30～50 g，每日1～2剂，煎汤作茶饮，尤以夏暑季节，更为适宜。

10. 百合配桑叶宣肺止咳

由于风热之邪侵犯肺部，症见发热，咳嗽，鼻塞，咽痛，声音嘶哑，舌淡红苔薄黄。百合配桑叶清热解表宣肺，二药合用，一清一降，以达到宣肺止咳之效。

11. 百合配龙齿清热安神

由于情志不和或肝郁化火，以致睡眠不安，时有惊悸，健忘多梦，咽干口燥，舌红，苔少，脉细数等。宜百合配龙齿，清热、镇定、安神，二药合用，一清一降，多用于脏躁病等。

12. 百合配白果止咳平喘

平素肺有痰浊，郁结化热，痰热互结，阻遏肺气，肃降失常，气逆于上，以致咳嗽有痰，胸闷气促，喉中哮鸣而喘。治当清热化痰，止咳平喘，以百合清热止咳，配白果化痰平喘，二药合用，相得益彰。本法多用于痰热所致之哮喘证或喘息性支气管炎偏于肺热痰阻者。

百合乃百合科植物之鳞片，为临床较常用之药物，可与多种药物配伍，组成多种方剂，亦可作食疗之用，应用范围较广，历代医家适用经验颇多，乃笔者较常用之配伍方法，既有学习仲景等前贤配伍之经验，又有自己的临床体会。除此之外，百合尚可与滑石配伍治疗百合病变发热者，如百合滑石散，百合与鸡子黄配伍治百合病吐之后者，代表方如百合鸡子黄汤等。概而言之，百合是一味临床很常用的药物，可与多种药物配伍，亦为患者喜闻使用，只要配伍得当，运用合理，可获满意疗效。

三、大黄的配伍应用

大黄在《神农本草经》中就有记载，具有多种功能和作用，历代医药学家研究运用颇多，临床配伍应用范围很广。笔者常用大黄与其他药物配伍治疗多种疾病，获效显著。根据前贤的应用经验，结合个人的体会，归纳探讨如下。

1. 大黄配柴胡清热解郁

邪热内结于少阳阳明，症见寒热往来，胸胁苦满，恶心呕吐，胁痛，小便黄，大便结，舌红，苔黄，脉弦有力等。宜用大黄配柴胡，外解少阳，内泄热结。代表方为大柴胡汤，方中以柴胡、大黄两解少阳、阳明为主药，清热解郁泻热兼顾，再辅以疏肝利胆之品，使郁热从二便而解。常以本法治疗慢性胆囊炎急性发作、急性胆囊炎、急性胰腺炎等，大黄（后下）用量10～15 g，病情急重者每日服药2剂，效果更好。

2. 大黄配麻黄解表清里

外有风寒，内有郁热，以致壮热头痛。时行热病，舌红，苔白，脉浮紧等，宜外解风寒，内清里热，以大黄配麻黄，使郁热之邪自内达外而解，代表方为千金水解散。

3. 大黄配芒硝峻下热结

阳邪入里化热，实热与积滞壅结于肠间而形成阳明腑实证。症见大便秘结，腹痛拒按，甚则潮热谵语，热结旁流，热厥，发狂，舌苔黄厚而干，脉沉实或滑数等。以大黄苦寒泄热通便，荡涤肠胃为主药，配以芒硝咸寒泻热、软坚润燥，佐以枳实、厚朴消痞除满，行气散结，以达到峻下热结的功效。代表方为大承气汤、调胃承气汤。本法常用于急性单纯性肠梗阻、急性阑尾炎等急腹症的治疗。

4. 大黄配牡丹皮破瘀消痈

热毒壅结，瘀血内停于肠中，以致成肠痈。右下腹疼痛而拒按，伸腿痛甚，舌苔黄腻，脉弦滑数等。宜用大黄清热解毒，苦寒通下为主药，配以牡丹皮活血散瘀，佐以排脓散结之品，以达到泻热破瘀、散结消肿之功，代表方为大黄牡丹汤。常用本法治疗急性阑尾炎、慢性阑尾炎急性发作等，均收到较好疗效。大黄可用15～30 g，配以金银花、蒲公英等解毒清热之品。亦可用于急性盆腔炎、附件炎等属于下焦湿热者，以煎液保留灌肠为佳。

5. 大黄配川厚朴消痞散结

阳明热结，谵语，大便难，胸腹痞满，舌红，苔老黄，脉滑数者。宜用大黄清热泻下，配以川厚朴消痞除满，两药共奏消痞散结之功。代表方为厚朴大黄汤、小承气汤等。

6. 大黄配栀子凉膈通便

上中二焦热邪炽盛，心胸肺胃受灼，以致烦躁口渴，面赤唇干，口舌生疮，小便黄，大便秘结，舌红，苔黄干，脉滑数等。以大黄通便，栀子清热除烦，两药合用以达凉膈通便之功。代表方为栀子大黄汤、凉膈散等。

7. 大黄配巴豆攻逐寒滞

由于常食寒滞之品，以致寒积停滞，卒然胸腹胀满，剧烈疼痛，二便不通，甚则口噤，气急，肢厥，苔白，脉沉而紧。以大黄通便解毒，巴豆辛热峻下，开通闭塞，佐以干姜以顾脾阳，诸药合用以急下寒积。代表方为三物备急丸。本法多用于食物中毒、急性单纯性肠梗阻属于寒积冷结而体质壮实者。

8. 大黄配麻子仁润肠通便

胃肠燥热，大便秘结，舌红，苔黄干，脉弦数等。宜以大黄通便，麻子仁润肠，辅以理气之品，达到润肠通便之效，代表方为麻子仁丸。本法多用于治疗习惯性便秘或痔疮便秘者，大黄与麻子仁之比为1∶3，即大黄（后下）10 g、麻子仁30 g，一般服药2~3剂获效。

9. 大黄配葶苈子逐饮通下

水饮停聚，水走肠间，辘辘有声，腹满便秘，小便不利，口干舌燥，脉沉弦等。以大黄通利大便，逐水从大便而去，以葶苈子泻肺行水，导水从小便而出，使水饮从二便而解，达到逐水饮、通二便之目的，代表方为己椒苈黄丸。本法用于肝硬化腹水、肺心病水肿、肾炎水肿等体质壮实者，有一定疗效。

10. 大黄配附子温阳除滞

脾阳不足，冷积结于肠间，以致大便秘结，腹痛喜按，手足不温，或久痢赤白，终年不止，舌苔白滑，根部厚，脉沉弦等。以大黄攻下积滞，附子温阳散寒，辅以和中之品，以达温补脾阳，攻下冷积之功。代表方为温脾汤、大黄附子汤，可用于虚中夹实的绵绵腹痛，属脾胃阳虚，寒实积滞者。笔者常用于慢性肾功能衰竭属脾肾阳虚者。

11. 大黄配丹参破积消瘀

瘀血内停，癥瘕腹痛，纳呆便血，腹大青筋显露，舌质瘀暗，边有斑点，脉弦而涩。宜大黄配丹参，一破一化，破积化瘀，消癥止血，多用于肝硬化并脾功能亢进腹水、便血等，辅以其他化瘀消癥利水之药，可收到较好疗效。

12. 大黄配肉桂降胃平肝

寒热夹杂，肝胃不和，腹痛痞满，或下利赤白，里急后重，或妇人癥瘕，舌质红，苔薄黄，脉弦细。宜以大黄配肉桂一寒一热，寒热相济，以致平和，降胃平肝，共奏疗效。用于寒热夹杂之痢疾等，代表方为芍药汤等。

13. 大黄配白及散瘀止血

瘀血内阻，以致咳血吐血、咯血、便血，宜散瘀止血，用大黄配白及一收一敛，辅以三七等祛瘀生新之品以达到祛瘀止血之功，本法多用于溃疡病出血及肺结核咯血。笔者曾以大黄粉配白及粉治疗上消化道出血数例，收效显著。

14. 大黄配礞石降火逐痰

痰热蒙阻清窍以致癫痫发作，突然昏仆，不省人事，双手握拳，四肢抽搐，或咳喘痰黄而稠，胸痞眩晕，大便秘结，舌苔，黄厚腻，脉滑数有力等。宜用大黄配礞石降火逐痰。代表方为礞石滚痰丸。多用于实热老痰所致之癫痫或咳喘等症。以上法治疗一癫痫持续状态之患者，疗效颇佳。

15. 大黄配茵陈利湿退黄

湿热内蕴，遍身发黄，黄色鲜明，色如橘子，小便短赤，口渴，舌红苔黄腻，脉沉实或滑数等。宜以大黄降泄瘀热，茵陈清肝解郁，利湿退黄。二药相配，可使瘀热从大便而解。代表方为茵陈蒿汤。常用本方治疗急性黄疸型肝炎，配以清热解毒之品，疗效满意。

16. 大黄配蒲公英通腑解毒

浊邪停于体内，不得宣泄，久郁化热成痰，痰热互结，上扰心窍，浊泛三焦，以致出现呕吐不止，二便不通，头晕乏力，厌食腹胀，口腻而甜，舌苔厚腻而腐，舌质淡胖，边有齿痕，脉弦细等。宜用大黄配蒲公英浓煎保留灌肠，以达到通腑解毒，化瘀降浊之效。本法多用于慢性肾功能衰竭尿毒症早期，配合其他综合治疗措施，疗效满意。

17. 大黄配人参益气止血

气虚血瘀以致统摄无权，瘀血内阻，出现皮下紫斑、鼻出血、齿出血等血证，舌质淡有瘀点，苔白，脉细涩。宜用大黄配人参，一补一泻，补泻相投，攻补兼施，扶正兼祛邪，大黄宜酒洗，人参另焗，配二至丸、归脾汤等收效更速。

18. 大黄配䗪虫消癥散结

瘀血内阻以致妇人经水不利，闭经腹痛，少腹痞块，痛而拒按，或男子小腹急满，瘀血停滞，舌质瘀暗，苔黄，脉沉涩。宜大黄配䗪虫消癥散瘀，代表方为抵当汤。

19. 大黄配甘遂逐水化瘀

瘀血与水饮停聚于内，以致"妇人少腹满，如敦状，小便微难而不渴，生后者，此为水与血，俱结于血室也，大黄甘遂汤主之"。张仲景主张以大黄四两配以甘遂二两，辅以阿胶二两，以逐水化瘀治疗妇人瘀血之症。笔者曾以本法治疗肝硬化腹水患者，用甘遂1 g，以大黄10 g煎汤冲服，水饮泻下之后再以调肝之法调治，效果显著。

20. 大黄配山楂化瘀消积

痰浊瘀血内阻，以致头晕眩冒胸闷、气短，纳呆口臭，便结，舌暗苔黄，脉弦涩。宜用大黄化瘀通下，配山楂消滞降浊，辅以三七等祛瘀生新之品，治疗高脂血症之患者，能坚持服药者效果颇佳，一般服药1～2个月为1个疗程。

21. 大黄配枳实苦寒消积

热结胃肠则气滞难行，症见脘腹痞满疼痛，矢气则舒，胸脘有闷塞压重感，按之疼痛加重，大便不通，舌苔老黄，脉滑数等。宜用大黄泄热通便，配枳实下气消痞，二药相配，泄热除积，利气消痞，使热结之邪从胃肠而下。笔者曾治疗某患者1周，因进食膏粱厚腻之品而热结胃肠，脘腹痞满疼痛拒按，大便数日未解，曾有"慢性胃炎"病史，诊见舌深红，苔黄腻，脉滑数有力。处方：大黄15 g（后下），枳实12 g，蒲公英18 g，厚朴10 g，赤芍15 g。每日1剂，水煎，服药2剂，大便通畅，腹痛脘痞顿除。

22. 大黄配荆芥穗通便疏风

因外感时邪，风热内蕴，表里同病，症见腹胀且痛，二便不通，肛门肿痛，皮肤瘙痒，舌质红，苔黄干，脉浮滑等。宜用大黄苦寒攻下通便，配荆芥穗辛温，疏散风热，两药配伍，清升浊降，疏风清热，泻下通便，使病邪从二便而解，本法多用于外感时邪，风热内蕴之皮肤瘙痒，肛周红肿及痔疮者。

23. 大黄配桂枝清里解肌

因表寒里实，寒热夹杂，以致恶寒头痛，发热汗出，腹满疼痛，大便秘结，舌质淡红苔黄等，宜用大黄通腑攻下，配桂枝发汗解肌，温经通阳以达攻下里热解肌和卫之作用。大黄配桂枝是临床应用较广的配对药物，为汗下、寒温并用的代表药物之一，代表方为桂枝加大黄汤。

24. 大黄配神曲消积导滞

由于伤食所致之胃肠积滞，或胃肠湿热积滞所致之腹胀腹痛，里急后重，大便不爽，食欲增进不振，痢疾初起等。宜用大黄炭泻下之胃肠积滞，推陈致新，配神曲化食导滞，止泻寓消，二药合用，更能泻除胃肠积滞而止泻痢。适用于胃肠积滞，大便不畅，痢疾等症。

25. 大黄配生地黄泄热凉血

由于心胃火炽，气火升腾，夹血上逆以致吐血、出血、呕血等急性出血，面红目赤，舌红，苔黄，脉弦数。宜用大黄之苦寒通降，凉血止血，配生地黄凉血清热，滋阴生津，二药配伍，可产生协同作用，使清热、凉血、止血之功大为增强，可收到血宁火降之功。另外，大黄通下热结，生地黄滋阴生津，二者同用，攻补兼施，对于热结阴亏之便秘，用之可收到"增水行舟"之效，代表方为增液承气汤。以本法为主治疗热结阴亏之便秘患者，收效甚佳。

26. 大黄配赤芍泻热行瘀

因体内瘀血阻滞引起致腹内积聚，癥瘕，腹痛，久痢，二便不通，气上撞心，腹中胀满，舌质暗红，边有瘀斑，瘀点，脉弦涩。宜用大黄泻热解毒，破除积滞，活血行瘀，配以赤芍通顺血脉，破血之功更佳，二药合用，大黄得赤芍直入血分，而破血中之瘀，赤芍合大黄则祛瘀之力更宏，共奏泻热逐瘀、和营止痛之功。代表方如《备急千金要方》神明度命丸，用于"久病，腹内积聚，大小便不通，气上撞心，腹中胀满，逆害饮食"等症。

27. 大黄配海螵蛸健胃制酸

因肝气犯胃或胃气失和所致之胃脘疼痛，嗳气泛酸或嘈杂吞酸，甚或吐血便血，舌红，苔黄，脉弦紧等。宜用海螵蛸性微温而味涩，有制酸收敛止血之功，配以大黄苦寒，泻热通便，少量用之有苦寒健胃的作用。二药配伍，以海螵蛸为主，辅以少量大黄，即可加强健胃制酸的作用，多用于治疗慢性胃炎、胃溃疡而致之胃脘疼痛，胃酸过多，并有出血倾向者，有较好的制酸、止痛、收敛、止血的作用。

28. 大黄配车前子凉血止血

因热而迫血妄行而致之便血、尿血、出血等症，可选用大黄苦寒降火，凉血祛瘀止血，配以车前子甘淡渗利凉血解毒，行水止血，二药配伍，用于血热之出血症。经现代研究证实其止血作用有：①大黄有泻下作用，促进胃肠蠕动，食管、胃的平滑肌在强烈的收缩下，可使黏膜和血管产生被动收缩和痉挛。②大黄含有鞣苷类物质，大量服用后有泻后而便秘的现象。③大黄有增加血小板含量，促进凝血的作用。④车前子含大量的黏液质，有显著的利尿作用，体液从尿中排出，致血容量减少，血浓度增加，血流缓慢而起到止血作用。

29. 大黄配黄连凉血解毒

由于火毒炽盛，热积于里，热邪壅滞心下，气结不舒，心下痞满，按之濡，脉关上浮，及心火亢盛，吐血衄血等症，宜用大黄通便泻火，凉血解毒，配以黄连清心泻火，燥湿解毒，两药合用降水泻热，凉血解毒之功更强。火毒热积所致之各种病症均可选用。代表方如大黄黄连泻心汤。

30. 大黄配甘草泻火解毒

由于热毒壅盛于里，以致心下胃脘灼热，疼痛，得食即吐，汤药难进等症，宜用大黄通便泄热，清胃降逆，配以甘草性味甘平，和中缓急，调和药性，泻火解毒。二药合用，可助其功而杜其弊，对于疮疡痈疽，既可内服，又可外用，且具有清热和胃、止呕的作用。可用于治疗慢性胃炎、胃窦炎等。代表方为大黄甘草汤，治胃肠积滞而致的食已即吐、便秘等症。

随着科学技术的不断深入发展，对大黄的药理药化研究和临床应用日益广泛。大黄味苦，性寒，主要成分为蒽醌衍生物，具有攻积导滞，泻火凉血、活血祛瘀，利胆退黄，泻下热结，收敛健胃，抗菌，抗肿瘤等多种功能和双向调节作用，临床应用广泛，为古今中外医药学家所推崇和应用，它不仅泻下、利尿、利胆、止血及抗菌的作用且具有免疫，抗衰老、降血压、降血脂、减肥等功效，只要配伍得当，可用于早期慢性肾功能衰竭、上消化道出血、早期肝硬化、高脂血症等20多种疾病的预防和治疗，可与不同的药物配伍，以达到不同的治疗目的和效果。综上所述，大黄配伍的临床应用是相当广泛的，只要配伍得当，合理使用，功效是比较满意的。除此之外，大黄还可与更多的药物配伍应用，治疗各科的多种疾病，如大黄配当归活血通便，大黄配石膏清热，凉血解毒，大黄配石膏定痛解毒，为外科止血之神品等。

四、白芥子配伍治疗痰湿型癫痫

白芥子为温化痰湿之常用药，可搜刮经络之痰，因其性温味辛，有通经活络、豁痰化气、利湿止痛之功效。临床用于治疗因痰浊蒙阻清窍所致癫痫，收效甚佳，现列举2例，以资佐证。

【病案举例1】梁某，男，15岁。痫症反复发作已4年余，经某医院诊断为"原发性癫痫"，曾使用西药治疗，疗效欠佳，近日来频频发作，发作时似猪羊惊叫，昏倒不省人事，双目上视，四肢抽搐，口吐涎沫，小便失禁，片刻即醒，醒后头昏脑涨，困倦乏力。胃纳呆滞，精神萎靡。诊见舌质淡边有齿痕，苔白滑，脉滑略数。证属痰浊蒙阻清窍之痫证，治当荡涤顽痰为主。处方：白芥子15g，礞石15g，茯苓15g，莱菔子12g，大黄6g，川贝母6g。每日1剂，水煎，分3次服。按上方加减连续调治2个月，痫证发作次数明显减少，由原来数日1次。减为每月1次。继以白芥子加健脾化湿之药调治。处方：白芥子12g，山药15g，白扁豆12g，茯苓15g，谷芽15g，薏苡仁15g，炒白术10g，大枣12g。每日1剂，水煎，分2次服。服药半年，病已不发，精神好转，已能上学。随访3年，未见复发。

【病案举例2】钟某，女，21岁。突然昏倒，不省人事，四肢抽搐，双手握拳，口吐涎沫，反复发作1个多月，少则每周1次，多则每2日1次。每次发作时持续15～30 min，醒后头晕胀痛，精神不振，神疲乏力，喉中多痰。诊见舌质淡嫩，苔白，脉滑。某院做CT拟诊脑血管畸形，按继发性癫痫，服丙戊酸钠片每次0.2 g，每日3次，服药时缓急，停药即发。脉证合参，证属痰浊中阻，上蒙清窍所致之癫痫，治当化痰降浊，佐以通络清窍。处方：白芥子18 g，青礞石15 g，沉香6 g，川芎9 g，石菖蒲9 g，制半夏15 g，陈皮15 g。每日1剂，水煎，分早晚2次温服。以上方为主服药1个月为1个疗程。治疗2个疗程，未见复发。继以上方去川芎，加白术15 g，莲子18 g，薏苡仁30 g，以增强健脾化湿之效，以杜绝其生痰之源，以本方加减，调治3个月，已半年多，未见再发。

以上所举两例病案，可见白芥子在化痰降浊之效甚著。

五、贯众为主组方治崩漏

贯众是乌毛蕨科植物乌毛蕨之根茎，其味苦涩，性微寒，主要成分含鞣质和挥发油，有清热、散瘀、止血之功效。笔者常以贯众为主组方治疗妇科血症，收效显著。

1. 药物组成

贯众炭15 g，茜草炭9 g，芥穗炭9 g，地榆炭9 g，白薇9 g，当归6 g，赤芍12 g，青天葵12 g，地黄炭15 g，甘草6 g。

2. 服法

取上药加水500 mL，文火煎煮30 min后取药液300 mL，药渣再加水，文火煎至300 mL。几煎合并后分别于中午、晚上睡前温服。每日1剂，30日为1个疗程。一般1个疗程月经复常，个别患者服2个疗程。

3. 临床应用

适用于因瘀血内停，瘀热互结，阻滞经脉，血不循经所致之崩漏患者。症见阴道流血、淋漓不止，色暗而紫，挟有小血块，伴小腹疼痛，痛而拒按或按则痛增，口干欲饮，夜间难寐，小便短黄，大便干结，舌质暗红，舌边有瘀斑或瘀点，苔黄干而粗，脉弦涩等。

【病案举例】王某，女，38岁。自诉阴道流血，淋漓不断已3个月，血色暗紫，挟有小瘀块，伴小腹疼痛而拒按，经B超及妇科病理检查，诊断为子宫肌瘤。诊见患者神清体胖，面色晦滞，舌质暗红，舌边有瘀斑，舌苔薄黄，脉象弦涩。脉证参合，考虑为瘀血内停，瘀热互结，阻滞经脉，血不循经所致之崩漏。处方：贯众炭15 g，茜草炭9 g，芥穗炭9 g，地榆炭9 g，当归6 g，赤芍12 g，地黄炭15 g，白薇9 g，青天葵12 g，甘草6 g。每日1剂。服药2周崩漏停止，小腹疼痛减轻。二诊见舌边瘀斑减少，脉弦略涩。效不更方。继以原方去荆芥穗炭、地榆炭、茜草炭，加益母草30 g。再服2周，小腹疼痛已消失，月经已如时下，唯时觉胸胁胀闷不舒，经量偏多，舌质偏暗，苔微黄，脉弦。继以上药合逍遥散调治3个月余，月经恢复正常。患者半年后作B超及妇科检查，子宫肌瘤已消失。

【按语】崩漏是妇科常见疾病，治疗方法和方药颇多，但尚鲜有以贯众为主治疗者。已故名老中医陈伯勤常以自拟贯众散治疗因瘀血内停、瘀热互结所致之崩漏，每每收效。笔者根据陈伯勤先生的经验以本法治疗崩漏亦得心应手，收效颇佳，有进一步总结提高的必要。

贯众品种较多，药房常用的是绵马贯众。据动物实验和临床观察，贯众煎液和注射液有收缩子宫的作用，并有活血行瘀之力，经炮制炒炭后可加强止血化瘀的功效。以此药为主组方治疗崩漏是陈伯勤老先生的独特见解，组方常配茜草炭、地榆炭可加强凉血止血的功用；荆芥穗炭行瘀而止血，地黄炭滋肾养阴，补血而调经，赤芍活血化瘀，消癥止痛，当归补血活血，祛瘀生新；白蔹散结解毒，泻火生肌；青天葵清热而能活血凉血。诸药合用，组成祛瘀止血，消癥散结，清热调经之贯众散，用于临床确能收到活血化瘀，清热散结，凉血止血，止痛调经之效。

六、蜂蜜的配伍应用

蜂蜜在我国已有几千年的历史，《神农本草经》记载"蜂蜜味甘无毒、主益补中、止痛解渴"。《本草纲目》对它有较为精辟的论述，谓其"入药之功有五：清热也、补中也，解毒也，润燥也，止痛也。生则性凉，故能清热；熟则性温，故能补中。甘而和平，故能解毒；柔而濡泽，故能润燥。缓可以去急，故能止心腹、肌肉、疮疡之痛；和可以致中，故能调和百药，而与甘草同功。张仲景治阳明结燥，大便不通，蜜煎导法，诚千古神方也"。《药品化义》对蜂蜜也颇为推崇："蜂蜜采百药之精，味甘主补，滋养五脏，体滑主利，润泽三焦。如怯弱咳嗽不止，精血枯槁，肺焦叶举，致成肺燥之症，寒热均非，诸药显效，用老蜜日服两许，约月未有不效者，是燥者润之之义也。生用通利大便，老年便结，更宜服之。"蜂蜜的现代应用甚为广泛。

1. 治疗烧伤、烫伤、褥疮性溃疡

蜂蜜中存在着少许的促进人体生成和活动的生物素，它们均能对机体的新陈代谢起促进作用，使烧伤、烫伤部位迅速长出肉芽组织。另外蜂蜜是一种酸性物质，具有杀菌功能，又因为蜂蜜浓度高，脱水力强，也是可以杀菌的一个因素。蜂蜜的高糖含量、矿物质及其他抗菌作用是使它成为有价值的外科敷料的原因，用它来治疗褥疮性溃疡比其他局部敷料都好，并将它作为表明伤口的一种疗效高而便宜的洁净剂和愈合剂。

2. 治疗胃肠道疾病

许多临床医药学家已证明，蜂蜜确有调节胃肠道功能作用。临床经验证明蜂蜜对胃和十二指肠溃疡的疗效非常显著，蜂蜜可使胃疼及胃灼痛感消失，红细胞和血红蛋白数值升高，并能使胃液酸度正常化，以及神经系统兴奋性降低等。蜂蜜对结肠炎、习惯性便秘、老人和孕妇的便秘、儿童性痢疾等都有良好的疗效，无任何副作用，中医认为蜂蜜能润滑胃肠，是治疗便秘的良药。

3. 治疗呼吸系统疾病

保加利亚一位医师用吸入蜂蜜疗法，治疗支气管哮喘取得良好效果。据称这种疗法对支气管炎、气喘、咽炎等疾病也较好。临床观察证明，肺结核患者服蜂蜜后，体重增加，咳嗽症状明显减轻，血红蛋白增加，血沉减慢。

4. 治疗心脏病、肝病

据文献记载，医学家阿威森纳认为，蜂蜜是治疗心脏病的良药。因蜂蜜能营养心肌和改善心肌代谢过程，故可治疗各种心肌功能不全（虚脱、心肌病及各种心力衰竭）。又因其能扩张冠状动脉，所以蜂蜜能治疗心绞痛。蜂蜜对肝脏功能有良好的作用。实验证明，蜂蜜能增加实验动物的肝糖原，已证实对四氯化碳引起中毒的大鼠肝脏损伤有明显的保护作用。

5. 治疗神经系统疾病

中医认为蜂蜜能安神益智，改善睡眠。约里什也指出神经衰弱患者，只要在每日睡前口服一匙蜂蜜，可明显改善其睡眠质量。蜂蜜还可以治疗各种神经痛、肌痛等。实际上，蜂蜜中含有大量葡萄糖、维生素和磷等，这些物质都能滋补神经。因而有安眠、镇静、调节神经系统功能的作用，使患者睡眠良好、记忆增强、体重增加、劳动能力得到改善。

七、猪皮的常用食疗方

现代医学研究发现，常食猪皮，不但有利于皮肤健美，还能延缓人体的衰老。猪皮中所含的胶原蛋白，是皮肤细胞生长的主要原料，它可滋润皮肤，使人的皮肤丰满、细嫩，使头发柔顺、有光泽，并能舒展和消除皮肤皱纹，使之永葆青春。此外，猪皮还有很好的药用价值，下面介绍几则食疗便方。

1. 猪皮大枣汤

猪皮100 g，猪蹄筋15 g，大枣10枚（去核）。将猪皮洗净去毛、切块，共炖至肤、筋熟后服食。本方有滋阴清热，凉血止血之功。用于阴虚血热的贫血、白细胞减少等。

2. 猪皮炖红糖

猪皮100 g，黄酒、红糖各适量。将猪皮洗净、去毛、切块，加清水、黄酒，用文火煮至猪皮软烂，调入红糖后即可服用。本方有养血宁心之功，用于阴血不足、血不养心所致的心悸、失眠、贫血。

八、枇杷的配伍应用

枇杷果不仅有较高的营养价值，在医学上的用途也不少。枇杷叶含苦杏仁苷、枸橼酸盐、皂苷等成分。其中，苦杏仁苷分解出来的微量氢氰酸和水解产生的苯乙醛，有止咳、止痛作用，枇杷叶提取物对葡萄球菌、肺炎双球菌有明显的抑制作用。临床上常用来制成枇杷膏、枇杷露等治疗肺系疾病。此外，枇杷花、枇杷核及枇杷根，也有较好的疗效。只要运用得当，枇杷入药可以屡建奇功。

1. 治慢性气管炎

枇杷叶90 g，茄根150 g，加水3 000 mL，煎成2 000 mL，加白糖240 g，日服3次，每次1匙。另方：枇杷叶、野菊花各15 g，白茅根、旱莲草、柏子仁各10 g。水煎服，每日1剂。

2. 治急性咽喉肿痛

鲜枇杷100 g，去皮留肉及核，水煎，加冰糖15 g，炖30 min后吃果饮汤。

3. 治肺热咳嗽、有痰

枇杷果100 g，剥开成两半，加水煎汤服。

4. 治传染性肝炎

取鲜枇杷根200～300 g切碎，加水与童雌鸡一只或瘦肉500 g共煮1～2 h，浓缩至1小碗，除去表面油腻，喝汤，也可以吃肉。1剂炖煮2次，空腹时服。隔1～2日再服1剂。

5. 治声音嘶哑

鲜枇杷叶30 g，淡竹叶15 g，水煎慢含服。

6. 治小儿吐乳

枇杷叶、母丁香各等分，研成极细末，涂少许在母亲乳头，让小儿吸吮时舔一点即可。

7. 治鼻咽癌

枇杷叶去毛烘干，以茶水送服3～6 g。每日2次。

8. 治头疼剧烈、鼻流清涕

枇杷花、辛夷花各等分，研末，米酒送服5 g。每日2次。

9. 治酒渣鼻、美容

枇杷叶12 g，杭菊花9 g，杏仁9 g，川贝母9 g，生地黄12 g，白茅根24 g，黄芩12 g，甘草3 g。此方对肺热引起的面部疾病，如痤疮等有极好的疗效。事实上，它亦是美容常备方之一。

10. 治呕吐不止

炙枇杷叶（姜汁涂）12 g，布渣叶15 g，香附9 g，黄芩6 g，鸡内金6 g，山药15 g，葛根9 g。水煎服。

11. 治痔疮肿痛

枇杷叶（蜜炙）、乌梅肉焙干，研为细粉，先以乌梅汤洗，后以细粉贴敷患处。

12. 治关节痛

鲜枇杷根200 g，猪蹄1个，白酒200 g，加水炖服。

九、硫黄的配伍应用

硫黄具有很好的药用价值，外用有杀虫疗效之功，主治疥癣、湿疹、皮肤瘙痒等。内服有散寒、祛痰、壮阳通便之功，主治肾阳不足之肾不纳气的寒喘、阳痿、小便、腰膝冷、虚冷便秘等症。这是由于硫黄具有以下药理作用所致：外用与皮肤分泌接触，则形成硫化氢、五硫黄酸，具有软化表皮和杀死疥虫、霉菌的作用；内服后在胃中不起变化，至肠中变为硫化氢或硫化物，刺激肠黏膜而至缓泻作用；适量硫黄对实验动物的炎症有治疗作用，并能使各级支气管慢性炎症浸润减轻，且能使各级黏膜的杯状细胞数有所减少，还能促进支气管炎分泌增加，故有消炎、镇咳、祛痰作用；此外，硫黄对氯丙嗪及硫喷妥钠的中枢作用有明显的加强，说明对脑干有影响。临床将硫黄与其他药物配伍可起到较好的治疗作用。

1. 治疗疥疮

将石膏、硫黄按1∶1比例放入锅中，加水煮熬混合成橘黄色液体，澄清过滤，冷却，后装入瓶内备用。用时取药液200 mL与开水混匀，浑身淋洗，每日1次，重者每日2次，连续淋洗5～7日，共治疗疥疮1 000例，治愈率为98%。亦可用炼成的猪油调硫黄，涂于患处。轻者3～5剂即愈，重者1周左右显效，经治疗72例均治愈。

2. 治疗遗尿

用硫黄100 g、葱白1节，捣成膏状。睡前外敷脐上，用伤湿止痛膏固定，晨起取下，每日换药1次，连用3～5次。共治疗20例患儿，症状均得到控制。

3. 治疗胆道蛔虫

用硫黄粉50~100 g，与两枚鲜鸡蛋拌匀，用猪油煎成薄饼，布包，敷于疼痛部位，外加热水袋续热。共治疗20例，腹痛在2 h内消失者2例，在2~12 h内消失者7例，无效3例，总有效率为90%。

4. 治疗网球肘

让患者取坐位，将患侧肘关节放于桌上，找出最痛点作记号。然后按部位大小选择硫黄结晶颗粒置于最痛点处，用火柴点燃并速用橡皮瓶盖熄灭。要求施术部位不起泡，以感刺痛为原则，一般治疗1次，共治疗234例，好转127例。

5. 治疗酒渣鼻

硫黄洗剂100 mL加减滴至2.6 g，振匀后外涂患处，每日2次，6周为1个疗程。治疗61例，基本治愈41例，显效14例，见效5例，无效1例，总有效率为98.4%，未发现特殊副作用。

6. 治疗带状疱疹

用硫黄、枯矾、血余炭各33 g，冰片4 g，共研成细末。疮面用灭菌生理盐水清洗，取上药适量，用麻油调成糊状，外敷疮面，上盖油光纸。用5~6层纱布覆盖（亦可采用暴露疗法），绷带包扎固定。每日换药1次，至结痂为上。治疗26例，平均治愈时间为5日。

7. 治疗红皮病

用2%的硫黄混悬液肌内注射，开始时用0.2 mL，以后视机体反应每次增加0.2 mL，最大可增至2 mL，10~15次为1个疗程，疗程间休息1~2周。共治疗7例，均治愈。

8. 治疗神经性皮炎

取硫黄、明矾、冰片，依次按3：2：1的剂量研成粉末，加适量凡士林混匀成复方硫黄软膏，总有效率为89.58%，未见副作用。

9. 治疗汗斑

密陀僧、硫黄各4 g，碳酸钠6%研细末，以75%酒精棉球蘸药粉直接涂患处至皮肤微红。

10. 治疗脂溢性皮炎

硫黄、雄黄、吴茱萸各等份研细末，先将患处毛发剃净，用高锰酸钾溶液清洗，然后用棉籽油将药调成糊状，每日2次，治疗期间禁酒和刺激性食物。

11. 治疗阴囊、阴唇湿痒

取硫黄3 g左右，放入瓷杯中，用棉花搓成捻子，蘸油少许插入硫黄中点燃捻子。直接烟熏阴阜部位（用被单围住下身，以免烟气外泄），每次1 h左右，每日或隔日1次，一般3~4次见效。治疗5例皆愈。熏后阴囊或两腿内侧皮肤呈紫红色改变，不必用药，几天后自行消失。

12. 治疗毛囊炎

硫黄20 g、雄黄10 g、石碳酸4 g、蜈蚣1条、75%酒精100 mL，将诸药研末后与石碳酸、酒精混匀为稀糊状，装棕色瓶中待用，先用2%～3%盐水洗净患处，揩干后搽药，每日1～2次。

13. 治疗蛲虫

硫黄研细末用香油调涂肛门，每晚1次，一般7～10日痊愈。

14. 治疗癣

硫黄30 g，明矾、隔年大蒜各10 g，均研成细粉，加入炉甘石、氧化锌各6 g及食醋适量，置一搪瓷碗内调匀，用火煮沸10 min，待冷却后涂于患处，每日3次，疗效满意。

15. 治疗青年扁平疣

用沉降或升华硫黄，以浓茶水适量搅成糊状，每晚用温水洗患处片刻，然后用棉签蘸药涂患处，次晨洗掉，一般5～7次即愈。

16. 治疗溃疡久不收口

将鸡蛋一个用筷子捣一个口，搅匀蛋清与蛋黄，边搅边下硫黄（30 g研细），搅匀后用黄泥裹封严密，投黄豆秆烧熟后取出研极细末，冲洗疮口后撒上细末并包扎，每日3次，疗效佳。

17. 治疗黄水疮

用生石膏120 g，硫黄250 g，将两药粉碎过筛，加水1 250 mL，文火煎2 h，如水不足可加水，最后煮至1 000 mL，静置，取上清液，装入用过的青霉素小瓶内，塞紧胶塞，蜡封备用。用时以棉签涂患处，每日3～5次，治疗50例，全部治愈。

18. 治疗圆形脱发

20%硫黄软膏100 g，加入生半夏细粉15 g，松节油适量调匀成糊状，涂于患处，每日2次，一般涂药后1周左右，新发即陆续长出。

19. 治疗奶癣

硫黄20 g、雄黄10 g、水杨酸5 g、硼酸5 g、冰片1 g、松节油10 mL，凡士林加至100 mL，先将固体药分别研末过筛，放乳钵中研匀后，装入融化的凡士林，再加入松节油搅匀即可制成复方硫黄软膏，均匀涂抹患处，每日2次，直至痊愈。

十、小儿遗尿良方

小儿遗尿在临床较为常见。一般是指小儿夜间入睡后不自觉尿床，这往往是由于婴幼儿高级神经中枢发育不完全，不能抑制脊髓的排尿反射所致。中医认为本病与肺、脾、肾、膀胱等关系密切。肾气不足，固摄无权，膀胱失于约束，气化作用异常；或脾虚气陷，肺气不调，水液下输失其常度，皆可引起本病。下面介绍一些小儿遗尿良方。

（1）鸡肠1具。用法：翻转洗净，煮熟，吃肠喝汤，亦可将洗净鸡肠焙干，用黄酒分2次冲服，每日1具。

（2）白果6~9枚。用法：将白果放火内烧熟，睡前食之，连服5~7日。

（3）桑螵蛸30 g，益智仁15 g。用法：共研细末面糊为丸如梧桐子大，临睡时，每次服2~3丸，温水送下。

（4）羊肚1个。用法：将羊肚盛满水，用线扎紧端不漏水，煮熟，取羊肚内的水顿服。

（5）牛鞭（公牛的生殖器官）一条。用法：取牛鞭子1条（干品或鲜品均可），浸泡洗净后切碎，加入少许食盐炖烂后连汤一次吃完，一般服用一次即可获效。

（6）补骨脂15 g，羊小肚（膀胱）200 g。用法：将羊小肚洗净切成小块，同补骨脂加清水炖，以食盐等调味，饮汤，食羊小肚。

（7）胡桃仁30 g、益智仁20 g、山药30 g。用法：共水煎服，每日1剂、分3次服。

（8）鸡肠2具，米酒30 g。用法：将鸡肠剪开洗净，切成小段；锅内油烧热下葱与鸡肠煸炒，将快熟时加入米酒、盐即成，当菜吃。

（9）狗肉150 g，黑豆50 g，盐、姜、五香粉、白糖各适量。用法：加水共煮熟食用。

（10）硫黄6 g，葱白20 g。用法：同捣烂同布包熨肚脐上即不尿，愈后注意防风寒。

（11）鲜蔷薇根30 g。用法：炖猪瘦肉吃。

（12）党参、猪瘦肉各120 g。用法：水炖，服汤食肉。

（13）荔枝干10个。用法：水煎，每日1次，疗程不限。

（14）韭菜籽15 g。用法：研末，和入面中做饼，每日分3次吃完。

（15）鱼鳔2个。用法：用水煮熟，调味食之。

（16）金樱子根60 g。用法：每日1剂，水煎，分3次服。

（17）芡实、核桃仁、大枣适量。用法：用水煮成粥后食之。

（18）猪脬（猪膀胱）1个。用法：煮熟食或焙干研末调服。

（19）鸡内金适量。用法：炖服，1岁服1个，2岁服2个，3岁服3个，以此类推。

（20）柿蒂12个。用法：水煎服，每日1剂，分3次温服，连服3~4日。

（21）玉竹60g。用法：洗净切片，水煎饭前服，连服3~4日。

（22）枯矾15g，牡蛎60g。用法：共研为细末，睡前服6g，用温开水送服。

（23）老姜1块，白酒100mL。用法：将老姜捣烂后置于白酒中浸泡3日，每日于患儿睡前用此酒沿肚脐下正中线擦拭，待皮肤稍红后停止，连用1周。

第四章 医案医话

第一节 医 案

一、水肿从肝诊治验案

水肿成因多责之于肺、脾、肾三脏的功能失调，即肺气不宣不能通调水道，以致风水泛滥，溢于肌肤，或脾失健运以致水液停聚；或肾气受损，开合不利，膀胱气化失常，水液泛滥横溢而成水肿。治疗多宗"开鬼门，洁净府"或"去菀陈莝"之法，多从肺、脾、肾论治。此乃常法也。然肝主疏泄，性喜调达，若肝气郁结，疏泄失调，则气滞血瘀，水瘀互结而肿者屡见不鲜。治当疏肝解郁，化瘀逐水治其标，再抑肝扶脾治其本。

【病案举例】李某，男，42岁。脘腹及下肢肿胀3个月余，胃纳大减，两胁胀痛，大便干结，小便短少，曾服利尿消肿药乏效，日渐消瘦。兼见面色萎黄，舌质暗红，苔黄腻，脉弦数。为疏泄失调，肝郁气滞，水瘀互结之证。治当疏肝解郁，化瘀逐水为法。方用柴胡疏肝散合十枣汤为主，甘遂用量宜轻，另末冲服。服药2剂，二便通利，脘腹及下肢水肿渐消。改服四逆散合桂枝茯苓丸，连服1周，脘腹及下肢肿胀全消，胁痛大减，腻苔渐化，唯胃纳不振。继以抑肝扶脾之四逆散合四君汤加减，调治3周，诸症消失。3年后随访未复发。

二、中风从脾肾诊治验案

中风病因，多责之情志郁怒，五志化火，或饮食不节，脾湿生痰，痰郁化热，引动肝风夹痰上扰；或劳累过度，阴血暗耗，虚阳化风所致。急性期祛风通络，平肝潜阳，化痰通腑，或息风化瘀为先；恢复期多属气虚血瘀，补阳还五汤加减。此乃常法。笔者根据"脾为生痰之源，肾为生气之根"的理论，对中风恢复期表现为脾虚痰湿者，投健脾化痰法截生痰之源，再以健脾益肾之法固其本。

【病案举例】吕某，男，年逾古稀。肢体偏废，言语不利，午后身重，口吐痰涎3个月。曾投补阳还五汤、地黄饮子加减调治数周，精神虽增，但身体沉重，纳减，痰涎壅盛，语言謇涩。诊见舌体胖淡，伸舌偏左歪，舌苔白腻，脉弦滑。此脾湿生痰，痰浊内阻之候，非健脾化痰截其生痰之源，病难速愈。即投六君子汤加味，重用茯苓、半夏，加白芥子、地龙以搜剔经络之痰。进药二周，身重明显减轻，痰涎减少，纳食增进，肢体有力，步履自如，腻苔渐化，脉细而弦。继以原方略加补肾通络之品，调治3周，诸证悉减。后以健脾化痰、补肾通络之方巩固疗效。

三、气淋从肝诊治验案

气淋，多因膀胱湿热、血脉瘀阻或肝郁血热所致，治以清热利湿，或理气化瘀为主。然因肝失疏泄，久则血失流畅、瘀阻脉络，或气郁化火、火郁于下焦，以致膀胱气化不利，小便频急涩痛，伴腰痛胁胀者，亦常见，宜疏肝解郁，佐以清热利水治之。

【病案举例】王某，女，而立之年。溲频急涩痛，伴腰痛胁胀，小腹痛月余。月经提前，量多，色暗红，经至腰腹痛加重。服导赤散、八正散之类，证未改善。诊见舌质红，苔黄，脉弦，为疏泄失调，肝郁化火，热结下焦所致气淋。治当疏肝解郁，佐以清热利水。方选丹栀逍遥散去当归、白术，加白茅根、车前子、金钱草、黄柏、益母草利水通淋。服药1周，小便已无频急涩痛，腰痛胁胀亦减。原方加香附、素馨花解郁调经；服药2周，症状消失，经色正红。嘱每次月经前服2～3剂，以善其后。

四、痹病诊治验案

【病案举例】吴某，男，62岁。自诉1年前始觉右下肢麻木疼痛，遇冷加剧，夜不能寐，曾到某医院诊为"右侧坐骨神经痛"，口服保泰松、吲哚美辛、维生素B及局部封闭治疗等，疼痛未减，已半年多未能参加劳动，近日来疼痛加重，右侧腰部酸痛牵及右腿，自觉冷、麻、胀、重，步履困难，要家人用车拉来就诊。

望其面色萎黄，神情苦楚，右足跛行，伸展不利，舌质淡胖，苔白稍腻。闻其语声重浊，痛苦呻吟，切其脉象沉紧，右下肢欠温。按压其右侧大肠俞、环跳、委中、承山、昆仑等穴疼痛加剧。

综上所述，四诊合参，为风寒湿邪侵袭人体而为患之痛痹。《素问·痹论》指出："痛者，寒气多也，有寒，故痛也。""痹者各以其时，重感于风寒湿之气也。"由于患者正气不足，肝肾两虚，外邪侵袭，寒湿之邪凝滞经络，故疼痛经久不愈。治以痛经活络为法，方投三痹汤合活络效灵丹加减。处方：独活9克，秦艽9克，细辛3克，川芎6克，当归9克，桂枝6克，杜仲15 g，牛膝9 g，党参15 g，黄芪18 g，鸡血藤30 g，海风藤12 g，乳香9 g，没药9 g。每日1剂，水煎，分2次服。并结合针灸治疗，取右侧大肠俞、环跳、委中、承山、昆仑、足三里等穴，每日电针治疗1次，每次针30 min，14日为1个疗程。治疗1个疗程后，患者疼痛基本消失，已能自己骑自行车前来就诊。自觉右下肢仍有冷麻感，舌淡红，苔白，脉沉细。这是寒湿之邪渐去，正气渐复之候，继以温经散寒，养血通脉之当归四逆汤加减调治1个月余，诸症悉除，已恢复参加体力劳动。

【按语】痹病的发生，大多由于腠理空虚，营卫不固，风寒湿邪乘虚而入。《素问·痹论》认为："风寒湿三气杂至，合而成痹。"《类证治裁》更明确指出："诸痹……良由营卫先虚，腠理不密，风寒湿乘虚内袭，正气为邪所阻，不能宣行，因而留滞，气血凝滞，久而成痹。"本例患者痛痹迁延日久不愈，病邪由浅入深，寒湿之邪闭阻筋脉，气血运行不畅，不通则痛，故下肢疼痛，寒为阴邪，其性凝滞收引，寒邪偏盛，故遇冷痛剧，且有冷、麻、重感。湿性重浊，黏腻，故疼痛缠绵难愈。寒湿之邪留滞而为患，法当散寒除湿，活血通络为主，佐以补益肝肾。方中独活、秦艽、海风藤、桂枝等药散寒，祛风，除湿，配以当归、川芎、细辛、乳香、没药、鸡血藤等活血引滞，兼能止痛。痹痛日久，营卫俱虚，加党参、黄芪以益气固表，腰腿酸痛、牵引下肢，伸展不利，为肝肾不足，故用杜仲、牛膝补益肝肾、兼能引药下行。并兼针灸配合治疗，以疏通经络，调和营卫，故获良效。

五、痫证诊治验案

【病案举例】梁某，男，13岁。痫证反复发作已4年余，经某院诊断为"原发性癫痫"，近1个月来频频发作。发作时似猪羊惊叫，昏仆着地，不省人事，眼睛上视，四肢抽搐，口吐涎沫，小便自遗。片刻即醒，醒后头晕脑涨，困倦乏力。诊其脉滑而数。此属顽痰作祟，蒙阻清窍之候，治宜荡涤顽痰之法，使从大便而解，方投礞石滚痰丸加味。处方：礞石15 g，黄芩12 g，大黄9 g，牛膝12 g，白芥子9 g，沉香3 g。每日1剂，水煎，分2次服。

按上方加减连续调治3个月余，痫证发作次数明显减少，由原来的数日1次减为数月1次。继以调理脾胃，健脾化痰之法调治。处方：山药12 g，白扁豆12 g，茯苓12 g，谷芽15 g，薏苡仁18 g，大枣15 g，白芥子9 g。水煎服，每日1剂。

守上方加减服药半年多，病已不发，精神好转，已能上学念书。随访至今，未见再发。

【按语】痫证，民间称"羊癫疯"。中医学早在《黄帝内经·奇病论篇》中就有关于本病的记载，本病的特点大多是突然发作，不省人事，面色苍白，口吐痰涎，四肢抽搐，两眼上视，牙关紧闭，二便失禁，发作时如猪羊惊叫，在短暂的时间内复苏，醒后如常人或全身困倦，头晕头痛。上述症状有的数日一发，有的数月或半载一发，甚者一日数发，发无定时，经久不愈。

本病发作时多以痰涎壅盛多见，治疗应以荡涤顽痰为主，病情好转后，着重调理脾胃，杜绝顽痰复聚而善其后。

盖脾为生痰之源，肺为贮痰之器，脾胃健旺，运化有权，则痰无所生，故调理脾胃是治本之法。本例初以荡涤顽痰治峻剂礞石滚痰丸，加牛膝以引药下行，加白芥子搜脏腑经络之痰。病情好转后改用轻清甜淡之山药、薏苡仁、谷芽、茯苓之类调理脾胃，收效良好。

六、厥证诊治验案

【病案举例】庞某，男，10岁。患儿昏仆反复发作已月余。发作时突然昏倒，不省人事，呼之不应，四肢厥冷，时而震颤，面色苍白，汗出肤凉，目陷口张，呼吸微弱，长则十余分钟，短则几分钟即逐渐苏醒，醒后觉头昏肢麻，疲乏无力，面色㿠白，形体瘦弱，气短懒言，呼吸微弱，唇舌色淡，脉虚细无力。为元气素虚，中气不足，清阳不升所致之昏厥也。治宜大补元气，佐以健脾养血为主。方用独参汤合当归补血汤加味。处方：党参12 g，黄芪12 g，当归6 g，白术9 g，大枣15 g，五味子6 g。每日1剂，水煎，分3次服，连服3剂。

服药3剂后头昏减轻，食欲增进，药后未再昏厥，舌质淡红，脉虚。药已中病，效不更方，原方再进3剂。

服药6剂，诸症大减，但仍觉气力不足，夜寐梦多，小便清长，舌质淡红，苔白，脉虚而缓。继以补气血、养肝肾之法以善其后。处方：党参12 g，黄芪12 g，何首乌12 g，当归6 g，熟地黄12 g，枸杞子9 g，茯苓9 g，五味子6 g，大枣15 g。上方服3剂，并嘱服药期间忌吃寒凉生冷及萝卜、芥菜之类食物。

【按语】厥证是以突然昏仆，不省人事，四肢厥冷为主的病证。本患儿素体虚弱，气血不足，脾肾两虚，以致清阳不升，浊阴不降，上扰空窍，故突然昏仆，四肢厥冷，目陷口张，脉虚细无力。因此，必须以大补元气之独参汤合补气养血之当归补血汤以补气生血，使元气充足能载血上行，精升浊降，佐以白术、大枣以健脾养血，使气血生化有源。服药6剂获效后，继以补气益血，滋养肝肾之法以竟全功。

七、颅脑外伤后遗症诊治验案

【病案举例1】赖某，男，42岁。患者因骑自行车不慎从陡坡摔倒，当即昏迷，急送某院按"脑震荡"抢救治疗，神志渐清，但时而头昏，右侧肢体麻木，活动不灵。出院后常觉头昏痛，精神恍惚，言语不利，右足麻木，不能履步，夜寐多梦，纳差，便溏。诊见患者神情苦楚，语声塞涩，舌暗红，苔淡黄，脉细涩。宜活血化瘀，佐以镇静安静。以通窍活血汤加治。处方：桃仁9 g，红花9 g，石菖蒲9 g，川芎6 g，赤芍9 g，当归尾9 g，生龙骨18 g，生牡蛎24 g，生姜2片，老葱头3根，米酒200 g，分两次冲服。服上方两剂，头昏痛减轻，神志较前清醒，已能履步，但步态蹒跚，需持杖扶行。药已中病，效不更方，继守上方去石菖蒲、姜、葱，加牛膝、川续断、路路通（枫香果）各15 g，连服10余剂，并配合针灸治疗半个月，诸症消失。

【按语】患者跌仆损伤以致瘀血内停。《灵枢·邪气脏腑病形篇》指出："有所堕坠，恶血留内。"头为诸阳之会，又为髓海所在，瘀血内阻故头昏而痛，精神恍惚，瘀血阻滞经脉则肢体麻木，不能履步。为颅脑外伤后瘀血内阻之证，治宜活血化瘀，佐以镇静安神，以通窍活血汤加减。

【病案举例2】韦某，男，33岁。患者于3年前在高空作业，被汽车撞断电线杆，突然从10多米高空中摔下，当即昏迷，不省人事，急送某院抢救，拟诊为：①脑挫裂伤；②肋骨骨折；③肺部和肝脏损伤。经住院治疗300多日，病情虽已脱险，但头昏而重，胸胁胀而刺痛，心悸不安，耳聋，眼朦，食欲甚少，活动受限，不能履步，说话不清，转某医院治疗，病情未见改善，遂来我院治疗。

询问其家属，悉知患者病后神差，头昏欲倒，不能久坐，胸胁胀闷，心悸气短，双目模糊，视物不清，口干而苦，胃纳甚差，溲短而黄，大便时硬时溏，不能履步，生活未能自理。诊见患者表情痛苦，双目红赤，舌质暗红，边有瘀点，舌苔薄黄，脉弦数。右胸部有一外伤疤痕约4 cm×3 cm，心率120次/分，心律整齐，未闻及病理性杂音，右肺呼吸音稍减弱，腹平软，肝于右肋缘下1.5 cm，边缘清楚，质尚软，脾未触及，脊柱四肢无畸形，神经系统未引出病理征。

中医辨证为瘀热互结，阻滞脏腑、经络，蒙蔽空窍，治宜活血祛瘀，开窍通络，佐以清热。方用血府逐瘀汤加减。处方：桔梗9 g，柴胡6 g，桃仁6 g，红花3 g，生地黄15 g，当归6 g，赤芍12 g，白芍6 g，牛膝12 g，甘草6 g，石菖蒲6 g，广三七4.5 g（另末冲服）。服上方3剂，头昏重减轻，胸胁微胀，仍心悸气短。原方加黄芪21 g，丹参15 g，以益气活血化瘀，连服28剂后，症状大减，食欲增进，已能扶行20多步，能看书报，但久立肢软，久看仍觉头昏，眼花，夜寐多梦，舌质转淡红，舌苔薄白，脉细而数。瘀热渐去，正气渐复，继以养阴祛瘀之法。处方：核桃肉20 g，何首乌15 g，沙参18 g，枸杞子15 g，丹参15 g，白芍12 g，川芎3 g，石菖蒲6 g，甘草6 g，三七4.5 g（另末冲服）。

服上方12剂后，脉症均好转，唯走路时觉心悸，气短，眼花，耳鸣。为瘀却正虚，肝肾不足之候，治以补益肝肾，扶正祛瘀之法。处方：石菖蒲6 g，熟地黄18 g，川芎4.5 g，核桃肉21 g，女贞子12 g，何首乌15 g，补骨脂15 g，杜仲15 g，丹参15 g。上方连服16剂，诸症悉减，继以补养肝肾，调理气血之法以巩固疗效。

八、肝病诊治验案

（一）慢性迁延性肝炎

【病案举例】李某，女，23岁。右胁胀痛，疲乏无力1年多。患者自2年前开始患急性病毒性肝炎，曾在某校附院治疗半年，肝功能持续异常，HbsAg阳性，申请休学，继续门诊治疗半年，仍觉右胁胀痛，胃纳，夜寐多梦，疲乏无力，口干而苦，烦躁而喜冷饮，齿出血时作，月经失调，小便短黄，大便时结，腰酸腿软。查肝功能示：GPT 200 U，TTT 16 U，HBsAg阳性，肝在右胁缘下2 cm，边钝，质软，压痛，脾左胁下仅触及，就诊时面色萎黄，形体消瘦，神疲乏力。舌边尖红，有瘀点，苔黄而干。脉细数无力。西医诊断为慢性迁延性肝炎。中医诊断为肝肾阴虚，气滞血瘀。治以滋养肝肾，理气化瘀，佐以清热解毒。处方：生地黄15 g，北沙参15 g，麦冬12 g，白芍18 g，何首乌12 g，素馨花9 g，佛手9 g，紫丹参15 g，虎杖15 g，贯众15 g，生甘草9 g，板蓝根12 g，每日1剂。

另服抗乙肝冲剂，每日3次，每日1包。

服上方1个月后，右胁胀痛减轻，食欲增进，已无齿出血，但仍多梦，乏力，复查肝功能，GPT 128 U，TTT 8 U，ZnTT 12 U，HBsAg阳性，仍守原方加败酱草15 g，郁金12 g，服药30多剂，症状进一步改善。复查肝功能示：GPT 68 U，TTT 6 U，ZnTT 10 U，HBsAg阴性，继以一贯煎合逍遥散加减。处方：生地黄20 g，北沙参15 g，当归9 g，白芍15 g，山药15 g，茯苓15 g，何首乌15 g，虎杖15 g，素馨花9 g，象牙丝18 g，生甘草10 g，北柴胡6 g，每日1剂。另服五味子淮山粉每日2次，每次6 g。

服药3个月后复查肝功能正常，HBsAg连续3次阴性，自觉症状消失。嘱服抗乙肝冲剂，六味地黄丸合逍遥散加减以巩固疗效。随访至今肝功能正常。

【按语】本例患者病已1年余，屡服保肝，清肝利湿之药，病情无明显好转，右胁胀痛，疲乏无力，口干而苦，胃纳不振，夜寐多梦，口干喜冷饮，便结，溲黄，脉弦细数无力，证属肝肾阴虚，气滞血瘀。治以滋养肝肾，理气化瘀，佐以清热解毒之法。肝肾同源，滋水涵木肝木自长也，再以素馨花、佛手理气不伤阴之药，使气行则血行，贯众、虎杖、板蓝根均有清热解毒之效，三药合用使热能解，乃养中有清，扶正祛邪之法的具体运用，病属迁延日久，仍获良效。

（二）肝硬化腹水

【病案举例】邓某，男，45岁。腹胀疲乏反复4年余。患者4年来腹部逐渐胀大，伴胁痛纳减，口苦，溲短黄，曾多次住院，检查确诊为肝硬化腹水，初起用利尿剂，腹水曾一度消退，但停药后腹水再现，腹胀如鼓胃纳甚少，肢体麻木，自找草药服用，腹水时消时胀，日渐消瘦，肝功能持续异常，蛋白倒置，夜多恶梦，已丧失劳力，病休3年多。只见面色晦暗，形体消瘦，腹大如鼓，呈蛙状腹，胸前可见多个蜘蛛痣，肝右胁下触及2 cm，边钝，质硬，脾左胁下触及，质硬。腹部叩诊移动性浊音。舌质暗红，苔白。脉弦涩。西医诊断为肝硬化腹水。中医诊断为肝积，气滞血瘀，水湿停滞，肝肾亏损。以益气化瘀，利水软坚，佐以养肝益肾治之。处方：茯苓皮30 g，桂枝6 g，丹参18 g，赤芍12 g，桃仁6 g，生牡蛎30 g，黄芪50 g，白花蛇舌草15 g，大腹皮15 g，楮实子15 g，鳖甲30 g。每日1剂，水煎温服。

服药20日后，腹胀减轻，尿量增，纳稍增，仍觉肢麻，舌质由暗红逐渐转淡红，苔薄白、脉弦缓。原方加鸡内金9 g，何首乌15 g，党参15 g。再服药30日后，症状进一步改善，唯纳后稍觉腹胀，精神增加。原方加三棱10 g，黄芪增加至100 g，以增强益气化瘀之力。

2个月后复查，肝功能已逐渐恢复，腹水消退，症状改善，但停药后仍觉腹胀不舒，舌质淡红，苔白，脉弦细涩，仍以益气活血，化瘀利水佐以软坚散结为主。处方：桂枝6 g，茯苓皮20 g，丹参20 g，赤芍12 g，大腹皮15 g，桃仁

9 g，生牡蛎21 g，鳖甲30 g，生黄芪100 g，鸡内金15 g，三棱12 g，白花蛇舌草20 g。水煎服，每日1剂，分3次服。以上方为主，基本不变，黄芪用量逐渐增至250 g，服药3个月，腹水消退，腹部叩诊已无移动性浊音，肝右胁下不能触及，脾未触及，肝功能改善，精神好转，面色润泽，体质增加，纳寐及二便正常，嘱继续服药以巩固疗效。

【按语】本例患者系因气虚血瘀，脾失健运，转输失职，水湿停聚，肝肾亏损所致，气为血帅，血为气母，气滞则血凝，气虚则血瘀，瘀血凝滞，水湿停聚，运化失常，则腹胀胁痛，腹大如鼓，经久不愈，治宜益气活血，软坚散结，化瘀利水为主，方中生黄芪、茯苓皮益气健脾利水，丹参、桃仁活血化瘀，生牡蛎、鳖甲、鸡内金、莪术软坚散结，党参、芍药健脾益气柔肝止痛，大腹皮、白花蛇舌草消胀行水，楮实子益肝肾兼能利水，诸药合用扶正祛邪，攻补兼施，故能获效。若纯祛邪则正气渐衰，病益甚，若纯补则气滞血瘀日甚，水湿停滞加重，更难收效。

九、慢性肾炎肾功能衰竭合并心力衰竭肺部感染诊治验案

【病案举例】石某，男，46岁。患者因腰痛13年，头晕头痛2年，恶心呕吐3日，就诊。拟诊为慢性肾炎高血压型慢性肾功能衰竭（尿毒症）合并心力衰竭，肺部感染，继发性贫血。

查体：血压230/130 mmHg，面色萎黄，疲乏无力，心率90次/分，节律整，心音低钝，心尖部可闻及Ⅲ级吹风样收缩期杂音，心界扩大，A2＞P2，两肺可闻及中等量湿性啰音，肝下界于右胁缘下2.5 cm处可触及，边钝、质中、压痛，肝颈静脉回流征阳性，双下肢凹陷性水肿。实验室检查结果：尿素氮132 mg/dL，肌酐11.6 mg/dL，二氧化碳结合力40Vol%，血红蛋白36 g/L，血白细胞计数14.7×10⁹/L，中性粒细胞80%，淋巴细胞20%。胸部X线示：两肺野透亮度减低，两肺门影增大，且模糊，两上肺可见不典型"蝴蝶"状片状影，其密度均匀，边界模糊不清，心影较大，以左心为主。

症见头晕头痛，腰酸腿软，气短乏力，胸闷憋气，不能平卧，恶心呕吐，口甜而干，鼻出血，下肢浮肿，小便短少，大便溏烂，日解2~3次，纳差，夜不能寐，舌质淡胖稍暗、苔腻、中有裂纹，口气秽臭，可闻尿味，脉弦滑略数。证属关格，中医辨证为脾肾气阴两虚，夹有湿热。曾以益气养阴，清热利湿之参芪麦味地黄汤、春泽汤等方加减，并配合血液透析，少量多次输血，大量抗生素抗感染，以及强心、利尿、降压、消肿等对症治疗，病情明显改善，胸闷憋气，喘咳逐渐加重，咳痰黄稠，左胸疼痛，恶心呕吐，小便短少，大便

溏烂，舌苔厚腻，脉弦滑。考虑为痰热壅肺所致，以清热利湿、化痰止咳之千金苇茎汤合三仁汤加减。服药3剂，咳嗽减轻，胃纳稍增，腻苔渐化，原方加人参10 g，以求增强补益元气之力，药后反见病情加重，神志恍惚，呼吸气粗，喉中痰鸣，躁扰不宁，打人谵妄，喘不能卧，浮肿甚，尿量仅50 mg/d，已告病危。急请时振声老师会诊，诊见患者表情淡漠，焦虑不安，面色惨白，喘咳痰鸣，张口呼吸，舌质暗红、苔黄腻稍黑，脉弦滑数。时老师认为神志改变，为痰热扰心所致，急服化痰开窍，清热利湿之菖蒲郁金汤加减。处方：石菖蒲10 g，栀子10 g，鲜竹叶10 g，牡丹皮10 g，广郁金10 g，连翘10 g，灯心草10 g，杭菊花10 g，牛蒡子10 g，滑石10 g，木通3 g，生姜3片。玉枢丹3支，分3次冲服。

　　服药2剂，烦躁减轻，但仍胸闷憋气，心悸咳喘，痰黄稠难咯，便溺不畅，呕逆。痰热壅肺扰心虽减，但湿热仍弥漫三焦，以清化三焦湿热，兼宣肺化痰为治，予杏仁滑石汤加减调治。处方：杏仁10 g，黄芩10 g，川厚朴10 g，法半夏10 g，贝母15 g，瓜蒌15 g，茯苓30 g，车前子30 g，滑石30 g。水煎400 mL，日服3次。服药4剂。胸闷、憋气、咳喘、心烦均减轻，尿量增加，夜能平卧，精神好转，胃纳增进，黄腻黑苔渐化，仍有恶心喘憋，在原方基础上加紫苏叶10 g，以增强辛开苦降之力，服药8剂，病情进一步好转。复查：血压160/90 mmHg，血红蛋白6 mg/dL，白细胞计数7.8×10^9/L，中性粒细胞60%，淋巴细胞40%，尿素氮56 mg/dL，肌酐7.8 mg/dL，二氧化碳结合力已正常，X线胸片复查肺部阴影已消失，病情基本稳定，继以养阴益气，清热利湿，佐以活血化瘀之法调治，病继续配合血液透析，使病情逐渐好转。

　　【按语】杏仁滑石汤虽然出自《温病条辨》，但原本出于《临证指南医案》，伏暑内发，三焦均受，清理上中焦为要。该方有清热利湿，化痰理气之功，主要用于治疗暑温伏暑。症见胸部痞满，潮热呕恶，烦渴自利，汗出尿少，舌苔灰白等症。时振声老师在临症中灵活加减运用本方治疗肺心病并肺部感染，因湿热之邪壅阻上焦，以致咳逆倚息不得卧，口中发粘，咳痰黄稠难咯，咳而不爽，并胸闷胀痛者，或因其他疾病，日久失治，出现痰热壅肺扰心，而致胸憋、喘息、咳逆、痰黄稠难咯，小便不利者，均收到较好的效果。本案患者，症情复杂，五脏俱损，病情危重，时老师根据《黄帝内经》"急则治标，缓则治其本"的治疗原则，掌握辨证要领，急以清化三焦湿热，宣肺化痰开窍之法，恰中病机，使邪有出路，邪去而正安，再以益气养阴，清热利湿，佐以活血化瘀之法调治，使危重之病者得以缓解。

十、大脑皮质性盲诊治验案

【病案举例】周某，男，4岁。患儿某年8月19日因高热、呕吐、抽搐、昏迷住某医院儿科。初诊为病毒性脑炎。经抗炎、抗病毒和多种维生素治疗，2日后抽搐停止，神志渐清；7日后热退身凉，但视力已完全丧失，最后诊断为"病毒性脑炎合并球后视神经炎"。9月8日到某医院眼科检查：视觉已完全丧失，对光照射，眼睑未能闭合，双眼球活动正常，瞳孔直径约4 mm，眼底清，视盘边界清楚，血管正常，生理凹不大，色稍淡，黄斑中心凹反射弱。拟诊为双皮质盲。9月13日，转该院神经科进一步检查：视力"0"，无光感，眼底视神经盘边界清，颜色正常，鼻唇沟对称，听力可，舌居中，四肢活动好，腱反射不亢进，未引出病理反射。拟诊为大脑皮质性盲-脑炎后。曾使用三磷酸腺苷、脑组织液、金刚烷胺及清热解毒之中药，结合针灸治疗20多日，病情未见改善，于同年9月25日来中医门诊治疗。

诊见双目失明，面色㿠白，前额青筋显露，烦躁不安，体形浮胖，舌质淡红，指纹浅蓝达气关。此属肝阴不足，肝风挟痰上扰，病阻经络所致。治宜养肝息风，化痰通络，佐以祛痰。处方：钩藤9 g，全蝎3 g，天麻9 g，决明子15 g，菊花9 g，枸杞子12 g，川芎3 g，地龙6 g，独活9 g。3剂，每日1剂，水煎，分2次服。并结合电针视区、光明等穴，每日针1次，每次30 min。嘱忌鱼腥、萝卜之类的食物。

二诊（10月3日）：服药8剂后，夜能安寐，双目已有光感，能辨认房内有无灯光，但见夜间盗汗。继守上方加黄芪15 g，以加强益气固表之功效，连服6剂。

三诊（10月11日）：视力逐渐恢复，能认人识物，仍守原方3剂。

四诊（10月15日）：已能自己走路，白天可去玩耍。风邪渐去、正气渐复，治宜滋养肝肾。处方：枸杞子12 g，菊花3 g，熟地黄12 g，吴茱萸9 g，茯苓12 g，谷精草12 g，决明子15 g；何首乌12 g，桑椹子12 g，3剂。

五诊（10月20日）：已能辨明物体颜色，精神好转，面色红润。但两日来，皮肤出现皮疹，瘙痒，舌质淡红，少苔，指纹浅红达气关。仍守上方易熟地黄为生地黄，加牡丹皮6 g，薏仁9 g，3剂，以增强清肝明目之功。

六诊（10月23日）：视力已完全恢复，与病前一样能清楚地看图认字，皮疹消退。守原方去牡丹皮，嘱2日1剂，服药9剂以巩固疗效。

七诊（12月2日）：病情稳定，唯夜间有时惊悸，胃纳不振，舌淡苔白，仍以滋养肝肾、健脾宁神之法调治。处方：枸杞子8 g，菊花9 g，茯神12 g，泽泻6 g，薏仁12 g，山药12 g，谷芽15 g，大枣12 g。连服6剂，诸症悉除，恢复常态。

【按语】本病外不伤轮廓，内不损瞳神，元气大虚之后，倏然盲而不见，证属暴盲，主要是因肾水不能涵木，以致肝阴亏耗，不能上注于目使然。

十一、胆道蛔虫病诊治验案

【病案举例】李某，男，15岁。右上腹阵发性疼痛4日，痛时翻滚不安，疼痛缓解后如常人。恶心呕吐，吐出蛔虫数条，口渴引饮，大便秘，小便黄。舌红苔黄，脉弦数。体温39.2 ℃，剑突下偏右压痛，白细胞17.6×10^9/L。西医拟诊为胆道蛔虫病合并感染，曾使用四环素、青霉素、链霉素及阿托品、维生素K3、补液治疗3日，疼痛未减，乃请中医治疗。此属虫阻所致之肝胆郁热证。拟以安蛔止痛、清利湿热之法为治。处方：使君子15 g，乌梅15 g，槟榔15 g，胡黄连15 g，雷丸15 g，枳壳15 g，金银花25 g，黄柏15 g。每日1剂，水煎服。服药2剂后，腹痛大减，无呕吐，体温降至37.8 ℃，症状明显减轻。继守上方加泽泻15 g，再进1剂，拉出蛔虫数条，已无腹痛，能进食。再给驱虫净8片（每片25 mg），分2日顿服，先后拉出蛔虫40多条，症状全部消失，告愈出院。

【按语】方中使君子、槟榔、雷丸导滞驱虫；乌梅味酸，虫得酸则安；黄柏、胡黄连味苦性寒，有清热利湿之功，虫得苦则降；金银花、连翘清热解毒；泽泻清泄热，枳壳宽中下气以利肠，有利于蛔虫排出。诸药合用而收杀虫、攻下、行气、止痛之效。

十二、暑热伤阴诊治验案

【病案举例】徐某，男，9岁，于某年5月25日初诊。

其母代诉：患儿高热6日。伴咳嗽心烦，体温持续在39~40 ℃，某医院拟诊为肺部感染，曾使用青霉素、链霉素、四环素等消炎退热药，病情未减。就诊时发热以午后为甚，夜间烦躁不安，口渴引饮，咳嗽少痰，胃纳不振，大便溏烂，小便短黄。体温39.4 ℃，脉搏150次/分，呼吸36次/分，急性重病容，神疲乏力。心率与脉搏一致，律整，未闻到杂音，两肺可闻及少量湿啰音。腹平软，肝在右锁骨中线肋缘下1.5 cm、边薄、质软，脾未触及。神经系统生理反射存在，未引出病理性反射。舌边尖红，苔黄白相兼，脉细数。为暑邪久羁，耗伤阴液之候，治宜清热解暑，佐以生津养阴。处方：知母9 g，生石膏18 g，地骨皮12 g，葛根12 g，青蒿9 g，连翘6 g，青天葵9 g，金钗石斛9 g，蝉蜕6 g。

每日1剂，水煎，分3次服。

二诊（5月26日）：药后当晚热退身凉，但仍烦躁，口渴，稍咳。体温37.3℃，脉搏112次/分，呼吸24次/分。舌质淡红，苔已变白，脉仍细数。两肺湿啰音消失。为高热渐退，余邪未清证，投竹叶石膏汤加减，以清热生津，益气和胃。处方：淡竹叶6g，生石膏12g，沙参12g，麦冬9g，山药12g，金钗石斛9g，甘草3g。每日1剂，水煎，分3次服。

三诊（5月27日）：身热咳嗽悉除，已无烦躁口渴，但食欲未增，面色少华，舌质淡红、苔白，脉细无力。为热邪已退，正气未复之候，以四君子汤加味以益气健脾，调理肠胃以善其后。处方：党参12g，白术6g，茯苓9g，山药9g，谷芽12g，白扁豆9g，大枣9g，甘草3g。每日1剂，水煎，分3次服，连服3剂。药后食欲增进，精神好转，病告痊愈。

【按语】暑为阳邪，其性炎热、升散，易耗气伤津。本例患者暑邪为患，热邪久羁，阴液被劫，气阴两伤，故高热持续不退，口渴，心烦。投以清热解暑，生津养阴之剂，使暑热之邪渐退，阴液得到濡养。方中石膏清热泻火，解渴除烦；青蒿祛暑解热；知母清热泄火，滋阴润燥；地骨皮清泻肺火；葛根解肌退热，生津止渴；连翘清热解毒；金钗石斛滋阴清热，生津止渴；青天葵清热解毒，化痰止咳；蝉蜕解热，镇静，镇痉。诸药合用共奏清热解暑，养阴生津之效。继以清热生津，益气和胃之竹叶石膏汤调治，使余热得清，气阴得复。再用四君子汤加味，以益气健脾，恢复肠胃功能而收全功。

十三、番泻叶导泻致癫痫样发作诊治验案

【病案举例】翁某，女，70岁。患者因左中腹部持续性绞痛1h，二便急胀，欲便而未解，伴恶心呕吐等症而于上午急诊入院。入院后经初步检查诊断为"尿路结石并发肾绞痛"，予对症处理后疼痛缓解。为明确诊断，准备次日拍X线腹部平片，于当天20时给番泻叶18g，煲水200mL，口服。药后2h许，患者突然喉间痰鸣，呼吸急促，四肢抽搐，神志不清，呼之不应。经指压人中穴，低流量吸氧，5min后神志渐清，问之能答，但不能回忆所发生之事。凌晨3时15分上症复发，双手握拳，四肢抽搐，呼吸急促，喉间痰鸣，牙关紧闭，双目上视，口吐白沫，不省人事，类似癫痫大发作。给予地西泮10mg肌内注射后，于3时35分神志恢复，诉腹痛、腹泻、疲倦乏力。急查空腹血糖、血清淀粉酶、二氧化碳结合力、血钙及周围血细胞均在正常范围，血尿素氮97mmol/L。X线腹部平片显示怀疑右输尿管下段结石。尿常规检查示：WBC少许、上皮细胞少许。心电图检查示窦性心律，Ⅰ度房室传导阻滞。脑脊液、脑电图、肝功

能、血脂均正常。经补充能量，口服中药黄连温胆汤加减及对症治疗5日，症状消失后出院。

【按语】番泻叶性甘苦，味大寒，归大肠经。临床上多用于清洁肠道作导泻剂，体质壮实者副作用较小，部分患者见腹痛、呕吐等现象。本例患者服药后2h出现两次癫痫样抽搐，既往史及家族均无癫痫病史。查脑脊液、脑电图均无异常改变，经补充能量及对症治疗后症状消失。这可能与番泻叶内含黄酮类衍生物对大脑皮质的兴奋，导致短暂性脑功能异常有关。中医认为年老体弱、脾胃虚寒，如过用苦寒泻下，可导致气逆痰壅，痰浊上扰，闭塞心窍，壅阻经络可发为癫痫。因此，对年老体弱者和经期、孕期、哺乳期妇女等均要慎用。

第二节 医 话

一、眼疾治当泻肝

眼疾较为多见，包括流行赤眼、胬肉攀睛、视物昏花等多种眼科疾病。双目乃肝经所布，治疗以治肝为先。

【病案举例】朱某，女性，21岁。双目红赤，流泪多眵已5日，畏光，伴口苦而干，小便短黄，大便干结。曾使用眼药水及抗菌药治疗3日，症状未减。诊时其双目红赤，多眵，流泪，双睑结膜红肿充血，舌质红，苔黄干，脉细数。为赤眼，肝经郁热，肝火上炎所致，治当清肝泄热，泻火解郁为治，以龙胆泻肝汤为主。处方：龙胆草10 g，木通6 g，泽泻15 g，柴胡10 g，生地黄30 g，栀子12 g，黄芩15 g，木贼10 g，决明子30 g，蕤仁15 g，白菊花12 g，甘草6 g，车前草15 g。每日1剂，水煎，分2次饭后温服，服药3日，症状消失。

二、急性黄疸治肝为先

急性黄疸是内科常见病之一，多见于急性肝炎、急性胆囊炎等多种肝胆疾病，多因肝脏湿热或肝经郁热而发病，古往今来多选用茵陈蒿汤、龙胆泻肝汤或独创虎贯茵黄清肝饮为主治疗，坚持治疗3~4周，每每获效。

【病案举例】张某，男，31岁。因烟酒过多，加上劳累而发病，诉全身发黄已2周多，小便黄赤，大便溏烂，胃纳呆滞，口干口苦，疲乏无力，夜间难寐，时右胁隐痛。曾到某院诊疗，查肝功能明显异常，谷丙转氨酶、谷草转氨酶及胆红素等明显增高。彩超示肝脏增大，光点粗密，按急性黄疸型肝炎隔离治疗，补液，保肝、护肝对症治疗1周，效果不显著，要求中医药治疗。诊见皮肤巩膜中度黄染，舌质深红，苔黄腻，脉弦数，为黄疸，肝胆湿热所致，当以治肝为要，治以虎贯茵黄清肝饮为主。处方：虎杖15 g，贯众15 g，茵陈20 g，黄根30 g，败酱草30 g，青叶胆15 g，鸡骨草20 g，垂盆草15 g，茯苓20 g，猪苓15 g，白花蛇舌草15 g，车前草15 g，人字草15 g，白茅根15 g，生甘草9 g。每日1剂，水煎，分3次温服。服药2周，黄疸明显减退，小便变淡黄，大便成形，胃纳增进，舌苔黄腻。已渐化。守原方加生麦芽15 g，软肝草15 g。服药4周，症状消失，复查肝功能已正常。嘱继续休息，定期复查。

三、肝风内动，急需治肝

肝阳上亢，肝风内动以致肝郁化火，扰动肝风，以致中风，乃内科临床常见多发之症，治疗先以治肝为主。中风轻则语言不利，手足麻木，肢体偏瘫；重则失语，昏迷，如不及时救治，轻则致残，重则死亡。肝阳上亢，肝风内动，治当平肝息风为先，多选用镇肝息风汤为主。

【病案举例】张某，男，49岁。左侧肢体偏瘫，行走不利已2周，夜不能寐。住院诊为急性脑梗死，补液及清血栓治疗3周，症状未见改善。诊见形体肥胖，左侧肢体偏瘫，伸舌偏右歪，舌质红，苔黄干，脉弦数。血压170/100 mmHg。为中风，中经络肝阳上亢所致，治当镇肝息风为主。处方：钩藤30 g，赤芍20 g，天冬15 g，玄参15 g，龟甲30 g（另煎），代赭石30 g（另煎），茵陈15 g，生龙骨30 g（另煎），生牡蛎60 g，生地黄45 g，怀牛膝30 g，夏枯草15 g，石决明30 g（另煎），丹参20 g，丝瓜络15 g，路路通15 g，葛根30 g，每日1剂，水煎，分3次服。服药2周，症状改善，左侧肢体较前有力，效不更方，原方加地龙12 g。继续调治1个月，症状进一步改善。嘱加强肢体功能锻炼，继续以治肝为主，兼养肾、活血调治半年，病已康复。随访至今，病未复发。

四、从肝论治复发性口疮

一般认为复发性口疮的病因病理多由阴虚内热或脾胃郁火所致，治疗多以养阴清热泻火为主。笔者所见复发性口疮属肝经郁热或肝火炽盛者，亦屡见不鲜。根据《黄帝内经》"急则治其标，缓则治其本"的治疗原则，以清肝泄热、泻火解毒以治其标，再以养肝、滋肾以固其本，亦能收到满意的效果。现择两例典型病案报道如下。

【病案举例1】李某，女，30岁。口舌糜烂反复不愈6年。每次月经前口腔、舌边多处破溃，疼痛难忍，伴胸闷胁胀，烦躁易怒，口干口苦，双目多眵，少腹胀痛，月经量多，色深红，小便短黄，大便偏干，夜间多梦。曾多次服四环素、核黄素等西药未能控制病情，此次发作已半个多月，服红霉素、多种维生素及中药玉女煎等，症状无明显改善。诊见面红，目赤，上下口唇及舌边多处糜烂，四周发红，口气稍臭，舌边红，苔黄稍干，脉弦数。脉症合参，此属口疮，证为实火，乃肝经之实热久郁化火，肝火上炎循经上攻于口舌以致口舌生疮，反复不愈。治以清肝泻火，解郁调经为法，方选丹栀逍遥散加减。处方：柴胡9g，栀子12g，赤芍15g，当归6g，茯苓12g，牡丹皮10g，石斛12g，天冬15g，生地黄20g，黄芩12g，金银花15g，连翘12g。每日1剂，水煎，分3次服。服药7剂症状消失。为了巩固疗效，嘱每次月经前服一贯煎加减3~5剂。处方：生地黄20g，北沙参15g，白芍15g，玉竹18g，当归9g，川楝子10g，麦冬15g，柴胡9g，香附10g。连服3个月经周期，病告痊愈。随访2年未见复发。

【病案举例2】朱某，男，25岁。患者口舌糜烂反复不愈5年余。每年盛夏，发作频繁，屡服抗生素、维生素及清胃散加减治疗，效果不著，时好时发，缠绵不愈。此次发作已10多日，口舌糜烂灼痛，进食稍热及卤味的食物则疼痛难忍，素喜冷饮，心烦易怒，胁胀不舒，小便短赤，大便干结。诊见口腔及舌边多处破溃，舌质深红，苔黄而干，脉弦数有力。脉症合参，辨为口疮，证属火郁于中，肝经热盛，火热上熏，以致口舌生疮。治宜清肝泻火泄热，方选龙胆泻肝汤加减。处方：龙胆草10g，白通草6g，泽泻10g，柴胡10g，车前子15g，生石膏30g，生地黄30g，甘草10g，栀子10克，黄芩10g，杭菊花10g。每日1剂，水煎，日服3次。服药8剂后口舌糜烂好转，心烦胁胀亦改善。仍守原方加金钗石斛12g，知母10g。服药6剂，口疮已愈。为了巩固疗效，继以滋养肝肾，佐以清热之法调治。处方：生地黄30g，天冬15g，麦冬15g，黄芩12g，金钗石斛10g，杭菊花10g，北沙参15g，玉竹15g，甘草10g。服药10剂，诸症消失。经随访3年未见复发。

【按语】一般认为口疮的发生多因心脾炽热，热盛化火，或胃中实火，火热上熏；或肾阴受损，虚火上炎所致。对因肝经郁热，久郁化火，火邪炽盛，循足厥阴肝经之分络上行于口唇，以致口舌生疮的报道虽不多，但临床上遇到的病例却屡见不鲜，治虽以肝为主，但五脏之间关系密切，肝脏有病可涉及它脏，它脏有病亦可影响肝脏，必须从主证、主因进行分析，当纳属何脏为主。以上所举，乃以肝脏为主，故从肝论治而获效。丹栀逍遥散及龙胆泻肝汤都具有疏肝、清热、泻火的作用，方剂配伍泻中有补，疏中有养，两方均有柴胡、栀子、当归、甘草等疏肝清热养血之药，诸药合用，能清泻肝经之火又能补养肝脏之血，使邪去而正不伤。从而达到扶正祛邪的目的。对复发性口疮表现为肝经实火，火热上炎者，采用清肝泻火之法治其标，待标证尽除，再以滋养肝肾之法以固其本，临床验证可获良效。

五、甘温除热法的临床应用

李东垣根据《黄帝内经》"劳者温之""损者益之""虚者补之"的治疗原则，发展了甘温除热之法，笔者结合临床治例，谈谈一些个人的体会。

【病案举例1】黄某，女，46岁。自诉右腰腹部疼痛伴小便涩痛7日，恶寒发热，恶心呕吐1日，曾服中西药未见症减。近日来右腰腹疼痛加剧，小便频、急、涩痛，恶寒发热，头晕心悸，困倦乏力，恶心呕吐，吐出清涎，纳呆，便溏，每日2~3次，夜不寐。检查：体温38.8 ℃，形体消瘦，面色无华，舌淡红，边有瘀点，中有裂纹，舌苔黄稍腻，脉沉细而数，按之欲散。心率96次/分，心律整，心尖部可闻及Ⅱ级收缩期吹风样杂音，右上腹压痛，右肾区叩击痛，血白细胞计数12.8×10^9/L，中性粒细胞75%。尿蛋白质（+），尿红细胞少许，尿白细胞（+++），脓细胞（++），上皮细胞（+）。按"热淋"（急性肾盂肾炎）治疗，用导赤散合五味消毒饮加减，肌内注射庆大霉素及静脉输液。治疗5日，病情无明显改善，右腰腹疼痛仍作，小便时涩痛，头晕、心悸加重，口渴不欲饮，舌质暗红，苔黄，脉沉细而结。体温39.2 ℃，心率90次/分，心律不齐，每分钟20~30次期前收缩，呼吸增快至40次/分。心电图检查示：①窦性心律+异位心律；②频发性期前收缩；③心肌缺血。血常规检查无明显改变。考虑患者素体虚弱，原有胃下垂病史，虽身热而渴，但渴而不欲饮，伴头晕心悸，气短懒言，脉沉细而结，为阳气不足，阴火过盛之本虚标实之候，1周后改用益气升阳，甘温除热，佐以养心理气之法。处方：红参6 g（另焗），白术9 g，茯苓9 g，法半夏9 g，炙甘草9 g，陈皮4.5 g，白蔻仁4 g，川厚朴7.5 g，熟酸枣仁12 g，远志3 g。水煎，每剂3次。

服上方1剂后，体温已降至35.9 ℃，腰腹疼痛减轻，呕吐减少，仍有心悸，胸闷，疲乏无力，纳差。原方去川厚朴，加干姜6 g，炙黄芪18 g以加强温阳益气之力，再连服2剂，精神逐渐好转，除时有腹痛、心悸、欲吐、纳少外，余症已除，复查心电图及血、尿常规已基本正常。继以补气健脾、养心和胃之法以善其后，于7月22日告愈出院。

【病案举例2】朱某，女，77岁。自诉发热、汗出，口舌糜烂10余天，伴气短懒言，疲乏无力，胃纳不振，小便清而长，大便溏烂。曾服感冒药，热益甚，口舌糜烂，疼痛难忍，饮食困难。诊见舌质淡红，苔白而润，边有齿痕及糜点，语声低微，脉沉细无力，尺脉尤甚。四诊合参，为阳气虚衰，火不归源，虚火上炎之阳虚发热证，用升阳益气，甘温除热之法，补中益气汤加减。处方：黄芪18 g，党参18 g，何首乌18 g，白术9 g，陈皮3 g，升麻6 g，炙甘草6 g，柴胡6 g，大枣15 g。每日1剂，水煎，分3次服。

1日后复诊，热退身凉，汗出减少，口舌糜烂好转，食欲增进，脉仍沉细，守原方加熟附子3 g以引火归原，加山药12 g以增强健脾之力，嘱服3剂后，病已痊愈。

【按语】金元四大家之一李东垣发展了甘温除热法，其拟补中益气汤为代表方，以治疗内伤发热为主。临床以身热汗出，时热时止，夜轻日重，气短懒言，神疲乏力，胃纳不振，口渴喜热饮，或渴欲饮不能饮，小便清，大便溏，脉虚数无力等为特点。他非常注重人体的脾胃功能，强调脾胃在精气的升降运动中具有特殊的作用，特别重视"元气"，认为"元气"是维持人体健康的物质基础，而"元气"又是脾胃所滋养。他在《脾胃论》中指出："真火又名元气，乃身生之精气也，非胃气不能滋之。"他认为内伤病的形成，就是人体内部"元气"不足所引起，而"元气"的不足又是脾胃受到损伤的结果。因此，他强调"脾胃元气既伤，而元气亦不能充，而诸病之所内生也"。脾胃虚，元气衰，则火邪乘之而生大热。从现代医学观点看，这种发热可能与病者体质虚弱，抵抗力低下，元气不足有关。病案1有尿路感染的症状和体征，病案2口腔糜烂，但均有素体虚弱、元气不足的病史，在运用甘温补益的药物之前，均已用过抗菌消炎的西药或清热解毒的中药，后来通过辨证施治，按阳虚发热治疗，用甘温除热之法而收效。

六、黄芪治疗盗汗

黄芪治疗自汗从古至今常有记述，但用于治疗盗汗者鲜有报道，笔者近年来遇到数例盗汗者，均以黄芪为主治之，每每获效，现介绍如下。

【病案举例】吴某，男，29岁。夜间盗汗反复2年余，伴疲乏无力，胃纳不振，气短懒言，大便溏烂，每晚入睡后即周身汗出，需更换1～2次内衣，汗出而黏，气力不足，房事欠佳。诊见其面色萎黄，神疲，舌质淡红，脉沉无力。为脾肾两亏，阳气不足之候，治宜益气健脾，补肾壮阳为主。

处方：黄芪30 g，白术13 g，炮鸡内金12 g，煅牡蛎30 g，熟附子6 g，麻黄根10 g，枸杞子15 g，巴戟天15 g，淫羊藿12 g。3剂，每日1剂，水煎，分2次服。二诊盗汗已明显减少，已不必更换内衣，胃纳稍增。因已进入夏季，南方气候炎热，故上方去熟附子，加熟地黄15 g，以达到益气、助阳、养阴之效，连服6剂。盗汗已止，精神好转，脉沉缓而有力。继以上方加太子参30 g，连服1周，以巩固疗效。

【按语】黄芪补气升阳，止汗因表，多用于治疗自汗证。玉屏风散为代表方剂，古往今来大多医者多认为阳虚自汗，阴虚盗汗，此乃常也，然阳损及阴，阴损及阳，阳气虚衰，阳虚盗汗者，亦不鲜见。此例患者未到而立之年，本应阳气方刚，但其面色萎黄无华，夜间盗汗2年有余，伴胃纳不振，大便溏烂，阳事不足，为脾气不足，肾阳亏损之候，故以大量黄芪为主，配以健脾、补肾、敛汗之药而获效，所以黄芪是治疗汗症健脾益气、调畅气机、补五脏诸虚之要药也。

第五章　治法方药精选

第一节　养阴十六法

养阴法是用生津养阴之品以滋补阴液的方法，又称滋阴法。本法以《黄帝内经》（简称《内经》）"燥者濡之"之论为其立法依据，总的作用是补充人体阴液的不足。具体而言，养阴法直接补充人体阴液的消耗外，还有益水制火、养阴透邪、养阴敛阳等作用，适应于各种阴液亏虚之证。

（一）养阴法的源流

养阴法的理论依据源于《内经》。《内经》首先提出中医学以阴阳互根、阴阳消长、阴阳转化的阴阳平衡学说为基础的生理、病理现象，如《素问·阴阳应象大论》曰"阴在内，阳之守也；阳在外，阴之使也"；《素问·生气通天论》曰"阴平阳秘，精神乃治"。《内经》还对阴液（包括精、津、液、血、髓五种液体）及其生化出来的汗、尿、唾、涕、泪等分泌物的来源、性状、分布、生理功能等都进行了详细的描述。《内经》又对阴伤的病理变化做了论述，如《灵枢·本神》曰："五脏，主藏精者也，不可伤，伤则失守而阴虚，阴虚则无气。"因此，养阴保精便成为中医养生防病和治疗的一项根本原则。

鉴于阴精之易亏而难成，历代医家均高度重视对阴精的护养，不断发展和完善养阴法则，并积累了丰富的经验。张仲景继承《内经》养阴的重要学术思想，在《伤寒论》中始终贯穿着"扶阳气"和"存津液"的基本精神，其防病、抗病重视保津液的思想对后世影响很大，张仲景在六经辨证的汗、吐、下法祛邪治疗与扶正治疗中都讲究"存津液"。在《金匮要略》中创制了许多养阴之剂，如百合地黄汤、酸枣仁汤、麦冬汤等名方，运用甘寒生津、酸甘化阴、咸寒滋阴、苦寒泻火滋阴、甘温滋阴养血药物二十余味，论治精当、立法灵活、配伍严谨，为后世养阴法的发展做出了重要的贡献。

唐代孙思邈在《备急千金要方》对热病伤阴，首先采用大量甘寒多汁的滋阴药物为主以养阴生津兼清热。如地黄煎，用鲜生地黄汁为君，配合麦冬、鲜瓜蒌根、鲜地骨皮、葳蕤（玉竹）等以滋阴生津。在运用解表、攻下等法则时，亦配合滋阴药物，如解表的葳蕤汤，攻下的生地黄汤，从而开滋阴解表养阴攻下之先河。

宋代钱乙认为小儿脏腑柔弱，患病后则形成易虚易实、易寒易热的病机特点。他从金匮肾气丸中减肉桂、附子为六味地黄丸，作为滋补肝肾之主方，后世誉为"直补真阴之圣药"，实为专主滋阴补肾之祖方。

元代朱丹溪提出"阴常不足，阳常有余"学说，朱丹溪是将"阴气"作为正气来认识的，《格致余论·阳有余阴不足论》曰："古人必近三十、二十而后嫁娶，可见阴气之难于成，而古人之善于摄养也。"他认为精血阴气最易耗损，故此世人七情五志不宜妄动以保持阴精的固密。他用四时五脏五行的学说，论证保阴的必然性。夏天"火旺则金衰……土旺则水衰，况肾水常借肺金为母，以补助其不足，故古人于夏必独宿……保养金水二脏"；冬天"火气潜伏闭藏，以养其本然之真，而为来春发生升动之本"。提醒世人重视护养阴精。在治疗方面，朱丹溪主张的滋阴降火，实开后世医家治疗阴虚发热的先河，并创立滋阴说。他在医疗实践中以降火为主，滋阴为辅，倡用知母、黄柏滋阴补肾。

明清时期中医药学的发展，推动了养阴法继续发展完善。明代医家张景岳在《类经图翼·大宝论》《类经图翼·真阴论》《景岳全书·传忠录·阳不足再辨》等篇章中，反复讨论了真阴对人体的重要性，进一步完善养阴理论，提出了命门真阴论。张景岳认为真阴病之治，"舍命门，非其治也"，创制了玉女煎、一阴煎、化阴煎等众多滋阴降火方。提出"善补阴者，必于阳中求阴，则阴得阳升而泉源不竭"的理论，并创制了左归饮、左归丸、保阴煎等众多滋阴补血、益精补肾方剂。其临床辨证，对滋阴甚为注重，在《景岳全书·杂证论》论述证治中，4/5以上涉及阴虚，从理法方药全面论述了养阴法，从而建立了养阴学说。此时期为温病学发展成熟时期，温病学家对发展完善养阴法做出了杰出贡献，养阴法及其临床应用更加丰富多彩。温病最易伤津耗液，诚如叶天士所言，"热邪不燥胃津，必耗肾液"，特别是温病后期，阴伤现象尤多，而阴液之存亡与温病预后有着密切关系。吴锡璜之处温病治疗"存得一分津液，便有一线生机"，治疗温病宜时刻顾其津液，养阴法在温病治疗中，无疑有着重要的分量。《温病条辨》作为温病学的代表作，对养阴论述甚详，为养阴学说的发展做出了不可泯灭的贡献。其确立了"治上焦如羽，非轻不举""治中焦如衡，非平不安""治下焦如权，非重不沉"的三焦治疗温病原则，为温病的辨证论及处方选药提供了理论依据和临床范例，系统全面地总结了前贤和他自己救治温病伤阴的经验，且辨证井然，立法周全，遣药精巧，理足方效，可谓集温病学说之大成。吴鞠通救阴，自成家法。观《温病条辨》云"本论始终以救阴精为主"，"温热伤人身之阴，故喜辛凉甘寒甘咸，以救其阴"。在整个温病治疗过程中，时时注意养护阴液，认为"存得一分阴液，便有一分生机"，开创了温病不同阶段养阴之先河，创制了治疗上、中、下三焦不同情况之养阴方剂约40方，如甘寒生津之沙参麦冬汤，咸寒滋液的加减复脉汤，以及甘咸合用的增液汤等，在临床上广为运用，体现吴鞠通"以补阴之品为退热之用"的思想。其养阴学术思想极大地丰富和发展了中医学养阴理论，为中国临床实践提供了宝贵的经验。清代著名医学家王孟英认为，肺金为水土之上源，培金则能生水；胃为五脏六腑之化源，胃津充则五脏六腑俱得其灌溉濡养，而且肺胃之阴得以濡养，则津液之源不断，肝肾之阴自亦得其庇护滋养。药物选用石斛、沙参、玉竹、百合、麦冬、西洋参、玄参、芦根、连皮梨、甘蔗梢等，体现以清淡甘凉之品，着眼于清除耗阴之病邪除去耗阴之原因，即所谓"泻阳补阴"，寓养阴法于临床各法之中，起到间接的养阴作用。在立法用药上，主张以甘凉柔润、咸寒重镇为总则。

近代著名中医学家张锡纯衷中参西，著述《医学衷中参西录》中所创160余首方剂有50余首用到养阴法。至现代，随着中西医结合治疗疾病的发展，养阴法在临床上的应用更加广泛。国医大师李辅仁在治疗疾病时常加入和胃健脾、补肾填精之用品以顾护阴液多以甘寒之品清热润燥、养阴生津。国医大师李玉奇精研脾胃病30余年，重视萎缩性胃炎中期治以益胃养阴、消痈散结，研制出胃福颗粒等部批三类新药，在中医脾胃病领域独树一帜，享有很高的声誉。

（二）养阴法分类

1. 滋养心阴法

该法适用于心阴不足，心火亢盛者。症见心烦心悸，易惊失眠，健忘多梦，低热盗汗，五心烦热，口干欲饮，舌红少津，脉象细数等。药用人参、柏子仁、酸枣仁、生地黄、龙眼肉、麦冬、百合、白芍、合欢花、五味子、茯神、甘草等。方选天王补心丹、养心汤或生脉散加味。赖祥林老师喜用生脉散加酸枣仁、柏子仁、远志、炙甘草等治疗因心阴亏损所致的心慌、心悸、怔忡等症状，对病情急重者方中常用高丽参或红参6～9g，另焗兑药冲服，见效更快。

【病案举例】周某，女，47岁。患者自16年前始觉四肢关节疼痛，伴心悸不舒，遇阴雨天加重。近1个月来因劳累，心悸胸闷心烦加剧，活动后更甚，伴胃纳减少，夜寐多梦，头昏汗出，大便结。心电图检查：窦性心律不齐，房性期前收缩。二级梯运动试验提示：频发性房性期前收缩，构成二联律。双倍二级梯运动试验可疑阳性。诊见面目红赤，舌质淡红，苔薄黄，脉结。证属心阴亏损，治以益气养心为主，方选生脉饮加味。处方：太子参20 g，麦冬10 g，五味子6 g，丹参15 g，酸枣仁10 g，柏子仁10 g，远志6 g，茯苓10 g，甘草10 g。每日1剂，水煎，分3次服。服后心悸减轻，但夜仍难寐，以本方加减，调治4周，四肢关节疼痛明显减轻，心悸已除。心电图检查已正常，给予出院，嘱继续服原方以巩固疗效。

2. 养阴清肺法

该法适用于邪热恋肺，损伤肺阴，或久病伤津，肺阴不足者。症见干咳无痰，或痰少而稠，咽喉作痒，声音嘶哑，身体消瘦，重者可见痰中带血，口渴引饮，午后潮热，夜间盗汗，两颧红赤，舌红少苔，脉弦细数等。药用北沙参、天冬、麦冬、山药、百合、川贝母、石斛、天花粉、玉竹、生地黄等。常用方为百合固金汤、清燥救肺汤、沙参麦冬汤、清营救肺汤等。赖祥林老师用沙参麦冬汤加味治疗因肺阴不足所致的咳嗽患者，运用时常加川贝母、瓜蒌皮等以加强清热化痰之力。

【病案举例】邓某，女，68岁。自诉咳喘反复16年，每年秋冬寒冷干燥季节加重，近日咳嗽痰黄稠，夜难平卧，咽干口渴，气短不续，小便短少而黄，大便偏干，胃纳差，曾先后多次住院，使用抗生素等治疗，病情无明显改善，胸部X线片见两肺纹理增粗。血常规检查：白细胞计数11×10^9/L。诊见面色萎黄，唇干面暗，舌深红，苔黄干，脉细数。此属久病伤阴，气阴亏损，复感燥邪，治当益气养阴，清肺化痰为主，选沙参麦冬汤加减。处方：北沙参9 g，麦冬12 g，生甘草6 g，百部12 g，冬瓜仁15 g，前胡12 g，天花粉15 g，瓜蒌壳9 g，川贝母9 g（另研末冲服）。

服药3剂，咳喘减轻，夜能平卧，原方加桑白皮9 g续服3剂，口干减轻，小便清，痰已变白。仍以原方为主服药1个多月，症状缓解。血常规检查示白细胞正常。

3. 滋养脾阴法

该法适用于纳食不化，皮肤干燥，肌肉消瘦，痿软无力，甚则肌肉萎缩，偏废不用；或面色无华，头昏目花，手足烦热，溺少便秘，舌红少津，脉细数等。药用玉竹、石斛、白及、沙参等，常用方剂为益胃汤。

【病案举例】阎某，50岁。胃痛1年余，病起恶心，呕吐，胃脘嘈杂，腹胀。胃镜示：慢性浅表性胃炎。服用香砂六君子汤加减，效不显，饮食渐减，神疲乏力。后给予六神汤加减，服药6剂，症不减，且胃痛呃逆。方用益胃汤加百合15 g，延胡索9 g，砂仁10 g，生白术15 g，山药15 g，茯苓15 g。服药6剂后诸症减，体力日渐恢复。

【按语】益胃汤源自吴鞠通《温病条辨》，原治阳明温病下后耗伤阴液。正如《成方便读》中说："……胃者五脏六腑之海。凡人之常气，皆禀于胃，胃中津液一枯，则脏腑皆失其润泽。故以一派甘寒润泽之品，使之饮入胃中，以复其阴，自然输精于脾，脾气散精，上输于肺，通调水道，下输膀胱，五经并行，津自生而形自复耳。"

4. 滋养肝阴法

该法适用于肝肾亏损，水不涵木，肝阳上亢，肝阳不足者。症见头痛眩晕，口干咽燥，两肋隐痛，失眠健忘，肢麻震颤，小便黄，大便结，舌红，苔黄干，脉弦数。药用山茱萸、熟地黄、生地黄、枸杞子、女贞子、川杜仲、阿胶、沙苑子、蒺藜、生鳖甲、白芍、珍珠母、杭菊花、石决明等；常用方为杞菊地黄汤或一贯煎加味治疗，对症状减轻和改善肝功能有一定效果。

【病案举例】李某，女，23岁。诉右肋胀痛，疲乏无力1年余。

五年前患急性肝炎，在某院治疗半年，肝功能持续异常，HBsAg阳性，继续门诊治疗半年，仍觉右肋隐痛，夜寐多梦，疲乏无力，胃纳不振，口干而苦，烦渴而喜冷饮，牙齿出血时作，月经不调，小便短黄，大便时结，腰酸腿软，查肝功能：GPT 200U，TTT 16U，HBsAg阳性。就诊时面色萎黄，形体消瘦，舌边尖红，有瘀点，苔黄稍干。脉弦细数而无力。西医拟诊为"慢性迁延性肝炎"，证属肝阴亏损，气滞血瘀。治以滋养肝阴，佐以理气化瘀，清热解毒之法，方选一贯煎加减。处方：生地黄15 g，沙参15 g，麦冬12 g，白芍18 g，何首乌12 g，素馨花9 g，佛手9 g，丹参15 g，虎杖15 g，贯众15 g，板蓝根12 g，生甘草9 g。每日1剂，水煎，分3次服，服药1个月后右肋疼痛减轻，纳增，已无牙齿出血，但仍多梦，乏力。复查肝功能：GPT 128U，TTT 8U，ZnTT 12U，HBsAg阳性。仍以原方加败酱草15 g、郁金12 g，服药80多剂，肝功能进一步改善，GPT 68U，TTT 6U，ZnTT 10U，HBsAg阳性。继以一贯煎为主服药4个多月，复查肝功能正常，HBsAg连续3次阴性。

5. 滋补肾阴法

该法适用于因伤精、失血、耗伤津液所致的肾阴亏损者。症见头晕目眩，耳鸣耳聋，须发早白或脱发，牙齿松动，失眠遗精，心烦口干，燥热盗汗，腰膝酸痛，下肢痿软，舌红绛，脉细数等。常用药物有熟地黄、龟甲胶、女贞子、旱莲草、玄参、天冬、枸杞子、黄精、紫河车、山茱萸、怀牛膝、何首乌、桑椹等；常用方为大补阴丸、大补阴煎、六味地黄汤、左归饮等。以本法治疗因肾阴亏损所致的骨痹患者收到满意的效果。

【病案举例】王某，男，20岁。住院1周请会诊。诉双大腿行走不便5年，以左侧大腿为甚，未能参加体育活动，与气候变化有关，到某医院检查拟诊为

"关节退行性变"。服药治疗无明显好转，1周前入院，查体：心肺正常，肝脾未扪及，髋关节局部压痛，舌质淡红，脉细数。血沉44 mm/h。入院后曾服四妙散加减，行走时疼痛增，卧床则痛减。此属骨痹，服四妙散等于饮水充饥，无济于事，应以养阴补肾，强壮筋骨为主，方用五兽饮加减。处方：怀牛膝12 g，金毛狗脊12 g，白芍9 g，锁阳15 g，楮实子15 g，桑寄生12 g，甘草6 g，每日1剂。服药7剂后疼痛减轻，但久立后仍觉疼痛。住院2周复诊时见舌质偏红脉仍细数，脉症合参拟有热象，原方加赤芍9 g，牡丹皮9 g，威灵仙9 g，以加强养阴清热化瘀之力。住院3周三诊时，下肢疼痛进一步改善，唯用力弯曲时觉腰痛，舌淡红，苔薄，脉细略数。原方加木瓜、山茱萸各9 g，以增强滋养肝肾的功效。以本法调治1个多月，复查血沉15 mm/h，症状改善而出院。

6. 养阴益胃法

该法适用于因高热伤阴，津液亏耗或津伤气少以致胃阴不足者，症见口干咽燥，以睡醒为甚，不思饮食或饥不欲食，心烦不寐，低热不退，大便偏干，干呕呃逆，舌红少苔或舌苔花剥，脉细数。常用药物有金钗石斛、麦冬、天花粉、玉竹、芦根、北沙参、生地黄、乌梅等。常用方为益胃汤，养胃汤加减。常用养胃汤为主治疗慢性胃炎偏于胃阴虚者，强调对于慢性胃病胃阴不足者，必须以顾护胃阴为要。并要坚持较长时间的服药。注意调节饮食，忌食酸辣炙煿之品，方能获救。

【病案举例】钟某，男，45岁。诉胃脘疼痛反复3年余，口干而渴，午后燥热，夜寐不安，溲短便结，胃纳减少，日渐消瘦。曾到某医院做纤维胃镜检查，诊断为"慢性萎缩性胃炎"，曾服多种药物治疗，效果甚微。诊见形态消瘦，舌红而干，苔薄黄，脉弦细而数。此属胃阴亏损，久痛入络之胃痛重症，治以益胃养阴，化瘀通络为主，方选益胃汤合丹参饮加减。处方：沙参15 g，麦冬12 g，玉竹18 g，白芍18 g，丹参15 g，檀香6 g，甘草9 g，天花粉15 g，延胡索9 g，五灵脂6 g。每日1剂，空腹时服药。服7剂，胃痛明显减轻，继以原方合百合汤为主，稍有加减，治疗2个多月，疼痛消失，饮食正常，体重增加，胃镜检查拟诊为"慢性浅表性胃炎"。

7. 养阴润肺法

该法适用于临床表现为干咳少痰，咽燥咯血，或咳嗽气喘，甚或喉间起白如腐，不易拨出，病变甚速，初起发热，鼻干唇燥，呼吸有声，似喘非喘的证候。常用药物有西洋参、玄参、麦冬、贝母、百合、生地黄、梨汁、藕汁等，代表方剂如百合固金汤、琼玉膏、养阴清肺汤、五汁饮。

【病案举例】陈某，男，51岁。自诉咳嗽，烦躁，咽干，间或痰中带血丝，且黏腻难咯。每年9月必发，已有10余年，曾服用复方甘草片、头孢类抗菌素等虽有好转，然停药即发必至来年春季方能缓解，舌红少苔，脉细数。处以西洋参15 g，五味子9 g，化橘红9 g，麦冬6 g，桔梗6 g，炙麻黄6 g，牡丹皮10 g，栀子10 g，炙甘草5 g。5剂后咳嗽止，咽干渐轻。又服10剂，诸症悉除，至今未在复发。

除了使用养阴润肺的中药及方剂，还可以使用一些简便的食疗方。

（1）苦杏仁10 g（去皮尖）打碎，鸭梨一个洗净，切块，去核，两者加水同煮，至梨熟时加入冰糖，取其频食饮，可治肺热咳嗽。

（2）无花果30 g，冰糖适量，共煮，每日1次，连服3～5日可治肺热咳嗽。

（3）香蕉1～2根，去皮切小段，加冰糖适量，蒸熟食用，每日1～2次，连服数日可治肺燥咳嗽。

（4）将25 g的百合用清水浸泡1夜，次日连同清水一同倒入砂锅内，再加半碗清水煮90 min，待百合已烂，加入去皮切成块的雪梨、冰糖，再煮30 min，服之可治肺虚咳嗽。

（5）银耳15 g，百合10 g，冰糖适量，加水小火久炖后服，可治干咳。

（6）生芝麻15 g，冰糖10 g，芝麻与冰糖用开水冲饮，主治夜嗽不止，咳嗽无痰。

（7）冰糖50 g，黄精30～50 g（冷水泡发），将其同用小火煮至黄精烂熟服用，可治干咳无痰，痰中带血。

（8）秋梨20个，大枣1 000 g，鲜藕1 500 g，鲜姜300 g，砸烂取汁，加热熬膏，下冰糖400 g溶化后，再以适量蜂蜜收之，早晚随意服用，可治虚弱咳嗽。

8. 养阴润肠法

该法适用于胃肠燥热，致使大肠津液亏损者。症见大便秘结，干燥难解，数日一行，并见头昏，口臭，舌红少津或舌苔黄燥，脉细涩。常用药物有火麻仁、郁李仁、南杏仁、瓜蒌仁、桃仁、肉苁蓉、当归身、玄参、生地黄、麦冬、白芍等。代表方为麻子仁丸加减。

【病案举例】王某，男，66岁。大便干结，3～5日1次，伴排便无力，便后疲乏，反复发作近5年，曾用开塞露、麻仁润通丸、番泻叶等治疗，疗效欠佳。诊见形体消瘦，面色无华，食欲减退，饭后饱胀，舌质淡，苔薄，脉细无力，经结肠镜检查排除肠道器质性病变，诊断为"功能性习惯性便秘"。中医辨证为阴亏气虚，肠燥津枯。给予麻子仁丸治疗2个疗程后，大便每日1次，每次排便约10 min，其他症状消失，随访半年无复发。以本法为主治疗老年人习惯性便秘及产后久病体弱阴亏便秘者，每获良效。

9. 养阴生津法

该法适用于热病后期，津液亏损或素体阴亏，津液不足者。症见口咽干燥，烦渴引饮，或饮一溲一，消谷善饥，形体羸瘦，大便干结，舌红少苔，脉细数等。常用药物有天花粉、天冬、北沙参、生地黄、麦冬、山药、玉竹、五味子、山茱萸等。常用方为生脉散、玉泉散或增液汤加味。本法多用于治疗消渴（糖尿病）患者偏于气阴两亏，阴液不足者，处方时加大量山药和苦瓜干疗效更好。

【病案举例】黄某，男，58岁。患者1个月前无任何诱因自觉有饥饿感，善食易饥，口渴引饮，每昼夜饮水约7 000 mL，小便频多，每日20多次，伴心烦胸闷，疲乏无力，夜寐多梦，时有盗汗，腰酸腿软。原有"慢性肝炎""高血压""心肌缺血"病史。诊见体胖，舌苔暗红，苔薄黄，脉弦细数，查尿糖阳性（+++），酮体阳性，空腹血糖300 mg/dL。病为消渴，证属肝肾阴虚，胃阴亏损，治以滋养肝肾，益胃生津之法。处方：生地黄30 g，山药30 g，五味子10 g，山茱萸10 g，天花粉18 g，葛根30 g，枸杞子15 g，麦冬15 g，苦瓜干30 g，牡丹皮10 g，每日1剂，水煎，分3次服。并配合玉泉丸口服，每日4次，每次60粒，适当控制饮食，按本方为主，适当加入黄芪、西洋参等益气养阴之品，调治9周，诸症消失。空腹血糖18～125 mg/dL，尿糖阴性，酮体阴性，嘱出院后继续按上法以巩固疗效。

10. **养阴清热法**

该法适用于阴虚火旺，热灼伤阴者。症见午后潮热，夜间盗汗，两颧潮红，心烦失眠，舌红少苔或无苔，脉弦细数者，常用药物有青蒿、鳖甲、白薇、玉竹、知母、牡丹皮、沙参、石斛、地骨皮、百合、百部、黄精等，常用方为青蒿鳖甲汤、清骨散加减。

【病案举例】陈某，女，34岁。以午后发热，伴头痛5日入院。曾使用过青霉素、鱼腥草注射液等消炎退热药及中药辛凉解表剂，柴胡、板蓝根注射液，复方奎宁、安乃近等，药后热稍减，但体温仍波动在37～38.8 ℃，伴口干燥，咽喉痛，夜间汗出，多梦，诊见面部潮红，舌淡红，咽红，脉细数。按阴虚发热治疗，以养阴清热之法，方选青蒿鳖甲汤加减。方药：青蒿9 g，生鳖甲18 g（先煎），地骨皮15 g，白薇9 g，玉竹18 g，甘草6 g，知母9 g，金银花9 g，银柴胡9 g。服药4剂，体温正常，口干咽痛减轻，脉已变缓，原方加合欢皮12 g、樗白皮15 g，服药1周，症状消失，痊愈出院。随访4年未见再发。

11. **养阴解表法**

该法适用于头痛身热，微恶风寒，无汗，咳嗽心烦，口渴咽干，舌红少苔，脉数等。常用药物有玉竹、白薇、沙参、地骨皮等，方用加减葳蕤汤。

【病案举例】张某，女，42岁。因发热身痛1日来诊。体温37.5～38.3 ℃。服用阿莫西林胶囊，效果不显。刻下发热无汗，微恶风寒，身体疼痛、头痛、咽痛，以夜间尤甚，微咳，心烦，手足心热，舌光红、无苔、中有裂纹，脉浮细数。诊为阴虚型感冒，治宜滋阴解表，方用葳蕤12 g，薄荷4 g（后下），淡豆豉10 g，白薇10 g，桔梗10 g，炙甘草6 g，葱白10 g，大枣3枚，荆芥6 g，防风6 g，桑叶10 g。患者服药1剂后，周身有微汗，头身疼痛减轻，体温37.3 ℃；2剂后，热退身凉，干咳痰少，咽干，原方去葱白、荆芥、豆豉，加炙紫菀10 g，杏仁10 g，4剂后痊愈。

12. 养阴利水法

该法适用于水热互结，邪热伤阴以致小便不利者。症见发热，口渴欲饮，心烦胸闷，夜不能寐，或兼咳嗽、呕恶、下利者。常用药物有猪苓、茯苓、滑石、阿胶、生地黄、桑白皮、大腹皮、车前子、甘草梢、白通草、白茅根等。常用方为猪苓汤。

【病案举例】莫某，女，27岁。产后10日，烦渴引饮，遍身水肿，小便短少。诊见舌红少苔，脉细而数。此属产后血虚，阴虚水停所致，治当育阴利水为主。处方：猪苓9 g，茯苓皮12 g，益母草12 g，泽泻9 g，白茅根12 g，阿胶9 g（另焗），滑石15 g，当归6 g，车前子12 g。服药3剂，小便增多，浮肿消退，口渴改善，继以原方加白通草6 g，服药1周，症状消失。

13. 养阴息风法

该法适用于在热性病晚期，热伤真阴的病证。症见身热不甚但羁留不退、手足心热、面红、虚烦不眠、咽干口燥、神倦心慌，甚或耳聋、手足蠕动或抽搐，舌干绛少苔，脉虚数或细数等。常用药物有石决明、羚羊角（代）、生地黄、白芍、麦冬、鸡子黄、龟甲、鳖甲、牡蛎、钩藤等。方用大定风珠。

【病案举例】刘某，男，75岁。突发偏瘫，诊为"脑梗死，高血压病3级"。症见：右肢体不遂，头晕，目眩，夜寐不安，舌质绛，苔少，脉弦细数，证属肝肾阴虚，痰瘀阻络之中风，治以滋阴平肝息风，祛瘀通络。处方：阿胶10 g（烊化），鸡子黄2枚（冲服），龟甲10 g，鳖甲10 g，牡蛎10 g，龙骨10 g，石决明10 g（先煎），白芍20 g，麦冬15 g，生地黄20 g，山茱萸20 g，山药20 g，钩藤10 g，僵蚕10 g，地龙12 g，全蝎3条（冲），天麻10 g，夜交藤10 g，甘草8 g。每日1剂，水煎取浓汁200 mL，口服，每日2次。15剂后脉静，头晕、目眩减轻，夜寐安，食知味，肢体活动明显有力，再服月余，患者行走如常，诸症消失。

14. 养阴宁神法

该法适用于因肝血不足，心肾亏损，阴亏血少，心失所养引起的心悸，失眠，神疲乏力，头晕目眩，咽干口燥，心中烦乱，梦遗健忘，小便黄，大便结，舌红少苔，脉细而数。常用药物有酸枣仁、知母、茯神、生地黄、五味子、天冬、麦冬、柏子仁、玄参、远志、百合、浮小麦、甘草、大枣等，常用方为酸枣仁汤、百合地黄汤、甘麦大枣汤等。以此法治疗因阴虚所致的神经衰弱和更年期综合征等病证。

【病案举例】 李某，女，43岁。以头晕头痛，心悸易惊反复6年，昏欲倒地1周而入院。自诉7年前始觉头晕头痛，心悸易惊，耳鸣，肢麻，汗出，坐卧不安，西医诊为"神经官能症"。治疗出院后仍觉头昏头痛，肢麻木，心惊悸，夜难寐，双耳鸣，1周来头痛加重，昏欲倒地，汗自出，纳甚差，小便黄，大便结。诊见面部潮红，双目红赤，舌淡红，苔薄，脉弦细略数，拟诊为"百合病"（神经衰弱）收入院治疗，治以养阴宁神之法。处方：百合20 g，生地黄18 g，浮小麦30 g，炙甘草9 g，大枣15 g，酸枣仁10 g，夜交藤15 g，合欢皮15 g，党参15 g。每日1剂，服药3剂，头晕痛减轻，夜能寐，精神好转，面部颜色变浅，仍以原方为主稍有加减，服药3周，症状消失。

15. 滋阴降火法

该法适用于肝肾阴虚，虚火上炎所致的口舌生疮、咽肿喉痛，或烦热易饥，足膝酸楚，筋骨痿软，舌红少苔，脉细而数。常用药物有盐知母、盐黄柏、熟地黄、龟甲、白芍、盐牛膝、泽泻、牡丹皮、玄参等，常用方为大补阴丸，知柏地黄汤加减。

【病案举例】 陈某，男，52岁。诉咽喉疼痛反复3年余，症状加重3天，伴腰酸下肢乏力，声嘶，牙齿松动，夜间难寐，口干欲饮，溲短黄。诊见舌红，苔淡黄偏干，虚火上炎所致的咽喉证，以滋阴降火法。方用知柏地黄汤加味。处方：盐知母9 g，盐黄柏9 g，熟地黄15 g，山药12 g，山茱萸9 g，茯苓9 g，牡丹皮6 g，泽泻9 g，盐牛膝15 g，马槟榔9 g。服药3剂，咽痛减轻，继以原方加肉苁蓉12 g，服药1周，症状消失。

16. 滋水涵木法

该法适用于肝肾阴亏，肝火有余者。症见头晕目眩，双目干涩，耳鸣，颧红，口干欲饮，五心烦热，腰酸腿软，男子遗精，妇女月经不调，舌红降，少苔，脉弦细而数。常用药物有生地黄、山茱萸、枸杞子、玄参、龟甲、何首乌、女贞子、天花粉、楮实子、五味子等。常用方为杞菊地黄汤、滋水清肝饮加减，以此法治疗因肝肾阴虚所致的眩晕证，每获良效。

（三）体会

用养阴法治疗诸证，用药宜轻清甘淡，以平为期，"有其证，便可用其方"，凡证属阴虚者均可使养阴之法调治。但治疗时需根据脏腑的不同，气血津液的变化，分别配予养心、滋肾、润肺、清肝、益胃、润肠、生津、利水、宁神、降火、清热等法，灵活运用方能获效。

第二节 治痹十法

痹病是由于风、寒、湿、热等外邪侵袭人体，闭阻经络，气血运行不畅所导致的以肌肉、筋骨、关节发生酸痛、麻木、重着、屈伸不利，甚或关节肿大灼热等为主要临床表现的病症。

痹病是临床多发病、常见病，同时也是一种顽疾，是由于风寒湿热等外邪乘虚侵袭机体，导致经络壅塞，气血运行不畅，造成屈伸不利、麻木，关节、筋骨、肌肉酸痛，甚至关节肿大灼热。痹病相当于现代医学的慢性自身免疫系统疾病，如骨关节炎、肩周炎、脊椎炎、骨质增生、类风湿性关节炎、风湿性关节炎等结缔组织疾病。

1. 祛风散寒，除湿通络法

该法适用于风寒湿痹症，因风寒湿三气杂至，致气血瘀滞。症见身重而痛，四肢拘挛，甚则手足疼痛，或手足麻木等。是外邪侵袭经络，气血闭阻不畅，引起关节、肢体等处出现酸、痛、麻、重及屈伸不利等症状。治宜祛风散寒，除湿通络。常用药物有防风、羌活、独活等。常用方为防风汤（《宣明论方》卷二）。现用于风湿性关节炎、类风湿性关节炎见上述症状者。

【病案举例】刘某，女，45岁。患者有2年关节疼痛病史，偶发、疼痛不重，平时在乡镇卫生院治疗，以口服西药为主，用药后病情缓解，未进行系统治疗。5日前劳动时汗出当风。回家后关节肢体酸痛，关节屈伸不利，疼痛游走在四肢关节不定，以下肢疼痛较重，并见恶风发热、苔白、脉浮。患者关节酸痛，屈伸不利是由风寒湿邪留滞经络，痹阻气血所引起的。患者有2年关节疼痛病史，体内寒湿稽留，汗出当风，风邪侵害机体与寒湿之邪杂合，风性善行而数变，时而走窜上肢，时而流注下肢，所以关节疼痛呈游走性。恶风发热，苔白、脉浮，为邪气外侵之象。

治疗应祛风散寒，除湿通络。方用防风汤加减。处方：防风15 g，羌活12 g，当归15 g，赤茯苓15 g，肉桂10 g，黄芩10 g，秦艽10 g，葛根9 g，麻黄8 g（去节），苍术10 g，甘草6 g。5剂，水煎服，每日1剂。取上药，先加水至500 mL，浸泡10 min，用武火煎开，再文火煎30 min，取汁150 mL，次煎加水400 mL左右，淹没过药面以上，武火煎开再文火煎熬40 min取汁150 mL，将两遍药液混在一起。每日服2次，早饭前、晚饭后温服。服药后取微汗，避风寒，注意保暖。

二诊：服上药汗出。患者自觉关节酸痛减轻，屈伸灵活度有所改善。热退恶风消失，苔薄白、腻，脉浮。前方奏效，原方去麻黄、葛根，续服3剂。

三诊：服用二诊方药后，关节屈伸不利消失，肢体疼痛明显减轻。二诊方去羌活、肉桂、黄芩，加赤芍12 g、牛膝10 g、桑寄生10 g、狗脊10 g、薏苡仁20 g，续服5剂。

四诊：续服三诊方5剂，肢体关节疼痛消失。

【按语】方中秦艽药性润而不燥，为治疗痹病之良药，无论寒湿、湿热、痹病新久皆可应用；防风为治风之通用药，功可祛风胜湿、除痹止痛；赤茯苓、牛膝、赤芍、当归主入血分，功可活血化瘀、舒筋利脉；桑寄生、狗脊功可补肝肾、强筋骨；羌活气清属阳，善行气分，可发表邪，有解表散寒，祛风胜湿止痛之效；桂枝温通筋脉、散寒除痹；甘草调和诸药寒温之性，多药配伍，共奏祛风散寒，除湿通络之功。就本病例痹病而言，它以风邪偏盛治疗当以祛风为主，兼用散寒除湿，佐以活血通络止痛之药故用防风汤主之。正如《医学心语·痹》说："治行痹者，散风为主而以除寒祛湿佐之，并参以补血之剂，所谓'治风先治血，血行风自灭也'。"

2. **散寒祛湿，温经止痛法**

该法适用于风寒湿痹，因风寒湿三气杂至，寒或湿邪偏重。症见肢体关节或筋骨肌肉冰冷，严重疼痛、麻木、重着，局部无灼热感，痛有定处，手足小关节硬肿，遇寒疼痛加重，遇热略减，屈伸不利，自觉两膝关节怕风，脉沉细或沉细而紧。是素体阳虚、气血虚弱之人感受寒湿病邪后，侵犯构成关节的各种组织，如滑膜、软骨、韧带、肌肉及骨骼等发生病变。治宜散寒祛湿，温经止痛。常用药物有制川乌、桂枝、蕲蛇皮等，常用方为乌头汤（寒偏盛型）或者蠲痹汤（湿偏盛型）。

【病案举例】甘某，男性，58岁。患者已患类风湿性关节炎近20年，经多次住院多家医院求医治疗无明显效果，全身大小关节疼痛，天冷下雨时疼痛更甚，双手指关节出现梭状形病变，肿胀，髋膝关节僵硬，步履艰难，鸭步行走，长期服用吲哚美辛、皮质激素来控制关节疼痛，近来吲哚美辛、皮质激素效果逐渐不显。检查血沉加快，91 mm/h，类风湿因子阳性。见其满月脸、色㿠白、脉象沉细而弦，舌苔白质红。证属寒湿顽痹，并有郁而化热内伤阴血之势。治以散寒祛湿，温经止痛为主，兼顾滋阴养血之法。予乌头汤加味。处方：川乌8 g，黄芪20 g，麻黄9 g，白芍12 g，炙甘草6 g，地龙12 g，桂枝8 g，生地黄20 g，蜈蚣2 g，全蝎2 g（研末冲服），制乳香5 g，制没药5 g。8剂，水煎服，每日1剂，分早晚2次服。

　　二诊：服用首诊方药后患者自觉全是关节疼痛减轻，手指关节活动较前好转，髋膝关节僵硬减轻，行走能力及步态较前好转。在首诊方药的基础上减麻黄、桂枝，加狗脊15 g，桑寄生10 g，杜仲10 g。续服15剂，水煎服，每日1剂。

　　三诊：患者髋膝关节、手指关节肿胀稍有消退，但骨性畸形无法改善，关节仍然有疼痛、僵硬。续服二诊方药5剂。

　　四诊：患者自述近日服药时，由于乳香、没药味重容易导致呕吐，自觉关节头痛及僵硬有好转。查体见患者激素脸现象减退，步态明显稳健。予三诊方药去乳香、没药，加当归20 g，千年健12 g，淫羊藿12 g，改生地黄为熟地黄20 g，续服8剂，并每日含服红参20 g。10日后患者来电话，其病情已基本得到控制，关节仍然有轻微不适，但是已经不影响夜间睡眠质量，生活能自理，并能从事家务及轻体力工作。

　　【按语】本病是一种顽疾，是由于风寒湿热等外邪乘虚侵袭机体，导致经络闭阻，气血运行不畅，导致关节屈伸不利、肢体麻木、关节、筋骨、肌肉酸痛，甚至关节肿大、畸形、发热。属于中医痹病范畴，相当于现代医学的慢性自身免疫系统疾病，如骨关节炎、肩周炎、脊椎炎、骨质增生、类风湿性关节炎、风湿性关节炎等结缔组织疾病。西医治疗风湿痹症效果并不理想，只能对症治疗，长期用药带来不小的副作用，且停药治疗后容易复发，给患者带来较大的经济负担、身心伤害。中医认为风湿痹症是由于体质虚弱、脏腑功能失调、气血、正气不足、风寒等外邪侵入体内，造成患者气血运行不畅，导致患者关节僵直、屈伸不利、肿胀，肌肉麻木、酸疼。乌头汤中黄芪、芍药、麻黄具有活血、祛瘀生新的功效；乌头为散寒止痛要药，祛经络之寒；千年健、淫羊藿、熟地可益肾壮督；乳香、没药可活血祛瘀、疏通经络；桂枝可温经缓急止痛；蜈蚣、全蝎均为祛风止痉要药，善搜经络陈久之风；甘草调和诸药，共奏散寒祛湿、温经止痛、活血通络、补肾壮骨、祛风除湿的功效。据现代研究，当归可增强非特异性免疫和特异性免疫，而黄芪可增强机体的免疫力、扩张血管、改善血液运行状况，具有双向调节的作用。

　　3. **清热利湿，活血通络法**

　　该法适用于湿热痹症，因湿聚热蒸，蕴于经络，以致经气痹阻而出现的以骨节及肢体烦疼或关节红肿疼痛，或寒战身热、面目萎黄、口干不欲饮、苔黄腻、舌质红、脉濡数或滑数。常由太阴内伤、湿饮停集，或内伏暑热、外伤水湿、湿热之邪留着关节、经络、肌肉等部位而成。常用苍术、黄柏、牛膝等，常用方为四妙丸。

　　【病案举例】李某，男，39岁。患者发热（体温38.8 ℃），稍微恶风，咽喉疼痛4日，第5日出现两膝、踝关节红肿、疼痛剧烈，局部皮肤灼热，屈伸困难，双下肢不能负重行走，并伴四肢出现红斑，触之疼痛，口渴，小便黄，大便结，脉滑数，舌质红绛，苔薄黄腻。血沉78 mm/h，抗O试验786U，血白细胞计数14×10⁹/L，中性粒细胞88%。证属热痹（急性风湿性关节炎），病因外感风热兼挟湿邪，痹阻经络，邪热化火，气血瘀滞而得。治宜清热利湿，活血通络。方用四妙散加味。处方：黄柏15 g，苍术10 g，牛膝12 g，薏苡仁20 g，桂枝6 g，当归10 g，赤芍15 g，威灵仙15 g，防己10 g，海桐皮10 g，生地黄20 g，牡丹皮12 g，金银花15 g，连翘15 g，甘草6 g。服5剂，水煎服，每日1剂。取上药，先加水至500 mL，浸泡10 min，用武火煎开，再文火煎30 min，取汁150 mL，次煎加水400 mL左右，淹没过药面以上，武火煎开再文火煎熬40 min取汁150 mL，将两遍药液混在一起。每日服2次，早饭前、晚饭后温服。

二诊：服用首诊的方药后，体温降至正常，四肢红斑消退，咽部疼痛已消失，膝、踝关节红肿明显减轻，疼痛大减，脉细滑，舌红，苔薄黄。照上方去牡丹皮、金银花、连翘，生地黄改为15 g，加桑寄生12 g、独活10 g。续服7剂。

三诊：服用二诊方药后诸症悉除，康复如初。复查血常规、血沉、抗O试验均降至正常范围。为了巩固疗效，续服3剂。

【按语】四妙丸中黄柏苦寒，苦能燥湿，寒以清热，入下焦；苍术辛、苦温，辛能发散祛风，苦温能燥湿；薏苡仁甘淡、性寒，健脾利湿除痹；牛膝苦、性酸平，活血化瘀，引药下行，补益肝肾利关节，四药合用功效清热燥湿、祛风通痹，为治疗湿热下注，两足麻、痿、肿痛而设的处方。

4. 活血化瘀，通络止痛法

该法适用于由风寒湿邪侵袭经络、肢节，瘀血阻络、经脉闭阻等病因。症见肢节疼痛，游走不定等。常用药为当归、乳香、没药、丹参、桃红等。常用方上中下通治痛风方（此方既能疏散风邪于上，又能清泻湿热于下，还可活血化痰消滞而调中，所以上、中、下的痛风均可治，能通治周身骨节痛，受风寒湿夹瘀的痹病）或者活络效灵丹。

【病案举例】陈某，女，46岁。患类风湿性关节炎3年，四肢大小关节肿胀、疼痛，反复发作，病情日渐加重，依靠抗风湿止痛药控制疼痛生活自理较困难。来诊时双手指间关节轻度肿胀、肤温高、疼痛，屈伸不能，晨僵3 h，握力下降，双髋膝关节疼痛，蹲起活动明显受限，踝关节疼痛，活动障碍，口干口苦，食纳不佳，舌暗红、舌边瘀点、苔黄腻，脉弦涩。实验室血液检查：类风湿因子52U/L，血沉86 mm/h，双手双膝X线正侧位片示：骨质疏松，关节间隙变狭，关节周围软组织肿胀影，肌肉萎缩。诊断为类风湿性关节炎（亚急性期）。治宜活血化瘀，通络止痛法，祛风除湿清热，予丹溪上中下通用痛风方加味。处方：川芎12 g，苍术12 g，黄柏10 g，制胆南星9 g，桃仁10 g，神曲

12 g，木防己10 g，白芷10 g，羌活10 g，威灵仙10 g，红花6 g，桂枝9 g，川芎10 g，龙胆草6 g，地龙9 g，全蝎3 g。每日1剂，水煎服，服用15剂。

二诊：患者自觉四肢关节疼痛减轻，活动功能较前稍有好转，夜寐好转。诊见：四肢关节大致如首诊，舌暗红、舌边瘀点、苔腻，脉弦涩。守前方续服1个月半，即45剂，每日1剂。

三诊：患者四肢关节偶有轻微疼痛；肿胀稍消退，两手近端指间关节仍然有梭形畸形，双手握力有所提高，行走及活动较前有明显改善，生活基本自理，质量有了很大的提高，食纳正常舌红、苔薄稍腻，脉弦涩。查类风湿因子32 U/L，血沉28 mm/h。二诊方去神曲、龙胆草，再服15剂，巩固疗效。随访3个月，其病情未进一步发展。

【按语】类风湿性关节炎属中医痹病之顽痹，其形成内因为先天禀赋不足，气血瘀阻、肝肾亏虚，外因为感受风寒湿热之邪，内外之因相合而导致如此顽痹。本例系类风湿性关节炎亚急性期，风湿热邪痹阻，瘀血凝结骨骸，病性属实，治宜活血化瘀，通络止痛，祛风除湿清热。方取丹溪上中下通用痛风方加味，以苍术、黄柏、龙胆草清热燥湿；羌活、桂枝、威灵仙、白芷祛风宣湿；防己、胆南星除湿化痰，行水消肿；桃仁、红花、川芎活血化瘀，通络止痛；神曲消食导滞；地龙、全蝎增其通络之力，故收到较好疗效。

5. 补益肝肾，调气养血法

该法适用于风寒湿邪外侵，腰膝冷痛，酸重无力，屈伸不利，或麻木偏枯，冷痹日久不愈而致肝肾两虚，气血不足证。心悸气短，脉细弱。相当于现代慢性关节炎，坐骨神经痛等属肝肾不足，气血两亏者。常用药独活、桑寄生、当归、杜仲等，常用方为独活寄生汤或者三痹汤。

【病案举例】刘某，男，50岁。10多年前开始出现腰部反复疼痛，约半年到1年发作1次，疼痛时轻时重，服用止痛药及休息后疼痛好转。近半年来腰部疼痛服用止痛药疼痛稍减，停药即痛，并有向左小腿放射性疼痛，按摩及热敷后疼痛减轻，伴有双膝关节酸软怕冷。查体见腰椎生理弯曲变直，无侧弯畸形，左侧椎旁有压痛及左下肢放射痛，腰部活动度受限，左下肢直腿抬高试验45°（＋）、加强（＋）。MRI检查示：腰4/5椎间盘突出。脉弦细，舌苔白腻，边有瘀点，舌质淡。玉林市某医院MRI诊断：腰椎生理弯曲变直，各椎体及小关节面可见骨质增生，腰4/5椎间盘向左后方突出，相应椎后脂肪间隙变窄，硬膜囊及神经根受压黄韧带未见肥厚。本病属腰痹，辨证为肝肾亏虚，气血不足；治宜补益肝肾，调气养血。予千金方独活寄生汤加减。处方：独活20 g，当归10 g，苍术10 g，赤芍药12 g，熟地黄15 g，桑寄生15 g，茯苓15 g，炒川续断12 g，炒杜仲12 g，怀牛膝12 g，肉桂3 g，川黄芎10 g，防风10 g，川柏10 g，秦艽10 g，细辛6 g，薏苡仁20 g，白花蛇舌草20 g，半枝莲20 g，党参20 g，生甘草6 g。12剂，水煎服，每日1剂，分早晚2次服。注意休息、保暖，不能弯腰抬物。

二诊：服初诊药方后患者自觉腰腿疼痛减轻，已能较轻松上下楼，脉沉细，舌质淡，舌根苔白腻，边有瘀点减少。首诊方药稍做调整，独活减量为10 g，加白芍12 g，去清热解毒药川黄柏、白花蛇舌草、半枝莲。15剂，每日1剂，分早晚2次服，水煎服。

三诊：服二诊药后，诉腰腿疼痛基本消失，日常生活已经无不适，但是患者为生计不得不做一些体力劳动，劳动后腰部仍然有不适。效不更方，再续服12剂。嘱其一定要注意休息，半年内不能进行体力劳动，不宜久站久坐，特别不能弯腰抬物。

四诊：服三诊药后，行动已如常人，腰腿疼痛消失，生活质量得到极大的提高。嘱其每隔两个月自购独活寄生丸口服坚持巩固治疗。

【按语】独活寄生汤出自孙思邈的《备急千金要方》，其功效为祛风湿，止痹痛，益肝肾，补气血。主要治疗肝肾两亏，气血不足，风寒湿邪外侵，腰膝冷痛，酸重无力，屈伸不利，或麻木偏枯，冷痹日久不愈之证。药理研究提示本方有抗炎，镇痛，提高非特异性免疫功能，调节免疫平衡，扩张血管，改善循环等作用。适用于现代医学的类风湿关节炎、风湿性关节炎、坐骨神经痛、腰肌劳损、骨质增生症、小儿麻痹、产后关节痛等属风寒湿痹日久，正气不足者。方中用独活、桑寄生祛风除湿，养血和营，活络通痹为主药；牛膝、杜仲、熟地黄、补益肝肾、强壮筋骨为辅药；川芎、当归、芍药补血活血；党参、茯苓、甘草益气扶脾，均为佐药，使气血旺盛，有助于祛除风湿；又佐以细辛以搜风治风痹，肉桂祛寒止痛，使秦艽、防风祛周身风寒湿邪。各药合用，是为标本兼顾，扶正祛邪之剂。对风寒湿三气着于筋骨的痹病为常用有效的方剂。若腰腿痛日久，加土鳖虫、地龙祛瘀通络，活血止痛；若痹病疼痛较剧者，酌加制川乌、制草乌、乌梢蛇以助搜风通络，活血止痛；若寒邪偏盛者，加附子、干姜以温阳散寒；若湿邪偏盛者，去地黄，加防己、薏苡仁、苍术以祛湿消肿，但注意湿热痹忌用。

6. 温阳补肾，壮骨强筋法

痹病虽然风寒湿三邪杂至而发病，但通常是气血同病，虚实夹杂，并与机体正气不足密切相关，所谓"正气存内，邪不可干"。由于肾藏精，主骨，生髓，为先天之本，肾阴肾阳为一身之元阴元阳，久病及肾，肾精久亏，阴损及阳。故痹病宜因人而异、抓住主证，兼顾兼证，辨证施治。当患者以畏寒肢冷、关节拘急的阳虚表现为主时，宜用温阳补肾、壮骨强筋法。常用方有阳和汤、右归饮、金匮肾气丸等。常用药物有淫羊藿、熟地黄、巴戟天、狗脊、附子、干姜等。

【病案举例】王某，男，58岁。平素酗酒、喜食肥腻，双膝肿痛20多年，近年关节疼痛，活动不灵便，伴冷感怕凉，遇寒痛增，得热痛减，汗出梦多，舌胖大有齿印，苔薄，脉沉细无力。西医诊断为双膝关节退变性关节炎。本病虽为痹病，但属本虚标实，肾阳虚为根本。方选阳和汤加味，处方：熟地黄15 g，鹿角胶15 g，杜仲15 g，川续断15 g，巴戟天12 g，狗脊12 g，枸杞子12 g，附子10 g，炙麻黄6 g，干姜6 g，桂枝6 g。方中熟地黄益肾阴助肾阳，鹿角胶温补肾督为主药，桂枝、附子、菟丝子温肾壮阳通经络，杜仲、山茱萸、山药、枸杞子滋养肝肾，祛寒壮腰，全方共奏温阳补肾壮骨的功效。嘱患者每日1剂，连服30日，患者自觉痛减，腿脚灵便无冷感。去附子、桂枝，加麻黄根20 g，当归10 g，以养血祛风除湿，再服45剂，关节不痛，灵便如初。

7. 滋阴补肾，清热除痹法

痹病往往迁移日久，久病伤阴。对于久病阴虚的患者，主要矛盾在肾阴虚，治法当以滋阴补肾为主，辅以活血通络。因此，当有关节肿痛、筋脉拘急、牵引不适，伴神疲乏力、头晕耳鸣、腰膝酸痛、失眠多梦、潮热盗汗、五心烦热、咽干颧红，或男子兼见遗精、女子经少或经闭等症状，舌红少苔、脉细数等肾阴亏虚、阴虚内热之象的患者时，应用滋阴补肾、活血通络方法。方用左归饮、知柏地黄汤等。常用药物有生地黄、生龟甲、盐知母、盐牛膝等。

【病案举例】李某，女，64岁。四肢关节反复肿痛30年，用药无数，10年前出现关节变形，双手尤甚，伴腰膝酸软，常失眠多梦，时有耳鸣。察之形体消瘦，多个关节肿大，活动受限，舌红咽干少津少苔，脉细数。问之40岁时已停经，小便黄，大便干。西医诊断为类风湿性关节炎。本病本虚标实、肾阴虚为根本，又称阴虚痹。关节酸痛是由于肾阴不足，髓减骨弱，骨骼失养；失眠多梦是水火失济，心火偏亢，心神不宁；头晕耳鸣则因为脑海失充；月经早闭则因为阴亏经血来源不足；形体消瘦，咽干舌红少津源于肾阴亏虚；五心烦热、小便黄，大便干皆为虚热内生；舌红少津，脉细数均为阴虚内热之证。当宗滋阴补肾、活血通络之法，方选知柏地黄汤加味。处方：生地黄20 g，生龟甲20 g，盐知母15 g，黄柏10 g，山茱萸15 g，泽泻12 g，牡丹皮12 g，丹参15 g，川木瓜12 g，鸡血藤15 g，海风藤15 g。每7日复诊1次，随症加减。患者2周后觉关节痛少、易睡、咽不干、便畅淋漓，继续治疗2个月，肿痛基本全消。

8. 养血活血，通络蠲痹法

赖老曾师从陈伯勤老中医，且深得其真传。早年曾帮助陈老总结治痹三法，常应用于临床。他说对于伤及气血，正虚邪恋，筋骨失养，以致骨节酸痛，屈伸不利，应从血论治，血脉流通则痹痛缓解。常用方剂为趁痛散、黄芪五物汤。常用药物有当归、五灵脂、川木瓜、桃仁、红花等。

【病案举例】庞某，女，36岁。产后2周，恶露未尽，双下肢关节酸痛、活动不便5日。伴身疲乏力，懒言少动，动则多汗。望之面色无华，唇白舌淡，脉细无力。此为典型血痹。因产后气血俱虚，血行无力，血脉瘀阻所至。《金匮要略》有言："血痹，阴阳俱微，寸口关上微，尺中小紧，外症身体不仁，如风痹状，黄芪桂枝五物汤主之。"因此治宜养血活血，通络蠲痹，选用桂枝黄芪五物汤合趁痛散加减。处方：黄芪18 g，桂枝12 g，当归12 g，生姜9 g，五灵脂9 g，川木瓜12 g，桃仁9 g，红花6 g。5剂，每日1剂，5日后痛减大半，复诊，再续5剂，诸痛全消。

9. 温经散寒，驱风通络法

对于风寒湿阻型之痹病，临床表现以关节冷痛沉重、肿胀、屈伸不利，局部肤温不高且喜暖怕冷；舌体胖，舌淡暗，苔白腻或白滑，脉弦缓或紧。属风寒湿阻之痹病。治疗以温经散寒，驱风通络为法。常用方剂为小活络丸，常用药物有制草乌、川芎、地龙、制胆南星等。

【病案举例】陈某，女，48岁。左膝关节疼痛肿胀半年有余，久站及上下楼梯时疼痛加重，下蹲困难，站起时疼痛如刺，膝关节活动时有骨擦声，不能久站久行，运动及遇冷时症状加重，休息后稍减轻，舌胖淡，苔白腻，脉弦紧。四诊合参，辨证为风寒湿阻型之膝痹病。双膝酸软乏力，头晕耳鸣，因风寒杂至，为筋脉凝滞、风寒湿阻之征象。西医诊断为膝关节骨性关节炎。方选小活络丹加减。处方：制草乌6 g，制南星10 g，独活12 g，威灵仙12 g，川牛膝15 g，秦艽15 g，赤芍15 g，鸡血藤15 g，海桐皮15 g，淫羊藿12 g，泽泻10 g，细辛5 g。水煎取汁，分3次服，每日1剂。服药期间配合应用热敷散进行热敷，注意休息，调节情志，避风寒，可适当练功，半个月为1个疗程。复诊时自述左膝关节酸软疼痛症状减轻，肿胀基本消失，但蹲厕起立困难、上下楼梯仍疼痛，遇冷加重。继续用药1个月，患者上述症状基本消失，随访1年病情未见复发。

10. 养肝补肾，温阳壮骨法

对于风寒湿阻型之痹病，同时症见肾气虚弱的腰背、关节疼痛，酸重无力，屈伸不利，或麻木偏枯的患者，治以养肝补肾，温阳壮骨法。常用方剂有独活寄生汤、虎潜丸等，常用药物有狗脊、狗骨、龟甲胶、鹿筋、杜仲等。

【病案举例】钟某，男，55岁。腰痛脚重3个月来诊，屈伸困难，畏寒喜温，心悸气短，舌淡苔白，脉象细弱。患者素体肾气虚弱，又久处冷湿之地，寒湿入侵，腰为肾府，肾气虚弱，是故腰背弱痛；寒湿流注关节，关节疼痛，脚重，屈伸不利，畏寒喜温，心悸气短，舌淡苔白，脉细弱，均为肾气虚弱、风寒湿阻之象。治疗当以养肝补肾，温阳壮骨立法。方选独活寄生汤加减。处方：独活15 g，熟地黄15 g，桑寄生12 g，白芍12 g，杜仲12 g，川牛膝12 g，细辛5 g，秦艽15，茯苓12 g，桂心9 g，防风9 g，川芎12 g，人参12 g，当归12 g，生地黄12 g，甘草2 g。水煎取汁，分2次温服，每日1剂，1个月为1个疗程。服药期间配合应用热敷散进行热敷，注意休息，调节情志，避风寒，节制房事。复诊时自述腰不酸，腿不软，软疼痛症状减轻。继续用药1个月，患者上述症状基本消失，随访1年病情未见复发。

【按语】方中之熟地黄补血以养肝肾；独活、细辛疏邪以宣通经络；秦艽、防风疏经升阳以祛风；桑寄生益气血，祛风湿；杜仲、牛膝健骨强筋而固下；当归养血荣筋；白芍敛阴和血；川芎行血中之气；桂心散营中之寒；茯苓渗湿和脾。全方养肝补肾，温阳壮骨，使血气内充，则筋脉滋荣而寒邪自散，故收获奇效。

第三节 心病治疗八法

心血管病是老年人的高发疾病，影响老年人生活质量，而且其致残率及致死率比较高，积极防治老年心血管病是医疗工作者的重任。赖祥林使用中医药治疗老年患者心血管病，有其丰富临床经验。赖老提出了老年患者的心病治疗八法，即益气养阴法、温通心阳法、宁心安神法、补心益脾法、通阳宽胸法、疏通心脉法、养心复脉法及涤痰通窍法等，临床应用，每获良效。

1. 益气养阴法

老年患者因为年老失养和/或久病耗损脏腑气阴，气阴两虚，不能奉养于心，心失所养；及阴虚生内热、心肾不交；或阴虚肝旺、虚阳内扰心神，均可出现心病。如《石室秘录》说："怔忡之证，躁扰不宁，心神恍惚，惊悸不宁，此肝肾之虚而心气之弱也。"临床上多见：心悸不安，气短乏力，易汗出，口干咽燥，心烦少寐，失眠，多梦，健忘，怔忡，舌红，少苔，脉细弱，或脉代，或脉结代等。赖老常用益气养阴法治疗气阴两虚为主的老年心病，常用方如生脉饮、天王补心丹、炙甘草汤、八仙长寿汤等。常用药物有党参、太子参、麦冬、五味子、酸枣仁、柏子仁、天冬、玄参、佛手、白芍、女贞子、生地黄、何首乌藤、龙齿、炙甘草等。临床多见于各种心律失常、心功能不全、冠心病、高血压病、甲状腺功能亢进症、心肌炎及心脏神经官能症等。

【病案举例】黄某，女，65岁。发作性心悸心慌、胸闷半年，加重1周。患者半年前无明显诱因出现心慌、胸闷，病后曾到当地医院诊断为病毒性心肌炎，服用复方丹参片、归脾丸等药物，症状好转。1周前因劳累过度、情志不畅，上症再发并加重。症见心悸，心慌气短，左胸背部沉闷不舒，神态倦怠，肢体乏力，口干，心烦急躁，失眠多梦，便秘，舌质淡红，少苔，脉细代。心电图检查示：①频发室性期前收缩；②肢体导联低电压。西医诊断为心律失常，频发室性期前收缩。中医诊断：心悸，证属气阴两虚，兼瘀热内扰。治宜益气养阴、安神定悸。拟生脉饮加减，处方：红参15 g，麦冬20 g，五味子6 g，生地黄15 g，丹参15 g，茯神15 g，酸枣仁15 g，柏子仁15 g，生龙骨15 g（先煎），生牡蛎15 g（先煎），火麻仁15 g，知母15 g，檀香5 g，石菖蒲8 g，炙甘草6 g。10剂，每日1剂，水煎服。二诊时，心悸、胸闷症状明显好转。复查心电图室性明显减少，唯口干，头晕，夜寐欠佳，大便仍结，舌红苔少，脉弦细，此为阴虚内热，上方去燥热之红参，改养阴益气西洋参，加山茱萸、枸杞子、何首乌藤及白芍滋阴养肝安神，加炒莱菔子行气和胃、润肠通便，继服10剂。三诊时，患者心悸、胸闷基本缓解，精神好转，夜寐改善，大便通畅。继服7剂，以资巩固。

2. 温通心阳法

此类患者多由年老调养不当伤及阳气或久病气虚及阳致阳气亏虚。阳气亏虚，不能温养心神及温运水气，水气内停或痰饮内生，导致阴水无制而泛滥妄行或痰饮凌心射肺，均可发为心病。临床症见：心悸，畏寒肢冷，气喘，胸闷气短，肢软乏力，面色苍白，纳少，甚至喘促难卧、尿少、肢肿，舌淡胖，脉沉细无力或沉迟。赖老常用参附汤、真武汤等方温通心阳法治疗。特别是阳虚、水气内停，真武汤疗效较好，正如赵羽皇的《名医经方》里说："人之一身，阴阳是也，上焦属阳而主心肺，下焦属阴而主肝肾。肝藏阴血，肾兼水火。真武一方，为北方行水而设，用三白者，以其燥能利水，淡能伐肾邪而利水，酸能泄肝木以疏水故也……盖水之所制者脾，水之所行者肾也。肾为胃关，集水而从其类，倘肾中无阳，则脾之枢机虽运，而肾之关门不开，水虽欲行，孰为之主，故脾家得附子则火能生土，而水有所归矣。肾中得附子，则坎阳鼓动而水有所摄矣。"常用药物有红参、党参、黄芪、熟附子、桂枝、干姜、茯苓、白术、白芍、鸡血藤等。此法多用治疗缓慢心律失常、心功能不全、冠心病、风湿性心脏病、扩张型心肌病、肺心病等。

【病案举例】李某，男，77岁。因"反复劳力性气喘5年，加重3日"入院。患者5年前出现劳力性气喘，时觉胸前胀闷不舒，劳动耐力逐渐下降，渐至夜间不能平卧，下肢浮肿，曾到当地医院就诊，诊断"冠心病心功能不全"，平素不规则服用利尿药、硝酸酯类等西药，症状仍反复。3日前受凉后上症加重，遂来就诊。症见呼吸喘促，动则加重，不能平卧，时有胸闷、心慌，肢冷神疲，腹胀，纳少，面色晦暗黧黑，面浮肢肿，夜眠差，尿少，大便稀，舌暗淡，苔白，脉沉细结代。查体：心率89次/分，呼吸25次/分，血压136/76 mmHg，精神差，口唇轻度发绀，听诊双肺呼吸音粗，心界向左下扩大，心率125次/分，心音强弱不等，心律不齐，二尖瓣区可闻及3/6级舒张期杂音。腹软，肝肋下2 cm，双下肢重度凹陷性浮肿。心电图检查示：①快心室率型心房颤动；②ST-T改变。心脏彩超示：左心房、左心室增大，左室壁收缩运动普遍减弱，左室射血分数32%，二尖瓣、三尖瓣中度反流。入院时西医诊断为冠心病、心功能不全、心功能Ⅳ级。中医诊断为心力衰竭病，阳虚水泛证。西医予常规利尿、扩血管、强心治疗；中医予温通心阳，佐活血利水之法，拟真武汤加减。处方：熟附子10 g（先煎），白芍12 g，炒白术15 g，茯苓30 g，干姜10 g，桂枝10 g，泽泻15 g，红参10 g，鸡血藤20 g，甘草5 g，牛膝10 g，五味子8 g，补骨脂20 g，生龙骨20 g（先煎）。7剂，每日1剂，水煎服。药后诸症均减轻，唯觉口干不欲饮，食少，此阳气已温煦，唯阴蕴日久，脾胃湿气困者，原方加炒神曲15 g、苍术15 g、厚朴12 g、陈皮6 g、鸡内金12 g，带药7剂出院续服。随访3个月病情平稳。

3. 宁心安神法

缘由患者素体心肝血虚，或年老忧虑伤肝扰心。心主血，肝藏血，肝血不足，则心血不能充盈，若心血不足，则肝无所藏；心藏神，肝藏魂，心血虚、虚火扰心则心神不宁，又及肝血虚则魂不安，故出现心悸、心惊、寐差、虚烦不得眠、健忘、肢软乏力、两目干涩、脉细弦等；赖老治以宁心安神法，常用方酸枣仁汤、柏子养心汤等。常用药物有酸枣仁、茯苓、川芎、知母、合欢皮、佛手、白芍、柏子仁、炙甘草、何首乌藤、远志、生龙骨等。常可治疗心脏神经官能症、心律失常、心功能不全、高血压病、冠心病等伴焦虑症、睡眠障碍等病症。

【病案举例】黎某，女，65岁。患者主因心悸失眠3年来诊，曾多次到当地医院就诊，诊断为心脏神经官能症，予中西药治疗无明显效果。刻下症见：心悸动不安，失眠多梦，心前区时有闷胀不舒，心烦，咽干，神疲健忘，肢软乏力，面色少华，头晕耳鸣，饮食无味，两目干涩，大便结，舌红，苔少，脉细。查体：血压90/60 mmHg。肺部无啰音，心率55次/分，律齐。心电图检查示：①窦性心动过缓伴不齐；②ST-T改变。西医诊断为心脏神经官能症。中医诊断为心悸（心虚肝热证），治以宁心安神法，拟方酸枣仁汤加减。处方：酸枣仁30 g，茯苓15 g，川芎8 g，知母15 g，合欢皮15 g，白芍15 g，柏子仁15 g，炙甘草10 g，何首乌藤15 g，佛手15 g，升麻8 g，柴胡8 g，瓜蒌15 g，7剂。1周后二诊，其心悸明显好转，睡眠改善，唯头胀闷，纳食不知味，舌淡苔白，脉细弦。恐药后疏肝、清阳升提太过、脾气未健，原方去柴胡、升麻，加党参15 g、生龙齿20 g（先煎）、鸡内金10 g、生谷芽20 g、神曲15 g，7剂。1周后复诊，诸症悉减，纳寐改善，复测血压110/70 mmHg，嘱患者注意情志调摄，予枣仁安神胶囊巩固疗效，半年后随诊，上症未再发作。

4. 补心益脾法

老年人因为经年饮食不节和/或久病药食不当及多虑劳倦等损伤脾气。脾主运化水谷精微以化生气血、为后天之本。脾气充足、心气血足，则阴入于阳、阳潜在于阴，故清窍安宁、头和而寐安。若脾气失健则气血失和，不能濡养于心、心神失养、清窍不宁；或心血不足、肝无所藏、阴不制阳而发病。临床可见：心悸，心惊慌，头晕，纳少，气短乏力，寐差易醒，易心烦，多梦，健忘等。心脾两虚的心病，常用归脾汤、人参养荣汤等补心益脾法治疗。因为心主藏血、神之处；脾为后天之本、气血生化之源，心与脾为母子关系，故治予补心益脾法，合乎病机而获效。常用药物有党参、白术、生黄芪、当归、茯神、炙甘草、远志、酸枣仁、木香、龙眼肉、白芍、佛手、天麻、何首乌藤、生龙齿等。临床多用于高血压病、心脏神经官能症、心律失常、心功能不全等。

【病案举例】黄某，男，67岁。两年前发现血压升高，在当地医院就诊，诊断为高血压病，予口服降压药，血压控制尚可，近半年来因单位及家庭琐事思虑过度，起居失调逐渐出现头晕，伴心悸、食少、寐差，曾到外院行头颅CT、头颅血管CTA、动态心电图等检查未见异常。西医予改善循环、营养脑细胞，中医予活血化瘀、理气化痰治疗，头晕症状仍反复，无法正常工作生活，痛苦不已。刻下症见：头晕，昏沉不适，眼花，神疲肢倦，胸闷憋气，动则心慌气短，肢软乏力，心烦，寐差多梦，易醒，纳少，小便调，大便结，舌质淡黯，苔薄白，脉弦细。辨证当为脾失健运、心失所养之心脾两虚证。治宜补心益脾法，佐平肝安神。方取归脾汤加减。处方：党参15 g，白术15 g，生黄芪30 g，当归8 g，茯神20 g，炙甘草8 g，远志8 g，酸枣仁20 g，木香10 g，龙眼肉10 g，白芍15 g，何首乌藤15 g，天麻12 g，生龙齿30 g（先煎），牛膝10 g。7剂，每日1剂，水煎早晚分服。1周后二诊时，自诉药后头晕症状大减，自觉神清目明，心胸较前舒坦，心慌减轻，纳食知味，夜寐易惊减少，唯仍觉易疲劳、腹胀及便溏，此心脾血渐旺，心有所养，出现脾虚湿困，原方加白扁豆20 g、砂仁6 g、苍术15 g以健脾化湿之功。续服10剂。1个月后电话随访，患者诸症皆除，血压稳定，正常生活工作。

5. 通阳宽胸法

胸为阳位似天空，心肺二脏居其内，营卫二气由此而得以宣发。如果胸阳不振，阴寒内凝，阳气不能布达而痹阻，进而心肺之气血不畅而发病。对于老年形体肥胖者，肥人多痰湿而气郁。痰为阴邪，易伤阳气，易致痰浊凝滞、胸阳被痰浊闭郁、胸阳不振、胸阳不通发为胸痹心痛病。临床多见：患者胸闷痛、背部冷痛，畏寒怕冷，心悸，气短乏力，不渴，寐差；甚者胸闷胸痛剧烈而气喘不得卧；舌淡胖，苔薄白或白腻，脉沉乏力。临床上对胸阳不振之心病患者，赖老常用瓜蒌薤白白酒汤、瓜蒌薤白半夏桂枝汤治疗以通阳宽胸法，以达散寒化浊、阳气畅达而痹症除，痰浊温化则结气消。常用药物有瓜蒌、薤白、白酒、黄芪、法半夏、桂枝、枳壳、紫苏梗、龙骨、夜交藤、白术、丹参、檀香等。本法多用在冠心病或兼心功能不全、心脏神经官能症等。

【病案举例】李某，男，71岁。自诉半年前出现劳力后胸背部冷痛，向左肩放射，憋气，阵阵发作。持续数分钟，怕冷，失眠多梦，胸闷不渴，曾到外院就诊，诊断"冠心病缺血性心肌病"，西医予扩血管、抗血小板聚集等治疗，中医治以补气活血药物，症状未见好转。症见阵发性胸背部憋闷冷痛，甚则时有夜间憋醒，气短不足以息，怕冷，乏力嗜卧而多梦，心悸，纳少，面色苍白，舌淡苔白，脉沉滑。为胸阳痹阻、气机不达所致。治宜通阳宽胸法，以散寒化浊。方用瓜蒌薤白半夏汤加减。处方：瓜蒌皮12 g，薤白12 g，法半夏12 g，桂枝9 g，黄芪30 g，生龙骨20 g（先煎），夜交藤20 g，甘草6 g，枳壳9 g，紫苏梗10 g，大枣3枚，生姜4片。服药7剂后上症悉减，胸背痛发作次数减少，睡眠改善，畏寒亦减轻，方药切中病机，治守前法患者进食少，恐破气太过去枳壳、紫苏梗，加砂仁、白术及焦三仙健脾和胃治本，续服7剂。三诊时，诉胸痛未再发作，活动增多，夜寐安，病势趋解，予越鞠保和丸久服以调畅诸郁。

6. 疏通心脉法

老年人体虚者十有八九，本虚多为气虚及阴虚，气虚、运血乏力导致血瘀，阴虚脉络不畅易血瘀，出现瘀血内阻；而老年人因为生理、社会角色及工作改变，更多出现心理的变化表现为容易焦虑、忧郁，进而肝气郁结、气滞血瘀、瘀阻胸中心脉而发病。临床常见：胸胀闷不舒，胸痛，气短乏力，心悸，寐差，善太息，口干，心烦；舌暗淡，或舌紫暗，或舌有瘀斑；脉沉涩，或脉弱，或脉弦涩，治疗此类病多以疏通心脉法，又以血府逐瘀汤疗效最为显著。血府逐瘀汤是清代医家王清任治疗胸中血府瘀血的著名方剂，用此方加减治疗瘀血痹阻型心病，以疏通心脉法常获良效。常用药物有桃仁、红花、当归、川芎、生地黄、赤芍、枳实、柴胡、桔梗、牛膝、水蛭、香附、延胡索、五灵脂、檀香等。常用治疗冠心病、心绞痛、心脏神经官能症及其他各种心脏病见瘀血证者。

【病案举例】郑某，男性，71岁。患者因反复胸骨后疼痛半年来诊，患者半年前出现胸骨后疼痛，压榨感，自觉胸口有一木棒，伴有憋气、上肢麻木，多在夜间休息及重体力劳动时发作。平素嗜烟酒，经常熬夜，病后曾到当地医院就诊，行心电图提示ST-T改变，抽血检查提示血黏度升高，血脂低密度脂蛋白-C 2.6 μmol/L，TG 3.71 μmol/L，心脏彩超未见明显异常，考虑冠心病可能，予口服西药硝酸异山梨酯、阿托伐他汀等，症状无明显改善。诊见：胸骨后疼痛，部位固定在前胸，发作时自觉胸口有一木棒，憋气，发作无定时，每次持续数十分钟，无反酸嗳气，无大汗淋漓，无气喘，饮食正常，二便调。查体：神清，胸廓无压痛，胸椎叩击痛阴性，两肺呼吸音清，未闻及啰音，心率70次/分，心音有力，律齐，无杂音，舌紫暗，苔薄白，脉涩弦。西医诊断为冠心病不稳定型心绞痛。中医诊断为胸痹心痛，瘀血痹阻证，以血府逐瘀汤加减。处方：当归12 g，生地黄15 g，桃仁10 g，红花10 g，赤芍10 g，甘草6 g，枳壳9 g，川芎8 g，桔梗6 g，柴胡9 g，牛膝12 g，瓜蒌10 g，丹参15 g，檀香3 g。7剂，水煎服。半个月后患者复诊，诉服药后胸痛症状明显好转，胸口已不觉憋闷，夜间未再发作，手麻木缓解，但出现腹部胀满，中腹部似被一腰带束缚不适，无腹痛及解黑便，无嗳气反酸，当时颇为疑惑，思之良久后豁然开朗，此应为药力使胸中瘀血下行膈下，因邪无出路而阻滞气机无疑，非膈下逐瘀汤不能治。处方：桃仁10 g，牡丹皮10 g，赤芍10 g，乌药8 g，延胡索10 g，甘草6 g，当归6 g，川芎6 g，五灵脂6 g，红花8 g，枳实12 g，香附10 g，牛膝8 g，益母草10 g，车前子15 g，水蛭6 g，大黄6 g。3剂，续服。1周后复诊，服2剂后即觉腹中气机走窜不已，续服1剂后始频频矢气，随即泻下臭秽大便，便后腹部大畅，神清气爽如常人，此瘀血已去，嘱戒烟酒，慎起居，随访半年，胸痛未再发作。

7. 养心复脉法

《素问·痿论》曰："心主身之血脉。"《素问·脉要精微论》说："夫脉者，血之府也。"也就是说心主血脉，心之合脉也。气血充足则血脉流畅，心得血养而脉和。老年人因为久病失养，或劳欲过度、伤脾伤肾，或各种原因的失血未复，久而久之致心气虚、阴血不足，则心失奉养、脉行不利，并易导致气滞及血瘀而发病。正如《丹溪心法》所说："人之所主者心，心之所养着血，心血一虚，神器不守，此惊悸之所肇端。"临床症见：心悸，心慌、心跳不适，气紧，劳力症状明显，寐差，头晕乏力等。对这种心气虚、阴血不足为主的心病患者，赖老常用炙甘草汤、归脾汤等方养心复脉法治验。常用药物有人参、阿胶、麦冬、生地黄、桂枝、五味子、熟地黄、茯神、酸枣仁、柏子仁、炙甘草、黄芪、当归、火麻仁、浮小麦、生龙齿、何首乌藤、佛手、白芍等。而赖老根据自己的经验提出在辨证炙甘草汤证时只要抓住患者"心动悸、脉结代"的主要症状特点，并排除阴虚燥热、火热邪毒等证型后即可加以使用；并根据患者兼证加以活血化瘀、化痰理气、祛湿利浊或温阳纳气等加减化裁，多能获良效。临床用该方法治疗多种心律失常，旨意在养心复脉。

【病案举例】范某，女，64岁。自诉心慌、心悸、气紧1个月，既往患高血压病9年，平素口服硝苯地平缓释片、酒石酸美托洛尔片，血压控制情况尚可。近1个月出现胸闷心悸，心慌，心跳不适，气紧，劳力症状明显，头晕，无黑矇，纳尚可，夜寐差，小便较前减少，大便正常。查体：血压110/80 mmHg，心率82次/分，两肺呼吸音清，心率110次/分，心律不齐，第一心音强弱不等，双下肢轻度水肿。心脏彩超检查示：符合高血压心脏病改变。24 h动态心电图示：心房颤动伴长RR间期，ST-T改变。现症见：心动悸，动则气短，面色无华，语声低微，易汗出，口干口渴，渴不欲饮，舌质淡，苔薄白，脉结代。中医诊断为心悸病（气虚、阴血不足），治以养心复脉、滋阴养血，方予炙甘草汤加减。处方：炙甘草10 g、麦冬20 g、桂枝8 g、红参8 g、生地黄15 g、火麻仁15 g、阿胶10 g（烊化）、大枣3枚、生姜2片、浮小麦15 g、生龙齿20 g（先煎）。5剂，水煎，分早晚温服。1周后二诊，服上方5剂后，心悸心慌症状减轻，仍觉口干，小便短涩，舌质红，苔薄黄，脉沉细，心率86次/分，律齐，此心阴血不足，阴虚生内热、心经热下移，原方去红参代以西洋参10 g，加萹蓄12 g、竹叶9 g、芦根15 g。5剂。1周后三诊，诉上方服后心悸症状已不明显，上楼梯亦无气紧，口干口渴好转，小便顺畅，唯仍觉易疲劳，腰膝酸软，舌淡苔白，脉沉细，上方去萹蓄、竹叶、芦根，加金樱子15 g、桑寄生20 g、杜仲20 g以补肝肾、强筋骨，5剂续服后症状缓解。

8. 涤痰通窍法

《素问·灵兰秘典论》曰："心者，君主之官，神明出焉。"心为全身之主宰，凡是邪扰心窍、神明不宁则为病。老年患者素有脾胃病或因为饮食劳倦损伤脾气，脾虚失健运，痰湿内生，调摄不顺导致痰湿蒙蔽心窍、血脉不畅，或痰湿化热、痰热内扰心包而发心病。常表现为心悸，心胸痞满胀闷，胸痛彻背，精神不振，头重，头晕，气短乏力，恶心，痰多，寐差；或烦躁失眠；舌苔白腻或苔黄腻；脉弦滑。用涤痰通窍法治疗，代表方为涤痰汤、二陈汤、温胆汤等。常用药物有陈皮、法半夏、胆南星、茯苓、白术、枳实、生竹茹、瓜蒌、川贝母等。多用于治疗心律失常、高血压病、冠心病、心功能不全、心肌炎、心包炎、焦虑症、睡眠障碍等。

【病案举例】黄某，女，66岁。自诉半个月前不慎感受风寒后鼻塞流涕，全身酸痛，恶心呕吐，腹泻，解清水样便，自行到当地诊所就诊，予口服"感冒药"后鼻塞流涕及腹泻缓解，但逐渐出现心悸、气短，轻度活动即觉气紧，拟"心悸查因（病毒性心肌炎？）"收入院。刻下症见：心悸，精神不振，头重，气短乏力，轻度活动即觉气紧，胃脘部痞满不舒，不思饮食，恶心呕恶痰物，寐差，二便如常，舌红苔黄腻，脉弦滑。常规心电图检查示：频发房性早搏，ST-T改变。心肌酶：乳酸脱氢酶500 μmol/L，肌酸激酶同工酸650 μmol/L。西医诊断为病毒性心肌炎；中医诊断为心悸，证属痰热扰心。西医治疗予营养心肌、极化液治疗等；中医治疗予涤痰通窍为法，拟方涤痰汤加减。处方：茯苓15 g，胆南星9 g，法半夏15 g，化橘红12 g，枳实15 g，生竹茹10 g，太子参20 g，石菖蒲8 g，白术15 g，五味子6 g。5剂，每日1剂。患者连服5剂后上症皆有好转，胃脘痞闷、恶心感消失，仍不思饮食，时觉身痛、恶寒、易汗出，小便清，此里热证已退，正气欲驱邪外出。当机立断以二陈汤合桂枝汤加减，处方：法半夏15 g，化橘红10 g，茯苓20 g，生枳壳15 g，桂枝10 g，白芍15 g，谷芽15 g，小麦15 g，炙甘草6 g，生姜2片，大枣3枚。每日1剂，连服3剂。嘱服药后喝热稀粥以助发汗，后周身得微微汗出，诸证好转，胃口大开，病情好转出院。

总之，临床治疗老年人心病需根据患者不同病情及表现予以对症下药，在治法上紧紧抓住气虚、血虚及瘀证之根本，在方药运用上常用宁心、补心、养心之药，并辅以益气、通阳、通窍及活血之药。临床使用时根据病机的不同阶段随证加减，遣方用药，达到既治标又治本的目的，疗效显著。

第四节　肝病治疗二十法

历代医家对治肝之法论述颇多，《黄帝内经》最早提出了"肝升肺降"学说，并提出了从酸、甘、辛治肝之原则，作为治肝诸法的基础。张仲景首倡"见肝之病，知肝传脾，当先实脾"，成为培土治肝的典范。孙思邈提出攻补升降、寒热温凉以治肝。张元素从虚实寒热治肝。朱丹溪提出"肝主疏泄"。李中梓提出了乙癸同源，肝肾同治。叶天士提出"泄肝和胃"法。张锡纯提出了敛肝救脱法。王旭高汇总前人经验，提出治肝三十法，成为治肝之集成。笔者总结前人经验，结合自己的临床心得，对治肝常用二十法作一论述。

1. 清肝泻火法

肝为刚脏，喜柔忌燥，善疏泄。若情志不遂或怒气大逆，肝气郁甚，谋虑不决，使木气大实，肝木之气有余，化为阳火，则导致肝火上炎之候。症见：急躁易怒，面红目赤，失眠多梦，甚则周身肌肉颤动，口舌糜烂，口干口苦，胁肋胀痛，嘈杂吞酸，头晕头痛，吐血或衄血，耳鸣或耳聋、耳肿，小便短涩，大便秘结，舌红，苔黄厚，脉弦滑。治宜清肝泻火为主。方选龙胆泻肝汤或丹栀逍遥散、左金丸、金铃子散、当归龙荟丸加减。常用药物有龙胆草、栀子、黄连、决明子、菊花、赤芍、白芍、牡丹皮、黄芩、生地黄、大黄、夏枯草、川楝子、荷叶、水牛角、苦参、秦皮、野菊花、紫花地丁、千里光、蚤休、青葙子、谷精草等。本法多用于治疗高血压病、中风病、甲状腺功能亢进症、结膜炎、精神分裂症、胆囊炎等属于肝火上炎者。

【病案举例1】蒙某，男，40岁。诉口舌糜烂反复6年，每因情志不畅或进食辛辣、油炸之品后复发，服用抗生素、维生素及中药甘露消毒饮、凉膈散加味治疗疗效不佳。此次发作已6日，口舌糜烂灼痛，进食后疼痛加剧，伴口苦而干，心烦寐差，易怒，两胁肋胀痛不舒，小便短赤，大便干结，2日一行。诊见：口腔及舌边多处溃破，舌质红，苔黄腻，脉弦滑。四诊合参，中医诊断为口疮，证属火郁于中，肝胆经湿热。西医诊断为复发性口腔溃疡。治宜清肝泻火利湿，方用龙胆泻肝汤加减。处方：龙胆草15 g，泽泻12 g，柴胡12 g，木通6 g，车前子30 g（包煎），当归9 g，生地黄12 g，黄芩12 g，栀子10 g，大黄6 g（后下），石斛15 g，淡竹叶12 g，生甘草6 g。5剂，每日1剂，水煎服。服药5剂后二诊，口舌糜烂，疼痛减轻，胁肋胀痛已除，大便调，舌红，苔黄，脉弦，效不更方，守原方续进5剂。再服5剂后三诊，口疮已愈。为巩固疗效，以滋肝益肾，佐以清热之法，调治1个月余。处方：生地黄12 g，天冬15 g，麦冬15 g，黄芩12 g，石斛15 g，玉竹15 g，枸杞子15 g，菊花15 g，甘草5 g。经随访半年未见复发。

【按语】足厥阴肝经之分络绕口唇，肝胆经郁热，肝郁化火，火邪炽盛，循经上行故致口舌生疮。遵其治病求本的原则，治当以清肝泻火为法，龙胆泻肝汤具有疏肝、清热、泻火作用，方中配伍泻中有补，疏中有养。方中柴胡、栀子、当归、甘草等疏肝清热养血，诸药合用，泻肝经之火，又能补肝脏之阴血，使邪去而正不伤，从而达到扶正祛邪的目的。对复发性口疮，表现为肝经实火者，先采用清肝泻火之法治其标，待标证尽去，再以滋养肝肾之法固其本，临床上可取得良好的效果。

【病案举例2】苏某，女，22岁。患者3个月前始出现心悸，易饥，伴烦热易怒，口苦，寐差多梦，眼胀痛，二便调，舌红苔黄，脉弦数。查体：甲状腺Ⅱ度肿大，质硬，随吞咽上下移动，无压痛，手抖阴性。甲状腺功能五项检查示：三碘甲状腺原氨酸（T_3）5.31 nmol/L，甲状腺素（T_4）235.80 nmol/L，促甲状腺激素（TSH）0.01 mIU/L。西医诊断为甲状腺功能亢进症（甲亢）。中医诊断为瘿病，证属肝火上炎。治以清肝泻火为法，方选丹栀逍遥散加减。处方：栀子15 g，牡丹皮15 g，黄芩15 g，柴胡15 g，白芍15 g，当归15 g，紫苏梗15 g，柏子仁15 g，茯苓15 g，钩藤15 g，蒲公英15 g，夏枯草15 g，千里光15 g，麦冬15 g，鳖甲15 g（先煎）。随证加减治疗5个月，患者心悸、心慌消失，仍见口干，发热多汗，甲状腺缩小，约呈Ⅰ度肿大，质硬，随吞咽上下移动，舌红少苔，脉弦细。复查甲状腺功能五项：T_3 2.25 nmol/L，T_4 84.80 nmol/L，TSH 0.79 mIU/L。辨为肝火上炎，阴津已伤，予丹栀逍遥散合生脉散加减。处方：牡丹皮15 g，栀子15 g，柴胡15 g，白芍15 g，当归15 g，白术15 g，菊花15 g，薄荷9 g，沙参20 g，太子参15 g，麦冬12 g，玄参15 g，鳖甲15 g（先煎），酸枣仁12 g，甘草6 g。连服10剂，上症好转，继续守方加减调理2个月，并嘱调情志，忌燥热之品。后随访患者，症状均缓解。

【按语】甲亢虽然病机复杂，但主要病机为忧思烦怒，情志郁结，肝气失于调达，痰气壅结，化火日久伤阴。初起多为实证，以气滞、肝火为主，故治以清肝泻火散结消瘿为法，临床常用丹栀逍遥散加减，方中柴胡疏肝解郁，使肝气得以条达；当归辛甘苦温，养血和血；白芍酸苦微寒，养血柔阴，当归、白芍与柴胡同用，补肝体，助肝用，使血和则肝和，血充则肝柔；白术、茯苓、甘草健脾益气，能实土以御木侮，使营血化生有源；牡丹皮清血中之实火，栀子善清肝热，并导热下行。甲亢的特点为火旺阴虚，后发展为气阴两虚，阴虚始终贯穿整个甲亢病程。故治疗上重视清肝泻火及滋阴降火，标本兼治，可取得较好的疗效。

2. 调肝理气法

"肝主疏泄"，正是肝气的疏泄作用，调畅全身气机，使脏腑经络之气的运行通畅无阻。脏腑、经络、形体、官窍的功能活动，全赖于气的升降出入运动。由于肝气的生理特点是主升、主动，这对全身气机的疏通畅达是个重要因素。因此，肝气的疏泄功能，对各脏腑之气升降出入运动的协调平衡，起着主要的调节作用。肝气疏泄功能正常发挥，则气机调畅，气血和调，经络通利，脏腑、形体、官窍的功能活动也稳定有序。若情志抑郁，郁怒伤肝，则肝气郁结，疏泄失调诸证随之而生。症见：闷闷不乐，悲忧欲哭，胸胁、两乳或少腹等部位胀痛不舒，或脘腹痞满，善太息，不思饮食，舌质红，苔白，脉弦。治以调肝理气法，方选木香顺气汤、四逆散、柴胡疏肝散等。常用药物：柴胡、枳实、郁金、青皮、木香、陈香橼、川楝子、素馨花、佛手、乌药、香附等。本法多用于慢性胃炎、功能性消化不良、慢性乙肝、脂肪肝、胆囊炎、荨麻疹、乳腺小叶增生、痛经等属于肝气郁结者。

【病案举例1】李某，女，35岁。诉右侧乳房疼痛3个多月。3个月前始见右侧乳房疼痛，经前加重，经在当地诊所服药治疗效果不佳，近日来肿痛加剧，伴心烦，失眠多梦，纳差，二便调。查体：患处有一肿块，微红，大小约2 cm×3 cm，质地不硬，压痛明显，按之可移，舌质淡红，苔薄白，脉沉弦。中医诊断为乳痛，证属情志不畅，以致肝气郁结，气滞血阻，而乳房为肝经所过。故此治以疏肝行气散结为法，方选柴胡疏肝散加减。药用：柴胡12 g，赤芍12 g，白芍12 g，昆布12 g，夏枯草12 g，川芎9 g，香附12 g，黄芩9 g，生牡蛎30 g（先煎），甘草6 g。5剂，每日1剂，水煎，分2次服。

1周后复诊，药后胀痛减轻，肿块松软，睡眠改善，舌质淡红，苔白，脉弦。守原方去川芎加当归9 g以活血养血，续服7剂，局部肿块明显缩小，疼痛消失。

【按语】乳部有块胀痛，属中医"乳疬""乳癖"范畴，大都由于肝胃不和，气滞痰郁，痰邪流渗乳络，积聚不散所成。因此，治多以疏肝行气散结为法。方中柴胡、香附、芍药疏肝理气和血；昆布、夏枯草、川芎、牡蛎化痰散结；本例硬块疼痛，伴心烦失眠，病势有化热倾向，故加黄芩以清热。

【病案举例2】赵某，男，40岁。诉全身起风疹块，瘙痒难忍反复半年。患者于半年前始无明显诱因下出现全身起风疹块，伴奇痒难堪，越抓越多，伴急躁易怒，心烦寐差，口干不欲饮。经用西药抗过敏治疗，症状反复不愈。诊见：舌质淡红，苔腻，脉数。诊断：荨麻疹。证属肝气郁结，日久气郁化火，风火相煽，故奇痒难忍；肝病及脾，脾失健运，痰湿内生，泛于体表，故起疹块。治以调肝理脾为法，方选小柴胡汤加减。处方：柴胡12 g，白芍15 g，当归9 g，白术12 g，茯苓30 g，薄荷9 g，白鲜皮20 g，地肤子15 g，水杨梅12 g，甘草12 g。7剂，每日1剂，水煎，分2次服。病已除大半，续守上方调理1周，诸症悉除。

【按语】荨麻疹俗名"风疹块"，中医称之为"痦瘟""瘾疹"。其发病原因除与外感风邪、饮食不洁，以及过食鱼腥虾蟹、辛辣香燥等物有关外，临床上因情志不遂诱发本病亦不少见，因肝郁日久化热动风，肝郁日久及脾，脾虚生湿化痰，风火相煽，痰湿泛表，故见皮肤瘙痒，起大小疹块。方中柴胡、薄荷疏肝解郁，又有当归、白芍养血柔肝，取"治风先治血，血行风自灭"之义，白术、茯苓健脾化湿，脾得健运，痰湿自化，佐以白鲜皮、地肤子、水杨梅祛风止痒，诸药合用，切中病机标本同治，故取效迅速。

3. 疏肝解郁法

肝气的疏泄功能，能调畅气机，因而能使人心情舒畅，既无亢奋，也无抑郁。若疏泄失职，肝气郁结，可见心情抑郁不乐，悲忧善虑；反之，情志活动异常，又多导致气机失调的病变，如"怒则气上，喜则气缓，悲则气消，恐则气下，惊则气乱"。故此，肝气的疏泄功能失常，可以引起情志活动的异常，而强烈持久的情志刺激，并可影响肝气的疏泄，导致肝气郁结证。症见：精神抑郁，情志不宁，悲忧善哭，噫气，胸胁胀痛，攻撑走窜，口苦善呕，头晕目眩，或胃脘胀痛，连及两胁，得嗳气则舒，或妇人月经不调，痛经或经前乳房作胀者，或咽部异物感，或颈部瘿瘤，或胁下肿块，舌质淡红，舌苔薄腻，脉弦。治宜疏肝解郁，方选柴胡疏肝散、逍遥散、越鞠丸等方加减。常用药物有柴胡、白芍、香附、延胡索、沉香、郁金、橘络、薄荷、紫苏梗、白蒺藜、陈香橼、陈皮、厚朴、木香、枳实等。本法多用于治疗慢性胃炎、消化性溃疡、肠易激综合征、精神分裂症早期、神经官能症、慢性乙肝、早期肝硬化、糖尿病、不育症、阳痿，以及妇科的月经失调、痛经、乳腺增生等属于肝气郁结证者。

【病案举例1】党某，女，32岁。主诉胃脘疼痛2个月。2个月前因工作紧张，压力大，而出现胃脘部疼痛，嘈杂，伴嗳气，经在外院行电子胃镜检查提示：十二指肠球部溃疡A2期，HP（＋），经服用奥美拉唑等药治疗症状反复，伴喉中有梗塞感，每因情志不畅而加重，纳可，二便调，寐差，舌质淡红，苔薄黄，脉弦。西医诊断为十二指肠球部溃疡。中医诊断为胃痛，证属肝气郁滞。治以疏肝解郁理气止痛为法。方选柴胡疏肝散加减。处方：柴胡12 g，白芍12 g，枳壳12 g，香附12 g，延胡索15 g，百合30 g，乌药9 g，丹参12 g，佛手12 g，海螵蛸12 g，瓦楞子30 g，甘草6 g。5剂，每日1剂，水煎，分2次服。

5日后复诊，药后症状减轻，时有口干苦，守上方加石斛12 g，继服2周，症状消失。随访半年未见复发。

【按语】胃痛，又称胃脘病，指以胃脘部经常性疼痛为主要病证，多由忧思恼怒，肝失条达，横逆犯胃，或脾不健运，胃失和降所致，亦有由火郁、血瘀而引起的。本例胃脘部胀痛，伴嗳气，喉中有梗塞感、情志不畅而加重，由此诊断为肝气郁结所致。方中柴胡、白芍、枳壳、香附疏肝理气，佐百合乌药汤增强疏肝行气之力，百合配乌药起到理气而不燥，丹参、延胡索活血止痛，海螵蛸、瓦楞子制酸止痛，诸药合用达到疏肝理气、止痛作用。

【病案举例2】张某，男，35岁。自诉阳痿不举3个月。患者近3个月见阳痿不举，时而举而不久，伴心烦，寐差，多梦遗精，胸闷胁胀，精神萎靡，倦怠乏力。查体：神清，精神不振。心肺听诊正常，外生殖器检查无异常，舌尖红，苔薄黄，脉弦。中医诊断：阳痿，证属肝气郁滞，兼肾精不固。治以疏肝解郁为主，兼益肾。方选逍遥散加减。处方：柴胡9 g，白芍12 g，当归9 g，茯苓15 g，白术9 g，薄荷6 g，郁金12 g，石菖蒲12 g，菟丝子15 g，淫羊藿15 g，酸枣仁15 g，合欢皮12 g，黄柏9 g。每日1剂，水煎，分2次服。药后7剂，房事已举，继守方再进半个月，诸症悉除。

【按语】阳痿一证，从肾论治者认为命门火衰，精气虚寒乃本病主因，故多用温阳补肾法治之。但本证因情志内伤或思虑过度发病者亦不少，其病机乃肝气郁结、气机不畅，或兼有肾虚兼证，因肝藏血，主疏泄情志，畅气机和血脉。又阴阳交和与冲任关系密切，冲任不和，男子疝气阳痿，女子带下癥瘕，月经不调，冲任二脉系在肝肾，肝失疏泄，肾失封藏，病由内生。本方以逍遥散加益肾药组成，其中逍遥散能疏肝解郁，益血健脾，淫羊藿、菟丝子补肾填精，郁金入肝经，力专行气祛瘀，且能清心除烦。诸药合用，重在疏肝解郁，兼能补肾填精，治肝顾肾，固获良效。

4. 暖肝散寒法

肝主升，主动，主散，"体阴而用阳"，故其为病，以阴虚阳亢者多，阳虚阴盛者少，在临床上常见肝血不足，肝阴虚及肝阳亢盛的症候。故此，暖肝一说言者不多，但其用药原则在历代经文中早有记载，如汉代张仲景的《伤寒论·辨厥阴病脉证并治第十二》曰："手足厥寒，脉细欲绝者，当以当归四逆汤主之。若其人有内久寒者，宜当归四逆汤加吴茱萸生姜汤主之。"明确提出厥阴肝寒证应用辛热药温之。《圣济总录·肝著》："治肝气虚寒，邪着胸中，寒实不快，气血留滞，胸上欲人蹈之者。桂附汤方。"提出了肝虚寒的征象及治则方药。通过对历代医家对暖肝法的理解提出：暖肝法补肝之气血，温散肝之寒邪。通过暖肝益肝，疏肝助升以恢复肝的生理功能，从而使脏腑功能受到激发并恢复其正常生理功能的一种治疗方法。其适应证除一般的外寒直中厥阴肝经所致的寒滞肝脉外，还可能为清肝泻肝太过，或过服生冷，或过服寒凉之清肝泻肝之品而导致肝寒，症见：少腹胀痛，牵引睾丸，或睾丸肿大下坠，或阴囊冷缩，手足厥冷，筋脉挛缩，爪甲干枯，眼目昏暗，舌质淡红，苔白，脉沉弦。治宜暖肝散寒为主，方选当归四逆汤、吴茱萸汤、暖肝煎、乌梅丸、柏子仁汤、大建中汤、橘核丸等方加减。常用药物有吴茱萸、肉桂、小茴香、淫羊藿、荔枝核、川椒目、肉苁蓉、附子、桂枝、当归、生姜、山茱萸、细辛、人参、干姜等。本法多用于消化性溃疡、冠心病心绞痛、肾绞痛、慢性乙肝、疝气、妇女痛经等属于寒伏肝经者。

【病案举例】蒋某，男，38岁。自诉胃脘部隐痛反复2年。患者有乙肝肝硬化病史，2年前始出现胃脘部隐痛，曾行胃镜检查提示：①食道静脉曲张；②胃底糜烂；③十二指肠球部溃疡A1期。院外服用中西药治疗病情迁延不愈。诊见：胃脘隐痛，空腹尤甚，得食则缓，喜温喜按，泛吐清水，神倦乏力，手足不温，便溏，又时觉胸腹闷胀，两胁胀痛，暖气不舒，午后见足背微肿，舌质淡暗，苔白，舌底脉络瘀青，脉沉细。西医诊断：①十二指肠球部溃疡A1期；②乙肝肝硬化代偿期。中医诊断：胃痛，证属中虚脏寒。治以暖肝散寒为法，方选暖肝煎加减。处方：小茴香9 g、肉桂6 g、当归9 g、乌药9 g、檀香5 g（后下）、枳壳12 g、砂仁6 g、姜半夏12 g、吴茱萸6 g、茯苓30 g、海螵蛸12 g、香附12 g、延胡索12 g、枸杞子12 g、生姜5片、甘草6 g。每日1剂，水煎，分2次服，连服1周。脘腹疼痛已除。遂改香砂六君子汤、柴胡疏肝散交替服用善后，2个月后诸症悉除。复查胃镜示：胃底糜烂好转，十二指肠球部溃疡已愈合。

【按语】叶天士《临证指南医案》有"肝为起病之源，胃为传病之所"之说。胃病日久，迁延不愈，由胃及脾，由实转虚，可成虚寒之证。治宜以通为法，通则不痛。暖肝煎源于《景岳全书·新方八阵》，具有温补肝肾，行气止痛作用，主治肝肾阴寒，小腹疼痛，疝气等证。方中小茴香味辛性温，暖肝散寒，理气止痛；肉桂辛甘大热，温暖肝肾，散寒止痛；当归甘温，养血补肝；枸杞子甘平，补养肝肾；茯苓渗湿健脾；生姜温中和胃。诸药合用温补肝肾治其本，行气驱寒治其标。今用来治虚寒胃痛而获效，即取所谓"治肝可以安胃"之意。

5. 舒肝和络法

吴瑭认为"肝主血，络亦主血……肝郁久则血瘀，瘀者必通"，提出了"治肝必治络"的主张，盖气为血帅，气行则血行，气郁、气虚、血行不畅，其在经者多滞，在于络者多瘀；新病多滞，久病多瘀，阳化气，气不化津，津液不布而为痰为饮，痰饮作为病理产物，无论有形无形，均会影响气血之运行，详言之，无形之痰多伤气机而致郁，有形之痰多伤血络而致瘀。肝为将军之官，其性动而主疏泄，若情志抑郁，或暴怒伤肝，皆能使肝失条达，疏泄不利，气阻络痹之候。症见：胸胁不舒，四肢拘急，或胁部胀痛，肋下痞块，黄疸，呕血，便血，肌肤甲错，或面目暗黑，青筋暴露，或脘腹刺痛，如针刺样，或情志抑郁，夜难入眠，舌质暗红，脉弦缓。治宜疏肝和络为主，方选旋覆花汤、四逆散合丹参饮加减。常用药物有柴胡、白芍、赤芍、枳壳、旋覆花、当归尾、桃仁、泽兰、丹参、檀香、砂仁、路路通、川木瓜、香附、乌药、郁金等。本法多用于治疗慢性乙肝、肝硬化、脂肪肝、胆汁反流性胃炎、抑郁症、血管神经性头痛、上消化道出血等属于气滞血瘀证者。

【病案举例1】张某，女，46岁。自诉持续性上腹胀痛2个月，加重2周。患者2个月前无明显诱因下出现脘腹胀痛，伴暖气反酸，于情志不畅时加重，电子胃镜检查提示：胆汁反流性胃炎。服用多潘立酮、兰索拉唑等药治疗效果不佳。2周前，因与家人争吵后上症加重。症见：上腹胃脘部胀痛，刺痛，伴泛酸嗳气，寐差，大便结，舌质红，舌底脉络瘀曲，苔薄黄，脉弦。中医诊断：胃痛，证属肝气郁滞，瘀血阻络。治宜疏肝和胃，活血理气为法。方选四逆散合丹参饮加减。处方：柴胡12 g，白芍12 g，枳实12 g，丹参12 g，檀香6 g（后下），砂仁6 g（后下），香附12 g，郁金12 g，乌药6 g，苍术9 g，厚朴9 g，生牡蛎30 g，海螵蛸12 g，甘草6 g。每日1剂，连服7剂，胃痛明显减轻，续进原方10剂，症状消失。嘱忌辛辣，过热及酸甜食品，戒烟酒，调理情志。

【按语】胆汁反流与幽门功能紊乱、失调有关。中医认为其发病主要由于情志不遂，饮食不节，劳倦等导致肝胆郁滞，胃失升降，病久入络，瘀血内生，其病在胃，其因在肝胆。方中柴胡轻清、升达阳气；牡蛎咸味性降；一升一降宣畅气机；香附、郁金、枳实、乌药行气解郁；丹参、檀香、砂仁、活血理气；苍术健脾。诸药合用达到舒肝和胃，活血散瘀作用，切中病机，故见效迅速。

【病案举例2】陈某，女，35岁。上腹部抽掣作痛反复2年，自诉2年来上腹部抽掣作痛反复发作，时有刺痛胀滞，精神不振，面色萎黄，纳差，大便结。曾查电子胃镜示：慢性浅表性胃炎。彩超提示：肝、脏、脾、胰、肾、输尿管未见异常。曾用过多种消化系统的抑酸护胃药及中药健脾养胃理气中药，均乏效。诊见：左上腹直肌及腹外斜肌压痛明显，舌质淡红，边尖稍带瘀点，苔薄白，脉弦细。西医诊断为左上腹肌痛。中医诊断为腹痛，证属肝气郁滞，血虚失养。治以柔肝和络，养血活血法。处方：炒当归9 g，赤芍9 g，白芍9 g，川芎6 g，黄芪18 g，香附12 g，延胡索12 g，丹参15 g，三棱9 g，莪术9 g，土鳖虫9 g，全蝎3 g，炒大黄6 g，木香6 g。服药7剂后，腹痛明显好转，续上方加减治疗2周，腹痛消失。

【按语】腹部肌肉疼痛主要由于长期劳动过度或用力过猛，导致腹肌损伤所致。当归、赤芍、丹参、川芎养血活血；白芍柔肝，缓急止痛；延胡索、香附、木香顺气止痛；三棱、莪术破瘀兼导滞；土鳖虫、全蝎活血兼通络散结。全方养血不滋腻，活血而不伤正，针对病机，故投辄取效。

6. 抑肝扶脾法

脾气以升为健，胃气以降为和。脾胃的运化机能，体现在脾胃之气的升降相因，平衡协调，这与肝气的疏泄功能有密切的关系。如脾气素虚，或原有食滞，或本有湿阻，但未至发病，复因情志失调，忧郁恼怒，精神紧张，以致肝气失于疏泄，横逆乘脾犯胃，脾胃受制，运化失常，出现肝脾不和见证。症见：胸胁满闷，嗳气腹胀，纳少，精神紧张或受到刺激即发生腹痛泄泻，泻后痛减，舌质淡红，苔薄白，脉弦等。治以抑肝扶脾法，方选痛泻要方、左金丸、参苓白术散或柴胡疏肝散加减。常用药物有白术、白芍、柴胡、陈皮、青皮、防风、郁金、党参、茯苓、砂仁、焦三仙、黄芪等。本法多用于溃疡性结肠炎、肠易激惹综合征、胆囊切除术后腹泻、痉挛性脑瘫等属于肝木乘脾者。

【病案举例1】张某，女，35岁。自诉腹痛腹泻反复1年。患者于1年前饱餐感受风寒后出现腹痛、腹泻，日解烂便5～6次，经服西药治疗后好转。之后腹泻腹痛经常发作，便前腹痛，泻后缓解。经在多家医院诊治，经肠镜检查未见异常，诊断为肠易激综合征，治之乏效。刻下症见：腹痛腹胀，肠鸣泄泻，日行稀便3～5次，挟少许黏液，伴嗳气嘈杂，纳呆口苦，面色萎黄，倦怠乏力，形瘦，舌质淡红，苔少，脉弦细。中医诊断：泄泻病，证属肝旺脾弱，健运失司所致。治以抑肝扶脾法，方选四逆散与痛泻要方合方加减。处方：柴胡9 g，炒白芍15 g，白术12 g，香附12 g，木香12 g，茯苓15 g，党参15 g，防风9 g，吴茱萸3 g，神曲15 g，木瓜12 g，黄连6 g，黄芩9 g，乌梅9 g，炙甘草6 g。每日1剂，水煎服，7剂尽，腹痛肠鸣消失，大便成形，日行1～2次。续进6剂，诸症悉除。

【按语】饮食不节，复感寒邪，传导失职，本为实证，然病延一载，理归脾虚，但腹痛即泻，嗳气嘈杂，口苦脉弦等肝郁化热，乘脾犯胃之象，故用四逆散左金丸疏肝泻热和胃，痛泻要方扶肝平脾，加木香、香附以理气，党参、茯苓以健脾，木瓜、乌梅平肝，黄芩泻肝胆之火，乌梅止泻，由于药中病机，故而效迅捷。

【病案举例2】黄某，男，60岁。自诉胁痛、腹痛2个月。患者有乙肝多年，曾有上消化道出血，诊为乙肝肝硬化并门脉高压性上消化道出血，行脾切、胃底食管门静脉一体阻断术。2个月前症见胁痛，脘腹满闷不适，肠鸣泄泻，日解稀便3～4次，伴倦怠乏力，纳少，手足清冷，午后低热，面色晦暗，舌苔黄腻，脉弦。西医诊断：肝硬化失代偿期。中医诊断：胁痛病，证属肝脾久蕴湿热，脾气虚衰，气滞血瘀。先治以抑肝扶脾，化瘀理气，方选痛泻要方加味。处方：白术15 g，白芍15 g，陈皮12 g，防风9 g，柴胡12 g，香附12 g，延胡索12 g，川楝子6 g，川芎6 g，栀子9 g，木香9 g，丹参15 g，木瓜12 g，乌梅12 g，炙甘草6 g。7剂，每日1剂，水煎服。

1周后复诊：大便次数减少，日行1～2次，成形，饮食增加，仍见两胁刺痛，脉弦数。拟疏肝健脾活血通络，佐以解毒化湿；上方去防风、木瓜、川楝子、栀子，加半枝莲、虎杖、黄芪、猪苓。继进7剂，胁痛好转。继续服用30剂，诸症始平。

【按语】"见肝之病，知肝传脾，当先实脾。"肝气不疏，湿热蕴郁不解，脾气必伤，致成肝旺脾弱之候。本例患者手足清冷，乃气机失调，阳气内郁所致，正如四逆散证，宜疏肝解郁，舒畅其阳，不得误作虚实而与辛热，使肝愈旺而脾愈虚，反成坏证。

7. 抑木清金法

肝主藏血，若肝火亢盛，灼伤脉络，迫血妄行，临床上可出现络血、出血等症，正如《景岳全书》谓："血动之由，唯火唯气。"唐容川《血证论》亦云："火升故血升，火降故血降。"若肺气素虚，复因情志不遂，肝郁化火，肝火上逆犯肺，损伤肺络，或因暴怒气逆，致肝气横逆，气有余便是火，血随火动，肝火上逆犯肺而见木火刑金证候。症见：干咳痰少，胸胁疼痛，痰中带血或咳吐纯血，血色鲜红，或鼻出血，头痛眩晕，烦躁易怒，口干苦，便结，舌红，苔薄黄，脉弦数。治宜抑木清金为主。方选泻白散合黛蛤散、清金化痰汤等加减。常用药物有沙参、麦冬、玉竹、石斛、枇杷叶、天冬、桑白皮、地骨皮、白芍、青黛、龙胆草、黄芩等。本法多用于支气管扩张咯血、肺结核咯血、鼻血、气管炎等证属木火刑金者。

【病案举例1】陈某，男，28岁。自诉反复咳嗽3年。患者3年前开始咳嗽、少痰，冬春季加剧，盛夏时能缓解，曾在多家医院检查无阳性发现，用舒喘灵雾化吸入等治疗，曾一度好转，诊断为咳嗽变异哮喘，近两周来，咳嗽再作，逐渐加剧，经雾化、输液等治疗，病情无好转。症见：咳嗽频作，冲逆而出，无痰，头痛眩晕，盗汗，纳食可，二便调，舌质偏红，苔薄黄，脉弦细。西医诊断为咳嗽变异性哮喘。中医诊断为咳嗽病，证属肝失条达，气郁化火，木火刑金所致。治以平肝清肺，降逆上咳法。处方：旋覆花12 g（布包煎），代赭石24 g（先煎），黛蛤散12 g，海浮石15 g，杏仁12 g，沙参12 g，天花粉12 g，桔梗6 g，射干12 g，川贝母6 g，炙马兜铃9 g，合欢皮12 g，甘草6 g。水煎服，每日1剂，7剂后见咳嗽减少，稍有白色黏痰吐出，头痛眩晕好转，前方去炙马兜铃、合欢皮，加瓜蒌皮、桃仁，再进7剂，咳嗽基本消失。后改柴胡桂枝汤调养1个月余，未见复发。

【按语】《黄帝内经》曰"五脏六腑皆令人咳，非独肺也"，本病因肺、脾、肾三脏不足，外因寒温失调，接触异物，痰阻气道，壅塞肺络，痰疾相搏，冲逆而上。因此治疗上必须针对气逆、痰搏的病机迅以峻剂，重振降逆，清润豁痰，攻邪以治标；继而依据邪未净，正已虚，病情反复，时缓时著，似有来往不已之势，枢机失利，病在太阳兼及少阳，可按和解表里，调和营卫，疏利气机，平衡阴阳法善后。

【病案举例2】唐某，女，20岁。自诉咳嗽咯血2周。患者2周前因进食辛辣食物而起病，初始为咳嗽、咯少许黏痰，继而呛咳陈作，随即咯出血鲜血，约20 mL。X线胸片示：两上肺有浸润结核病灶，给予常规抗结核等治疗，仍见咳嗽，咯血，伴心烦，口苦而渴，舌质红，苔薄黄，脉弦细。中医诊断为咯血，肝火犯肺证。治以清肝敛肺。处方：代赭石30 g（先煎），三七6 g（研末冲服），荆芥炭15 g，仙鹤草15 g，黄连12 g，侧柏炭12 g，牡丹皮12 g，白及30 g，血余炭12 g，天冬12 g，浙贝母12 g，甘草6 g。每日1剂，水煎，分2次服，3剂后咳嗽减少，咯血停止，遂改百合固金汤加减以善其后。随访半年，未见复发。

【按语】本证患者咯血，伴烦躁、口苦而干，舌红等肝火上逆表现，故此，首选代赭石镇肝之气逆，用牡丹皮清泻肝火，凉血止血；黄连清心火，亦以泻肝火，取"实则泻其子"之义。根据急则治其标的原则，清肝火同时，又须用收敛止血之品以止血为首务。本方用白及、血余炭、荆芥炭等收敛止血。离经之血，谓之瘀血，故用三七活血化瘀止血，既能加强止血，又能防其止血而留瘀之弊。

8. 泄肝和胃法

人之胃气以降为和，而胃气之通降需赖肺之宣肃，脾气之运化，肝气之疏泄来完成。肝胃同居中焦，恼怒忧思，肝气郁滞，不得疏泄，则横逆犯胃，肝胃不和故见胃脘胀痛，若肝气郁久化火，五脏之火又以肝火最为横暴，火性急迫炎上，则见烦躁易怒、嘈杂泛酸等肝胃郁热之证。症见：胃脘胀痛，攻撑走窜，连及两胁，伴嗳气吞酸，心烦易怒，口苦咽干，大便不畅，舌红苔腻，脉弦。治以泄肝和胃为法，常用方为金铃子散合左金丸、柴胡清肝饮、四逆散合左金丸等加减。常用药物有黄连、白芍、川楝子、延胡索、白豆蔻、陈香橼、青皮、吴茱萸、炒栀子、蒲公英等药。本法多用于胃十二指肠球部溃疡、反流性食管炎等属于肝胃郁热者。

【病案举例1】梁某，男，26岁。主诉胃脘胀痛1周。患者因工作不顺，与同事吵架后胃脘胀痛，痛时拒按，伴嗳气反酸，口苦口干，心烦寐差，舌质红，苔薄黄，脉弦滑。中医诊断：胃痛，证属肝胃郁热。治以泄肝和胃法。处方：牡丹皮12 g，炒栀子12 g，白芍12 g，黄连6 g，吴茱萸2 g，川楝子6 g，延胡索12 g，白蔻仁3 g，砂仁3 g（后下），檀香3 g，青皮9 g，丹参12 g，海螵蛸12 g，川贝母12 g，三七粉6 g（冲），甘草6 g。3剂，每日1剂，水煎，分2次服，药后疼痛减少，守方续进7剂而愈。

【按语】本例因情志不遂，恼怒伤肝，肝郁化热，横逆犯胃所致，治以泄肝和胃法，方选张景岳之化肝煎加减，方中砂仁、白蔻仁、檀香理气，甘草配白芍缓肝之急，气滞血瘀，故用丹参、三七化瘀止痛，药后肝热得泄，气机调畅，胃气和降正常，而胃痛止。

【病案举例2】陈某，男，32岁。主诉胃脘胀痛，恶心呕吐1个月。患者1个月前无明显诱因出现上腹胃脘部胀痛，胸闷不适，食入益甚，伴恶心呕吐，经用抑酸护胃及胃动力药治疗效不佳。查电子胃镜示：浅表性胃炎。上消化道造影提示：十二指肠壅滞症。查体：舌质红，苔薄腻，脉弦滑。西医诊断为十二指肠壅滞症。中医诊断为胃痛，肝气犯胃证。治以泄肝和胃，降逆止呕为法。处方：黄连6 g，吴茱萸6 g，炒白芍6 g，代赭石6 g，旋覆花9 g（包煎），紫苏梗12 g，牛膝12 g，制半夏12 g，茯苓15 g，瓜蒌皮12 g，青皮6 g，陈皮6 g，炒栀子12 g，神曲12 g。每日1剂，水煎服，连服5剂后，症状已除大半，守原方续进10剂，诸症悉除。

【按语】本例患者以胃脘满痛，呕吐为主证。脘中满痛，食入则甚为肝气犯胃，胃失和降之象；脉滑，舌苔腻为内有痰湿蕴阻；舌红乃肝郁化热之证。治以吴茱萸、黄连、白芍泄肝，代赭石、旋覆花、瓜蒌皮、青皮降气化痰，疏肝理气；山楂、神曲和胃进食；紫苏梗配黄连、牛膝以降气和胃。诸药合用，达到泄肝和胃、化痰止呕作用，切中病机，故取效甚速。

9. 柔肝养胃法

胃脘病一证，治法甚多，除疏肝理气、清肝和胃法之外，柔阴养胃法亦较常用。因为肝郁日久化火，火性上炎，迫灼肝胃之阴，导致肝阴不足，肝火犯胃、胃失和降之证。症见：胃脘隐痛或连及胁肋，伴口干欲饮，或有呕吐、吞酸、嘈杂，大便秘结；或见头晕目眩，双目干涩，两胁隐痛，舌质红少津，无苔或少苔或有裂痕，脉弦细数等。治宜柔肝养胃为主，常用方为芍药甘草汤合养胃汤、一贯煎加减。常用药物有白芍、何首乌、枸杞子、大枣、麦芽、沙参、玉竹、百合、白扁豆、素馨花、火麻仁、石斛、当归、生地黄、川楝子等。本法多用于治疗慢性萎缩性胃炎等病症。

【病案举例】陈某，男，35岁。主诉胃脘隐痛3年。患者3年前无明显诱因下出现胃痛，经服西药症状反复，每因饮食不慎或精神紧张而诱发，经查电子胃镜诊断为"慢性萎缩性胃炎"，经改服中药症状反复，观前医所用之药，香燥之品居多，如乌药、檀香、香附、吴茱萸、柴胡等。诊见：胃脘疼痛，有灼热感，伴口燥唇干，形瘦乏力，失眠多梦，头晕目涩，时有嗳气，纳寐差，小小便黄，大便稍硬，舌红少津，无苔，中有裂纹，脉弦细数。西医诊断为慢性萎缩性胃炎。中医诊断为胃痛，证属肝胃阴亏。治以滋阴清热，柔阴养胃。方选一贯煎与养胃汤加减。处方：生地黄15 g，沙参20 g，当归12 g，麦冬12 g，川楝子12 g，石斛15 g，白芍18 g，佛手12 g，生麦芽30 g，山楂15 g，乌梅15 g，甘草9 g。7剂，每日1剂，水煎，分2次温服。

1周后复诊，服药后胃痛缓解，仍见口干，舌红中有裂纹，再守前方加百合15 g，调理1个月余而愈。

【按语】"柔肝养胃法"是根据"肝体阴而用阳"，非柔不和，胃喜柔润，宜通宜降而立论的。方中白芍味酸以泻肝之用，甘草味甘以缓肝之急；白芍、甘草合用酸甘化阴以养肝之体，当归、生地黄滋肝肾以柔肝木，川楝子、生麦芽疏肝理气；沙参、麦冬、石斛甘寒润濡以养胃阴。患者无反酸，加乌梅以生津，山楂以活血。诸药合用共奏柔肝养胃止痛之功。对于肝胃阴虚之胃痛，确有疗效。阴不伤者，则非所宜；痰湿盛者，尤当禁忌。

10. 养肝宁神法

《灵枢·本神篇》云"肝藏血，血舍云"，如因五志过激，劳逸起居失度等导致肝之藏血功能失调，人静血不能归于肝脏则不能按时睡眠。由于肝藏魂，所以情志刺激即伤魂，魂伤人即失去应有的精明理智，加之肝为风木之脏，体阴而用阳，其性刚劲，主动主升。故阳盛体质的人，在情志因素刺激下，阴阳平衡失去常度，阴亏于下，阳亢于上，扰乱神明，出现肝血不足，心神不宁之候。症见：夜寐不安，头晕眼花，怔忡惊悸，多思忧虑，或有梦游，舌质淡红，脉弦细者。治宜养肝安神为法，常用方为黄连阿胶鸡子黄汤、珍珠母丸、四物汤等方加减。常用药物有生地黄、山茱萸、女贞子、沙苑子、白芍、珍珠母、生龙齿、生牡蛎、酸枣仁、当归、茯神、代赭石、莲子、炙甘草等。本法多用于治疗失眠症、梦游症或心律失常而有肝血不足见症者。

【病案举例1】官某，女，36岁。主诉心悸，夜寐不安3个月。患者3个月前出现心悸易惊，夜难入寐或易醒，经服用谷维素、地西泮之类西药治疗，症状稍缓解。近12日来因情志不遂，上症加重，见心悸，纳寐差，多梦，善太息，抑郁少言，面色萎黄，舌质淡，苔薄，脉结代。心电图示：偶发室性期前收缩。中医诊断：心悸病，证属情志不畅。肝气郁结，日久肝血亏虚，心无所主，魂无所舍，神无所定。治以疏肝理气，养血安神。处方：白芍30 g，当归12 g，麦冬12 g，山茱萸12 g，生地黄15 g，熟地黄15 g，茯神15 g，酸枣仁25 g，五味子9 g，柴胡9 g，知母9 g，枳壳9 g，甘草3 g。每日1剂，水煎，分2次温服，连服半个月，诸症悉除。

【按语】肝藏血，血舍魂；肝属木，心属火，母虚则累及于子，心血亦为不足，神失所养。故见惊悸，寐差。方中重用白芍平抑肝阳，养血敛阴；柴胡、枳壳疏肝理气解郁；生地黄、熟地黄、当归、麦冬滋阴养血；五味子、茯神、酸枣仁安神定志；山茱萸平补肝之阴阳，使阴平阳秘；知母苦寒，滋阴清热。全方以治肝达到治心。

【病案举例2】钟某，25岁。家属代诉，患者于2年前开始晚上突然从睡眠中起床，无意识的活动，有时扫地，有时擦椅，持续约10 min后自行入睡，次日不能回忆。曾到某医院查脑电图示：界限性脑电图，诊断为"癔病"，经使用地西泮、氯氮䓬治疗，效果不佳。患者自诉除常见头晕，乏力，有时心烦外，别无不适。纳可，二便调。诊见：神色萎靡不振，寡言少语，目光无神，形瘦，舌尖边红，苔少，脉弦细而稍数。中医诊断：夜游症，证属肝阴不足，肾气上逆，火扰心神，伤阴生痰，以致魂不随神而动。治以养肝宁神为主，佐以清热祛痰，方选酸枣仁汤加减。处方：炒酸枣仁25 g，川芎9 g，知母12 g，茯神15 g，生龙骨15 g，生牡蛎15 g，柏子仁15 g，夜交藤15 g，合欢皮15 g，白芍15 g，生地黄15 g，太子参15 g，胆南星9 g，甘草6 g。7剂，每日1剂，水煎，分2次温服。

二诊，病情稳定，舌脉无改变，续连服5剂。

三诊，诉头晕，心烦减，家属诉夜仍起床活动，但次数减少。再守上方加减1个月。病情好转，未再犯病。

【按语】前贤有云"怪病责之于痰"，本证患者系因肝阴不足，肾气上逆，火扰神明，伤阴生痰，以致魂不随神而动。夜间属阴，心神当以守舍而入睡，其所以定夜间动作，行步乃魂亦有主，并无神昏妄动之意。方中白芍、生地黄养肝阴；酸枣仁、太子参、茯神、柏子仁养肝血，宁心安神；生龙骨、生牡蛎以镇肝敛魂；知母清内热之火，胆南星化无形之痰，诸药合用，切中病机，故取效。

11. 平肝息风法

肝为风木之脏，内寄相火，肝体阴用阳，阳赖阴制，肝病之人，水不涵木，常致肝风内动、肝阳上扰，《素问·至真要大论》曰："诸风掉眩，皆属于肝。"症见头晕目眩，目胀耳聋，心中烦热，甚则昏迷不醒，手足瘈疭，语言謇涩，或半身不遂，舌质红，苔黄腻，脉弦滑或弦数者。治宜平肝息风，方选镇肝息风汤、天麻钩藤饮等。常用药物有羚羊角、钩藤、天麻、白蒺藜、僵蚕、全蝎、地龙、蝉蜕、石决明、珍珠母、牛膝等。本法多用于治疗高血压病、脑血管意外、癫痫、中风先兆等肝风内动者。

【病案举例】赵某，男，55岁。有高血压10余年，长期服用降压药，诉头晕不适半年余。症见头晕目眩，目胀耳聋，心中烦热，语言謇涩，舌质红，苔黄腻，脉弦滑。查体：血压100/150 mmHg，头颅CT检查未见明显异常。诊断为高血压病3级（极高危组）。按平肝息风法主治。处方以天麻钩藤饮化裁。处方：钩藤15 g（后下），生地黄15 g，牛膝15 g，天麻15 g，地龙12 g，白蒺藜12 g，牡丹皮12 g，酸枣仁15 g，桑寄生15 g，栀子12 g，黄芩12 g，茯苓20 g，泽泻20 g。每日1剂，水煎服，配合降压治疗2周，症状消失。效不更方，前方继续巩固7剂。

12. 镇肝降逆法

患者平素气恼劳碌，阴阳失调，肝失调达，气机不畅，肝气郁结，久郁化火，复因情志相激，易于肝阳上亢，风火相煽，气血逆乱，上冲犯脑，发为中风；或肝风横逆犯胃，胃失和降，胃气上逆动膈即生呃逆，都可见肝气上逆之症。症见眩晕耳鸣，头痛且胀，遇劳或恼怒加重，或呃逆，口苦口臭，大便秘结，舌质红，苔黄，脉弦细数或滑数。治宜镇肝降逆、清热化痰、和胃止呃，方选四七汤加减。常用药有代赭石、旋覆花、天麻、半夏、茯苓、厚朴等。本法多用于高血压病、脑血管意外、中风先兆、肝硬化等至肝阳上逆者。

【病案举例】韩某，女，50岁。诉头痛不适半月余。有高血压5年，长期服用降压药。症见头痛且胀，遇劳或恼怒加重，偶有呃逆，口苦口臭，大便秘结，舌质红，苔黄，脉滑数。查体：血压160/102 mmHg。诊断为高血压病3级（极高危组）。治宜镇肝降逆。处方以四七汤加减。处方：生代赭石30 g（先煎），竹茹10 g，钩藤15 g（后下），胆南星10 g，柿蒂10 g，瓜蒌20 g，大黄10 g（后下），枳壳10 g，陈皮10 g，厚朴12 g，茯苓20 g。每日1剂，水煎服，配合降压治疗2周，症状消失，前方继续巩固7剂。

13. 调肝养血法

肝主疏泄、主藏血，患者肝气郁结，肝气不舒，气血失于运化，生化乏源，故导致肝血亏虚之候，症见头晕眼花，视力减退，或见肢体麻木，关节拘急，手足震颤，或为女子月经量少，爪甲不荣，面白无华，舌淡，苔白，脉沉细。治宜调肝养血，方选圣愈四物汤加减，常用药有熟地黄、白芍、当归、川芎、鸡血藤等。本法多用于治疗妇科疾病、各种慢性消耗性疾病致肝气不舒、肝血不足者。

【病案举例】谢某，女，40岁。既往病史无特殊，诉乏力不适半年余。症见乏力，月经量少，肢体麻木，爪甲不荣，面白无华，舌淡，苔白，脉沉细。查体：血压101/56 mmHg。查血常规：血红蛋白100 g/L，诊断为月经不规则。治宜调肝养血法。以圣愈四物汤加减。处方：柴胡10 g，香附15 g，当归10 g，赤芍10 g，白芍10 g，熟地黄15 g，黄芪30 g，鸡血藤15 g。每日1剂，水煎服，治疗2周，症状消失，效不更方，前方继续巩固7剂。

14. 清肝利胆法

肝欲温，过温则成病。慢性肝胆疾病患者，受湿热、痰浊、食滞、瘀血侵袭，肝气不舒，肝胆疏泄失常，肝气郁而发热，常出现阳明腑实、食滞肠胃等症状。症见右胁部灼热疼痛，口苦咽干，面红目赤，心烦易怒，失眠，大便秘结，小便短赤，舌红，苔黄厚而干，脉弦数。需要"热者寒之""温者清之""实者泻之"，治宜清肝泻火、清热利胆，方选茵陈蒿汤、龙胆泻肝汤加减。

常用药物有大黄、金钱草、海金沙、金银花、厚朴、白芍、甘草、茵陈、地耳草、栀子等。本法多用于肝胆疾病致肝郁化火、肝气不舒者。

【病案举例】吴某，男，50岁。诉右胁部疼痛不适1周。既往有"胆囊结石"病史。症见右胁部隐痛，口干口苦，面红目赤，心烦易怒，大便秘结，小溲短赤，舌红，苔黄厚而干，脉弦数。查体：血压130/80 mmHg，墨菲征阳性。查彩超提示胆囊结石，诊断为胆囊结石伴胆囊炎。治宜清肝利胆法。方以龙胆泻肝汤加减。处方：大黄10 g（后下），金钱草30 g，海金沙30 g，金银花15 g，厚朴15 g，鸡内金15 g，炒白术30 g，白芍20 g，甘草6 g，木香15 g，茵陈20 g。每日1剂，水煎服，治疗2周，症状消失。

15. 伐肝散瘀法

肝病之人，受寒邪、湿热、痰浊、食滞、虫积侵袭，各种邪气交错夹杂，相互并见，导致气机阻滞，瘀血内结。症见腹大坚满，甚则青筋暴露，形体消瘦，面色黧黑，肌肤甲错，鼻经常出血，小便短黄，大便不利，舌暗红、边有瘀点，脉弦涩。治宜祛瘀软坚。方选鳖甲煎丸、桂枝茯苓丸、膈下逐瘀汤等。常用药物有川芎、桃仁、红花、三棱、莪术、乳香、没药、五灵脂、丹参、鳖甲、生牡蛎、赤芍等。此法治疗因瘀血所致之癥瘕、积聚之证。

【病案举例】黄某，男，67岁。诉腹胀不适1个月余。有慢性乙型病毒性肝炎30余年，未系统治疗。症见腹大坚满，青筋暴露，形体消瘦，面色黧黑，肌肤甲错，鼻经常出血，小便短黄，大便不利，舌暗红、边有瘀点，脉弦涩。查体：腹部膨隆，移动性浊音阳性，查彩超提示肝硬化、腹水。诊断为肝硬化失代偿期，慢性乙型病毒性肝炎。治宜祛瘀软坚法。方以膈下逐瘀汤加减。处方：当归12 g，川芎12 g，桃仁9 g，牡丹皮12 g，赤芍12 g，乌药6 g，甘草9 g，香附12 g，红花9 g，枳壳15 g，猪苓15 g，茯苓20 g。每日1剂，水煎服，治疗2周，症状消失，效不更方，前方继续巩固7剂。

16. 镇肝潜阳法

肝体阴用阳，阳赖阴制，故肝阳上亢，多责肝阴不足，或肝肾阴虚，水不涵木，致肝阳上亢，故叶天士指出"阳动莫制，皆脏阴少藏"。症见头目眩晕，目胀耳鸣，面色如醉，心中烦热，烦躁多寐，眩晕跌仆，舌红，苔黄，脉弦长有力。治宜镇肝息风、滋阴潜阳，方选建瓴汤加减。常用药物有石决明、珍珠母、生龙骨、生龟甲等。本法多用于治疗高血压病、脑血管意外、中风先兆等致肝阳上亢、肝阴不足者。

【病案举例】黄某，男，60岁。诉反复头晕不适1年余。有高血压病20余年，长期服用降压药。症见头目眩晕，目胀耳鸣，面色如醉，心中烦热，烦躁多寐，眩晕颠仆，舌红，苔黄，脉弦长有力。查体：血压180/120 mmHg，头颅CT检查未见明显异常。诊断为高血压病3级（极高危组）。治宜镇肝息风、滋阴潜阳法。方以建瓴汤加减。处方：山药15 g，牛膝15 g，生赭石30 g（先煎），生龙骨20 g（先煎），生牡蛎20 g（先煎），生地黄15 g，白芍12 g，钩藤15 g（后下），丹参15 g，天麻15 g，川芎12 g，黄芩12 g，麦冬12 g。每日1剂，水煎服，配合降压治疗2周，症状消失，效不更方，前方继续巩固7剂。

17. 缓肝止痛法

肝病之人，因肝气郁结，瘀血停着，湿热蕴结，或阴血不足，致肝胆络脉失和，均可致胁痛。症见胁肋隐痛，头痛眩晕，耳鸣，两目干涩，视物不清，口干咽燥，急躁易怒，四肢抽搐挛急，舌红，苔少，脉弦细。治宜缓急止痛，方选甘麦大枣汤、芍药甘草汤加减。常用药物有白芍、浮小麦、大枣等。本法多用于治疗乙型病毒性肝炎、肝硬化、肝癌等致阴液亏虚、肝失柔润者。

【病案举例】杨某，男，62岁。诉右胁隐痛不适1个月余。有"慢性乙型病毒性肝炎"30余年，未进行系统检查治疗。症见胁肋隐痛，耳鸣，两目干涩，视物不清，口干咽燥，急躁易怒，舌红，苔少，脉弦细。查体：胸前可见蜘蛛痣、两侧肝掌，肝肋下3 cm可触及，质硬，压痛，查彩超示肝脏占位性病变。诊断为肝脏占位性病变，慢性乙型病毒性肝炎。治宜缓急止痛法。方以芍药甘草加减。处方：白芍12 g，甘草12 g，柴胡12 g，大枣15 g，白花蛇舌草15 g，半枝莲15 g，生地黄15 g，茯苓15 g，延胡索15 g，生枳实12 g，女贞子15 g，麦冬15 g。每日1剂，水煎服。治疗2周，患者疼痛明显减轻，前方继续巩固7剂。

18. 补肝益肾法

肝肾同源，肝病患者，肝气郁结、肝血不足、肝疏泄失常皆可致肾精亏虚，肾水不足，肝木失去涵养，故导致肝肾精血亏损，症见肢体萎软无力，腰膝酸楚，目眩耳鸣，视物不清，夜梦多，或遗精梦泄者舌淡，苔薄白，脉弦细。治宜补肝益肾，方选大补阴丸、还少丹等。常用药有制首乌、菟丝子、枸杞子、酸枣仁、山茱萸、黑芝麻、沙苑子、女贞子、熟地黄、川木瓜、龟甲胶等。本法多用于各种肝病至肝肾亏虚者。

【病案举例】欧某，男，50岁。诉乏力不适1个月余。有"肝硬化"5年。症见肢体萎软无力，腰膝酸楚，耳鸣，视物不清，口干，夜梦多，房事不举，舌淡，苔薄白，脉弦细，查体：胸前可见蜘蛛痣、两侧肝掌。诊断为肝硬化失代偿期，慢性乙型病毒性肝炎。治宜补益肝肾法。方以大补阴丸加减。处方：熟地黄15 g，知母12 g，黄柏12 g，龟甲30 g，党参15 g，茯苓15 g，巴戟天12 g，肉苁蓉12 g，枸杞子12 g，黄精12 g，菟丝子12 g，桑寄生30 g，甘草6 g。每日1剂，水煎服，治疗2周，患者症状消失，继续服7剂巩固治疗。

19. 敛肝清热法

肝喜疏泄条达，其性欲散，但疏泄过度则肝气横逆，易犯他脏，称为肝厥或肝逆。肝气横逆太过，致使疏泄失调，气机不利，症见烦躁失眠，头目晕眩、胸胁苦满、呕吐泛酸，甚则吐血、出血、便血、崩漏者，舌红，苔黄腻，脉弦有力。治宜敛肝清热，方选三黄四物汤、连梅饮合芍药甘草汤等，常用药物有白芍、阿胶、五味子、乌梅、侧柏叶、藕节、黄芩、川黄连、生地黄炭等。本法多用于治疗肝硬化、肝癌、支气管扩张、肺结核等致肝气横逆太过，致使疏泄失调，气机不利者。

【病案举例】黄某，男，67岁。诉反复咳嗽1个月余，咯血半天。有长期吸烟史。症见咳嗽咳痰，痰中带血，胸胁苦满，呕吐泛酸，口苦，舌红，苔黄腻，脉弦有力。查体：生命征正常，呼吸稍急促，双下肺可闻及少量湿性啰音，查胸部X线片示支气管扩张。诊断为支气管扩张。治宜敛肝清热法。方以连梅饮合芍药甘草汤加减。处方：代赭石30 g（先煎），荆芥炭15 g，仙鹤草15 g，黄连10 g，侧柏叶15 g，牡丹皮12 g，芍药12 g，白及12 g，甘草6 g，生地黄炭12 g，天冬30 g，浙贝母15 g。每日1剂，水煎服。治疗1周，患者咳嗽、咳痰、咯血明显减少，继续服7剂巩固治疗而痊愈。

20. 温肝扶阳法

本法适用于肝阳亏虚，气机不利，升降失司，运化失常的病证。症见面色青白，手足发冷、发麻、畏寒，胃腹疼痛，少腹冷痛，阴部坠胀作痛，或形成寒疝，阴茎不举，或巅顶冷痛，得温则减，遇寒痛增，恶寒喜暖，小便清长，大便溏烂，舌淡苔白润，脉沉迟或弦紧。治宜温肝理气、扶阳散寒，方选暖肝煎、附子汤等。常用药物有肉桂、吴茱萸、川椒、熟附子、锁阳、细辛等。本法多用于治疗乙型病毒性肝炎、肝硬化、肝癌、睾丸炎、附睾炎、腹股沟疝等致肝阳亏虚、运化失常者。

【病案举例】覃某，男，60岁。诉右下腹部疼痛不适1个月余。有"慢性乙型病毒性肝炎、肝硬化"10余年，间断服用中药治疗。症见少腹冷痛，得温则减，遇寒痛增，恶寒喜暖，时有恶心欲吐，小便清长，大便溏烂，舌淡，苔白，脉沉迟。查体：胸前可见蜘蛛痣、两侧肝掌，下腹部压痛，彩超提示肝脏占位性病变、肝硬化。诊断为肝恶性肿瘤，肝硬化失代偿期。治宜温肝扶阳法。方以暖肝煎加减。处方：当归12 g，枸杞子15 g，小茴香10 g，肉桂6 g，乌药10 g，木香6 g，茯苓20 g，吴茱萸12 g。每日1剂，水煎服。治疗1周，患者疼痛明显减轻，诉口干，去小茴香、肉桂，加生地黄15 g、石斛30 g，益气滋阴。继续服7剂巩固治疗，症状消失。

第五节 治脾三十法

治脾之法在临床上应用范围颇广，历代医家论述甚多，近代医家对脾胃学说的研究不断深入，不少疾病通过调理脾胃而获救。因此善于掌握治脾法的运用，对于提高临床疗效和临床研究都很必要，将治脾法归纳为三十种，现试述如下。

1. 健脾益气法

本法适用于脾胃气虚证。症见气短懒言，倦怠乏力，食少便溏，面色苍白，舌淡苔白，脉缓弱无力等。常用药物有党参、黄芪、白术、炙甘草、大枣、茯苓等。代表方为四君子汤，以本方为主加黄芪、大枣、谷芽等药治疗脾虚型溃疡病，疗效满意。

【病案举例】陈某，男，35岁。诉反复胃痛1年余，加重3天。因平素工作繁忙，饮食不规律，1年前出现胃痛，不欲饮食，倦怠乏力等症状，到当地医院就诊查胃镜，诊断为十二指肠溃疡，后常年服用奥美拉唑等药物保护胃黏膜，症状反复。3天前因工作，未按时就餐，再次出现胃痛，服用以往药物至今未缓解。刻下症：胃痛，饥时较为明显，稍进饮食可化解，食欲不振，身倦乏力，时有黑色便，小便正常。舌质淡，苔白厚，脉弦细弱，边有齿印。既往体健。否认高血压病、冠心病、糖尿病等病史，否认肝炎、结核、伤寒等传染病史。否认食物及药物过敏史。查体：生命体征平稳，神清，精神一般。心肺查体未见明显异常。上腹部压痛，无反跳痛。胃镜示十二二指肠溃疡。西医诊断为十二指肠溃疡。中医诊断为胃痛；脾虚痰阻证。治以健脾益气祛痰。方选四君子加减。处方：黄芪30 g，炒白术30 g，党参12 g，大枣10 g，茯苓10 g，炙甘草15 g，炒麦芽30 g，法半夏10 g，陈皮5 g，乌贼骨6 g。7剂，水煎服，每日1剂。

二诊：胃痛、睡眠均好转。

原方合拍，续进14剂，告愈。

【按语】脾胃受损，气血不调之胃脘胀痛，称之胃痛。古有"通则不痛"的治痛大法，但临证时应"谨守病机，各司其属"，如《医学真传·心腹痛》曰："所痛之部，有气血、阴阳不通，若概以理气消导为治，漫云通则不痛，夫通则不痛，理也。但通之之法，各有不同。调气以和血，调血以和气，通也；下逆者使之上行，中结者使之旁达，亦通也；虚者助之使通，寒者温之使通，无非通之之法也，若必以下泄为通，则妄矣。"古人所说"胃以通为补",亦可同解。患者食欲不振、四肢乏力,舌淡苔白皆是脾胃虚,运化乏力,不荣则痛,故以四君子加黄芪、大枣健脾益气,更以二陈汤、麦芽加强运化之力,乌贼骨制酸,诸药共用,方行效至。

2. 健脾化痰法

本法适用于脾胃气虚,痰湿内生者。症见咳嗽痰多,痰白清稀,纳呆便溏,气短乏力,舌淡红,苔白滑,脉沉缓等。常用药物有制半夏、陈皮、紫菀、款冬花、茯苓、炒白术、炙远志、党参、炙甘草等。代表方为六君子汤、苓桂术甘汤。

【病案举例】罗某,男,45岁。主诉反复咳嗽3年,加重1周。3年前因患上呼吸道感染致咳嗽、发热,经西医治疗烧退,咳嗽好转,但天气变化后易复发咳嗽,以冬、春两季较为明显,1周前天气变冷后再次出现咳嗽,到当地医院就诊拍X线片未见结核病变,诊断为慢性支气管炎,予止咳消炎等药物治疗,症状无缓解,遂来就诊。刻下症:咳嗽,多痰,痰白,以清晨傍晚为甚,饮食、睡眠欠佳,乏力,食欲不振,大便溏薄,小便正常。舌质淡,苔白厚,脉滑细弱。既往体健。否认高血压病、冠心病、糖尿病等病史,否认肝炎、结核、伤寒等传染病史。否认食物及药物过敏史。查体:生命体征平稳,神清,精神一般。心腹查体未见明显异常。双肺呼吸音增粗,未闻及干湿性啰音。X线示双肺纹理增粗。西医诊断为慢性支气管炎。中医诊断为咳嗽;气虚痰滞证。治以健脾益气、祛痰止咳。方选六君子汤加减。处方:半夏10 g,陈皮6 g,紫菀10 g,款冬花10 g,茯苓15 g,炒白术12 g,炙远志10 g,党参20 g,炙甘草12 g,百部12 g,白前10 g,杏仁10 g,枇杷叶10 g。7剂,每日1剂,水煎,分2次温服。

【按语】《活法机要·咳嗽证》曰:"咳谓无痰而有声,肺气伤而不清也,嗽谓无声而有痰,脾湿动而为痰也。咳嗽是有痰而有声,盖因伤于肺气而咳,动于脾湿而咳而为嗽也。"《黄帝内经》云:"脾为生痰之源,肺为贮痰之器。"患者乏力、食欲不振,大便溏皆为脾气虚之象,枢不转则痰生,郁结肺气,宣降失常,故而咳嗽。治以健脾益气、祛痰止咳,故以六君子及止咳散加减,加以杏仁开肺气,枇杷叶润肺化痰,远志祛痰止咳安神,服药7剂后,告愈。

3. 健脾养胃法

本法适用于脾胃阴虚证。症见胃脘灼热疼痛,口渴引饮,大便干结,舌红少津,脉弦细数等。常用药物有沙参、麦冬、金钗石斛、玉竹、白扁豆、百合、白芍、山药、大枣、甘草等。代表方为益胃汤。

【病案举例】钟某,男,43岁。主诉反复胃痛3年余,加重3日。患者长期经商，往来南北，饮食起居无定时，3年前出现胃痛，食欲渐减，遂致不知饥饿，懒言，疲倦，精神大不如前等症状，到当地医院就诊查胃镜，诊断为慢性萎缩性胃炎，后常年服用多潘立酮、奥美拉唑等药物促进消化和保护胃黏膜。3日前出门会客归来后出现胃痛，呈灼热感，口渴，服药后无好转，遂来就诊。刻下症：胃脘灼痛，口渴欲饮，不欲饮食，倦怠乏力，睡眠一般，大便干，小便正常。舌质红，无苔，脉弦细数。既往体健。否认高血压病、冠心病、糖尿病等病史，否认肝炎、结核、伤寒等传染病史。否认食物及药物过敏史。查体：生命体征平稳，神清，精神一般。心肺查体未见明显异常。上腹部压痛，无反跳痛。胃镜示"慢性萎缩性胃炎"。西医诊断为慢性萎缩性胃炎。中医诊断为胃痛；脾虚胃滞证。治以健脾消滞，生津益胃。方选益胃汤加减。处方：沙参12 g，麦冬12 g，金钗石斛20 g，玉竹30 g，白扁豆10 g，百合30 g，白芍12 g，山药30 g，茯苓30 g，大枣10 g，甘草6 g，鸡内金6 g，木瓜10 g，乌梅10 g，生谷芽20 g，麦芽20 g。14剂，每日1剂，告愈。

【按语】《灵枢·本输》说"脾合胃"也，脾胃互络属，相表里，一荣俱荣，一损俱损；又有"胃气者，谷气也，营气也，生气也，清气也，卫气也，阳气也。"张介宾则说："胃者，正气也。"该患者长期饮食作息不规律，脾胃皆损，正气不足，故以山药、茯苓、白扁豆、鸡内金健脾益气。又云："太阴湿土，得阳始运，阳明阳土，得阴则安，以脾喜刚燥，胃喜柔润也。"药用沙参、石斛、麦冬、乌梅、玉竹、白芍之药类以使津液来复，通降合和，既宗《黄帝内经》所谓："六腑者，传化物而不藏，以通为用之理也。"麦芽、谷芽取其生发之气，木瓜以疏肝气，和胃气养胃阴，增食欲。

4. 健脾疏肝法

本法适用于肝郁脾虚证。症见肋骨胀满，脘腹疼痛，嗳气吞酸，胃纳不振，疲乏无力，大便溏烂，舌质淡红，苔薄黄，脉弦细。常用药物有柴胡、白芍、白术、山茱萸、茯苓、枳壳、党参、谷芽、甘草、大枣等。代表方为逍遥散、四君子汤合四逆散。

【病案举例】方某，男，65岁。主诉反复胃脘胀满20年余，加重吐酸1个月。20年前出现胃腹胀满，时常发作，经治多年，时轻时重，近年服用木香顺气丸病情好转，遂赖此药维持。1个月前与家人争吵后出现胀痛加重，服用此药症状无好转，又出现吐酸，嗳气频频，每日只食少量粥食，日渐消瘦。往当地医院检查示：食管下端狭窄，诊断为反流性食管炎。予法莫替丁、甲氧氯普胺服用，症状无好转遂来就诊。刻下症：脘腹胀满，痛则引至胸肋，甚及后背，嗳气吞酸，不欲饮食，倦怠乏力，睡眠一般，大便溏薄，小便正常。舌质淡红，苔黄，脉弦细数。既往体健。否认高血压病、冠心病、糖尿病等病史，否认肝炎、结核、伤寒等传染病史。否认食物及药物过敏史。查体：生命体征平稳，神清，精神一般。心肺查体未见明显异常。上腹部压痛，无反跳痛。胃镜示食管狭窄。西医诊断为反流性食管炎。中医诊断为痞满；脾虚肝郁证。治以健脾行气，疏肝解郁。方选四君子汤及四逆散加减。处方：柴胡12 g，白芍15 g，白术12 g，山茱萸12 g，茯苓12 g，枳壳10 g，党参15 g，炒谷芽20 g，甘草6 g，大枣6 g，蒲黄6 g，五灵脂6 g，郁金9 g，佛手10 g，蒲公英15 g。7剂，水煎服，每日1剂。

二诊，胀满、吐酸、睡眠均好转。效不更方，续进14剂，告愈。

【按语】《丹溪心法·痞》说"膜满痞塞者，皆土之病也"，《黄帝内经》云"春脉不及则令人胸痛引脊，下则两胁胀满"。《金匮翼》言"肝郁胁痛者，悲哀恼怒，郁伤肝气"。肝胃不和一证多由七情郁结于中，以致清阳不升，浊阴不降，发而为病；患胃病已久，脾胃已伤，气机不顺，而肝喜条达而恶抑郁，情志变化而致胀满加剧，嗳气吞酸，以四君子及四逆散合用健脾行气，疏肝解郁，又有痛引胸胁，舌红苔黄，脉弦细数，加以失笑散、佛手、蒲公英、山茱萸以疏肝柔肝，解郁清热，散结止痛，诸药共用，诸症得宁。

5. 健脾调冲法

本方适用于冲任不固，脾气虚衰，不能摄血之崩漏。症见妇女崩漏不止，色淡质稀，胃纳减少，大便溏烂，心悸气短，舌质淡，脉细弱等。常用药物有党参、黄芪、白术、山茱萸、莲子、山药、海螵蛸、棕榈炭、茜草根等。代表方为固冲汤。本法除脾虚不摄之崩漏外，亦可用于脾虚引起月经过多、带下等妇科疾病。

【病案举例】卢某，女，47岁。主诉月经淋漓不止20日。患者近1年来，经期不准，忽前忽后，忽多忽少，本月来潮20余日未净，量多且有血块，背痛腰酸，头晕耳鸣，食欲不振，四肢不振，到当地医院诊断为更年期综合征，予氯甲苯酸、酚磺乙胺等药物服用止血，效果不佳。刻下症：月经淋漓，量多有血块，腰酸背痛，心悸气短不欲饮食，倦怠乏力，睡眠欠佳，大便溏薄，小便正常。舌质淡，苔薄白，脉细弱。既往体健。否认高血压病、冠心病、糖尿病等病史，否认肝炎、结核、伤寒等传染病史。否认食物及药物过敏史。查体：生命体征平稳，神清，精神一般。心肺查体未见明显异常。B超示子宫萎缩。西医诊断为更年期综合征。中医诊断为月经过多；脾肾阳虚证。治以温补脾肾，疏肝止血。方选固冲汤加减。处方：党参30 g，黄芪30 g，白术30 g，山茱萸12 g，莲子12 g，山药30 g，茯苓30 g，海螵蛸12 g，棕榈炭6 g，茜草根6 g，杜仲12 g，远志12 g，刺蒺藜12 g，煅龙骨30 g，煅牡蛎30 g。7剂，水煎服，每日1剂。

月经停止后，继续六君子汤加减14剂，调理肝脾肾，巩固疗效。

【按语】《景岳全书·妇人规》云"经血为水谷之精气，和调于五脏，洒陈于六腑，乃能入于脉也。凡其源源而来，生化于脾，总统于心，藏受于肝，宣布于肺，施泄于肾"，又指出"妇人于四旬外，经期将断之年，多有渐见阻隔，经期不至者……若素多忧郁不调之患，而见此过期阻隔，便有崩决之兆。若隔之浅者，其崩尚轻，隔之久者，其崩必甚，此因隔而崩者也"。又有《证治准绳·妇科·调经门》云："经水过多，为虚热，为气虚不能摄血。"该患者已至围绝经期，月经时多时少，肝肾俱损，又有乏力、短气、腰酸背痛、大便溏之脾气虚之像，虽有急治其标之则，但换气虚已不能摄血，故以山药、黄芪、党参、茯苓、白术重用以健脾益气，龙骨、牡蛎、山茱萸收敛固脱，"血得黑止"，以海螵蛸、棕榈炭、茜草根收敛止血、化瘀，使血止而无留瘀之弊，杜仲、刺蒺藜、远志调理肝肾心，诸脏共谐，固冲摄血。

6. 健脾渗湿法

本法适用于脾胃气虚挟湿证。症见纳谷不消，呕吐泄泻，四肢乏力，形体羸困，胸脘满闷，舌淡边有齿痕，苔白，脉缓弱等。常用药物有党参、茯苓、白术、泽泻、薏苡仁、山药、白扁豆、砂仁、陈皮、莲子等。代表方为参苓白术散、七味白术散。以本方治疗脾虚湿滞所致的泄泻，用药时加石榴皮12 g，土茯苓30 g，能坚持服药者，效果显著。

【病案举例】刘某，男，49岁。主诉反复腹泻2年，患者自诉腹泻2年，大便日行4～6次，便溏，便前后腹部隐痛，大便不爽，曾到西医医院就诊，诊断为结肠炎。予对症支持治疗，病情无好转遂来就诊。诊见脘腹胀满，食欲不振，泄泻，日行4～6次，大便不爽，四肢乏力，形体羸弱。舌质淡，苔白厚，脉濡滑。既往体健。否认高血压病、冠心病、糖尿病等病史，否认肝炎、结核、伤寒等传染病史。否认食物及药物过敏史。查体：生命体征平稳，神清，精神欠佳。心肺查体未见明显异常。腹部压痛，以左下腹较为明显，无反跳痛。肠镜示结肠炎。西医诊断为慢性结肠炎。中医诊断为泄泻；脾虚湿滞证。治以健脾渗湿。方选参苓白术散加减。处方：党参20 g，茯苓20 g，白术15 g，泽泻12 g，薏苡仁15 g，山药15 g，白扁豆9 g，砂仁6 g，陈皮6 g，莲子6 g，车前子10 g，杜仲10 g，续断10 g，石榴皮12 g，土茯苓30 g。10剂，每日1剂。

二诊，泄泻已止，仍有便溏，去石榴皮再服14剂，愈。

【按语】《黄帝内经》云"湿多成五泄"，久泄伤脾，《金匮要略》言"脾气衰则鹜溏"，又有张三锡说："久泄无火，多因脾肾之虚寒也"。患者年逾花甲，脾阳不振，肾关不固，是为泄下，故以参苓白术散加减以健脾理中温肾，佐以渗利之品，车前子利小肠实大肠，患者地处南方，湿热夹杂，故以石榴皮、土茯苓清热利湿止泻。"少火生气"，肾关乃固，脾胃温暖，热腐水谷，脾气以升，胃气得降，故诸症随药而解。

7. 健脾温肾法

本法适用于脾肾阳虚的水肿证。症见全身浮肿，以腰以下为甚，伴胸腹胀满，身体困重，胃纳不振，四肢不温，小便清长，大便溏烂，舌淡齿痕，苔腻而滑，脉沉迟等。常用药物有苍术、白术、制厚朴、川木瓜、广木瓜、草果仁、熟附子、炮干姜、茯苓、大腹皮、防己、桂枝等。代表方为实脾饮、真武汤。

【病案举例】谢某，男，21岁。主诉反复双下肢浮肿2年余，加重1个月。患者自诉2年前患肾炎致双下肢水肿，在当地医院住院治疗水肿消退返家休养，后又逐渐肿胀，又在当地诊所取药服用（具体用药不详），肿胀时退时发，近1个月肿胀未消退，遂来就诊。刻下症：双下肢浮肿，小便不利，腹胀不欲饮食，倦怠乏力，睡眠一般，大便溏薄。质淡红，苔白腻，脉沉迟。既往体健。否认高血压病、冠心病、糖尿病等病史，否认肝炎、结核、伤寒等传染病史。否认食物及药物过敏史。查体：生命体征平稳，神清，精神一般。心肺查体未见明显异常。双下肢中度浮肿，肿处皮肤松弛，按之凹陷不易恢复。尿常规示：白细胞（+）、蛋白（+++）。西医诊断为慢性肾小球肾炎。中医诊断为水肿；脾肾阳虚证。治以通肾阳，健脾利水。方选实脾饮加减。处方：苍术15 g，白术15 g，制厚朴12 g，川木瓜10 g，广木瓜10 g，草果仁10 g，熟附子20 g（久煎），炮干姜12 g，茯苓30 g，大腹皮15 g，槟榔15 g，黄芪30 g，防己10 g，桂枝10 g，白芍10 g，车前草20 g。3剂，每日1剂。

二诊，时小便增多，腹胀稍减，加党参30 g，续服7剂。

三诊，腹部胀满好转，浮肿消减，再服14剂，浮肿消，继续调服，忌盐诸咸。

【按语】水不自行，赖气以动，《诸病源候论·水肿候》曰："肾者主水，脾胃俱主土，土性克水，脾与胃合，相为表里，胃为水谷之海，今胃虚不能传化水气，使水气渗溢经络，浸渍府脏…故水气溢于皮肤而令肿也。"该患者久病不愈，脾肾阳虚，气化不力，继发水肿，故以实脾饮加减，方中重用附子温肾阳，以少火生气，又重用黄芪、党参，脾气得升，胃气得降，水得气动，二术健脾平胃，以健中焦，水湿得以运化，再辅以行气渗湿利水之品，诸药共用，气足湿退，水肿得消。

8. 健脾安胎法

本法适用于脾胃气虚，气血不足，冲任不固之胎动不安，或屡有堕胎者。症见孕妇胎动不安，不思饮食，倦怠乏力，面色淡白，小便清长，大便溏烂，舌淡苔白，脉浮滑无力等。常用药物有熟地黄、黄芪、白芍、当归、续断、春砂仁、炒白术、川杜仲、阿胶珠、红参、炙甘草等，代表方为泰山磐石散、安胎饮。

【病案举例】朱某，女，35岁。主诉阴道出血1日。患者孕3月。1日出现阴道少量出血，伴腰酸小腹下坠感。到医院检查，考虑"先兆流产"，遂来就诊。刻下症：阴道少量出血，时出时止，腰酸腹痛，不欲饮食，倦怠乏力，睡眠一般，大便溏薄，小便清长。舌质淡，苔白，脉浮滑无力。既往体健。否认高血压病、冠心病、糖尿病等病史，否认肝炎、结核、伤寒等传染病史。否认食物及药物过敏史。16岁月经初至，28岁结婚，至今流产2次。查体：生命体征平稳，神清，精神一般。心肺查体未见明显异常。腹部压痛，无反跳痛。B超示孕13周表现。西医诊断为先兆流产。中医诊断为胎动不安；脾肾气虚证。治以健脾益气，养血安胎。方选泰山磐石散加减。处方：熟地黄9 g，黄芪15 g，白芍15 g，当归5 g，川续断15 g，春砂仁5 g，炒白术15 g，杜仲15 g，鹿角胶10 g，阿胶珠10 g（另烊化兑服），红参5 g，炙甘草9 g，黄芩12 g。7剂，每日1剂。二诊上症好转，食欲好转，上方去红参加党参10 g；枸杞子10，白术用量改为10 g，再服10剂，身平胎宁。

【按语】《格致余论·胎自堕论》曰："血气虚损，不足荣养，其胎自堕。"该患者气血素虚，神疲乏力，面色㿠白，不思饮食，舌淡苔白，脉浮滑无力，皆为气血双虚之象，泰山磐石散是以四君子汤、四物汤去茯苓之渗利，健脾益气、养血，加以杜仲、续断补肝肾、益冲任。黄芩、砂仁清热养胃安胎；《本经逢原》曰："鹿角，生用则散热行血，消肿辟邪，熬胶则益阳补肾，强精活血，总不出通督脉、补命门之用，但胶力稍缓，不能如茸之力峻耳。"《本草经疏》曰："阿胶，主女子下血，腹内崩。"二药均为血肉有情之品，相续为用，增液补血。诸药共用，健脾则固气，补肾则胞宫力强，胎可以安全足月而产。

9. 健脾安神法

本法适用于心脾两虚的心悸、失眠、健忘等证。症见心悸、怔忡、失眠、健忘、食少体倦、面色萎黄、舌淡脉弱。常用药物有酸枣仁、党参、龙眼肉、茯神、远志、白术、合欢皮、夜交藤、浮小麦、炙甘草、大枣等，代表方为归脾汤。

【病案举例】苏某，女，39岁。主诉失眠6个月余，加重1个月余。患者自诉6个月前因工作繁忙紧张，出现失眠，伴头晕、心悸、健忘，在当地医院就诊后，考虑神经衰弱，初起服用地西泮，夜间可睡4～5 h，后效果逐减，近1个月失眠加重，又出现面部浮肿，食欲不振，极倦思睡，又易惊醒，遂来就诊。诊见：神清，精神萎靡，面色萎黄，脸面浮肿，心悸，健忘，食欲不振，形体消瘦。舌质淡红，苔白，脉弦无力。既往体健。否认高血压病、冠心病、糖尿病等病史，否认肝炎、结核、伤寒等传染病史。否认食物及药物过敏史。查体：生命体征平稳，神清，精神一般。心肺腹查体未见明显异常。辅助检查未见异常。西医诊断为神经衰弱。中医诊断为失眠；心脾两虚证。治以益气养血，健脾养心。方选归脾汤加减。处方：酸枣仁12 g，党参15 g，龙眼肉9 g，茯神15 g，远志12 g，白术12 g，合欢皮12 g，夜交藤12 g，浮小麦10 g，炙甘草10 g，大枣10 g，生地黄15 g，石斛15 g。10剂，每日1剂。

【按语】正常睡眠乃赖于人体"阴平阳秘"，脏腑调和，气血充足，心神安定，心血得静，卫阳能入于阴。如《素问·阴阳应象大论》曰："阴在内，阳之守也；阳之守，阴之使也。"该患者劳虑过度，耗伤心脾，气血亏虚，又以体倦乏力、食欲不振为主，又有健忘、心悸之象，面色萎黄，苔白，脉弦无力，是以心脾两虚之证，以脾虚为主。《灵枢·决气》曰："中焦受气取汁，变化而赤是为血。"是以归脾汤加减健脾益气，补血养心，又加以合欢皮理气舒郁安神活络，夜交藤养心安神，引阳入阴，生地黄、石斛养胃阴、清虚热止烦，浮小麦益气养心清热，诸药共用，是治疗劳虑过度，耗伤心脾，气血两虚之良方。

10. 健脾摄血法

本法适用于脾胃虚寒之血证。症见大便下血、吐血、衄血，以及妇人崩漏，血色暗淡；四肢不温，面色萎黄，舌淡苔白，脉虚无力等。常用药物有熟地黄炭、炒白术、熟附子、蒲黄炭、地榆炭、黄芩炭、阿胶珠、炙甘草、伏龙肝等。代表方为归脾汤。

【病案举例】李某，女，25岁。主诉便血1个月余。患者自诉产后调摄不当，4个月来大便溏泻，每日4～5次，腹不痛不坠，1个月前出现大便便血，色黑，到医院检查未见痔疮，直肠有破溃处，遂来就诊。诊见：便血，神清，面色萎黄，食欲不振，四肢乏力不温，大便溏，小便正常。舌质淡，苔薄白，脉濡数。既往体健。否认高血压病、冠心病、糖尿病等病史，否认肝炎、结核、伤寒等传染病史。否认食物及药物过敏史。查体：生命体征平稳，神清，精神一般。心肺腹查体未见明显异常。肠镜示直肠溃疡。西医诊断为直肠溃疡。中医诊断为便血；脾不统血证。治以益气补血，健脾止血。方选归脾汤加减。处方：党参20 g，龙眼肉9 g，茯神15 g，远志12 g，炒白术12 g，黄芪15 g，木香10g，升麻3g，熟地炭9g，熟附子10g，蒲黄炭10g，地榆炭10g，黄芩炭10g，阿胶珠10g（另烊化兑服），炙甘草10g，伏龙肝30g（包煎）。14剂，每日1剂。

【按语】《难经》言"脾主裹血"，脾气健运，气血生化有源，气虚充足，气能摄血；患者产后不摄，溏泻数月，脾虚之象，血不归脾而妄行，肠络受损，大便出血，又因心者、脾之母也，故拟归脾汤加减以益气补血，健脾止血，又有"血见黑则止"，故熟地黄炭、蒲黄炭、黄芩炭、地榆炭、阿胶珠、伏龙肝以止血、补血、活血、清虚热。清代张璐云："下血虽曰大肠积热，亦当分虚实，不可纯用寒凉，必加辛散为主，久之不愈，宜理胃气、兼升举药。"故加升麻既下病上取升清止血之意。诸药共用，气壮摄血，血止归位，诸症悉除矣。

11. 健脾消滞法

本法适用于脾虚食积证。症见脘腹痞满，厌食嗳腐，腹痛隐隐，呕吐泄泻，苔白，脉虚等。常用药物有白术、谷芽、神曲、枳实、麦芽、山楂、砂仁、鸡内金、莱菔子等。代表方为枳术丸、大安丸、小保和丸。

【病案举例】罗某，男，35岁。主诉：反复腹胀1年余。因平素工作繁忙，饮食不规律，1年前出现脘腹胀满，不欲饮食，倦怠乏力等症状，到当地医院就诊查胃镜，诊断为慢性萎缩性胃炎，后常年服用多潘立酮等药物促进消化和胃肠蠕动。1周前因饮食不慎，脘腹胀满发作，服用以往药物至今未缓解。刻下症：脘腹胀满，饭后尤甚，不欲饮食，倦怠乏力，睡眠一般，大便溏薄，小便正常。舌质淡红，苔白厚，脉弦无力。既往体健。否认高血压病、冠心病、糖尿病等病史，否认肝炎、结核、伤寒等传染病史。否认食物及药物过敏史。查体：生命体征平稳，神清，精神一般。心肺查体未见明显异常。上腹部压痛，无反跳痛。胃镜示慢性萎缩性胃炎。西医诊断为慢性萎缩性胃炎。中医诊断为腹胀；脾虚胃滞证。治以健脾消滞。方选枳术丸加减。处方：枳实30g，炒白术30g，党参12g，木香10g，生姜5片。10剂，水煎服，每日1剂。

二诊，脘腹胀满、睡眠均好转。效不更方，续进14剂，告愈。

【按语】脾胃为人体后天之本，气血生化之源。叶天士在《临证指南医案·脾胃》篇中说："脾宜升则健，胃宜降则和。"脾主运化而升清，胃主受纳而通降，二者相辅相成，斡旋中焦，为气机升降之枢纽。脾胃运化失司，则脾运失健，胃不受纳，造成厌食；食积中焦，运化失司，是为积滞；脾性喜燥而恶湿，得阳则运，遇湿则困，食积中焦，碍脾生湿，积滞内停，蕴而生热，形成积滞化热；水湿滞留中焦，困遏脾阳，阻碍胃气升发，形成脾虚挟滞。治疗当根据虚实之不同，审时度势。病机有因虚致实者；有因实致虚者，表现为虚实夹杂证，但虚实各有偏重，有虚为主者，有实为主者，治疗当针对主要矛盾，虚实兼顾，枳术汤即是典型的方剂。枳术汤以白术健脾升清，枳实消滞和胃，消补兼施，寓消于补之法。二药相合，使气滞得行，脾虚得补，则诸症自除。

12. 健脾温中法

适用于脾胃虚寒证。症见脘腹疼痛，四肢不温，不思饮食。泄泻清稀，泛吐清涎，舌淡苔白，脉沉迟等。常用药物有炙党参、炙黄芪、炒白术、熟附子、吴茱萸、干姜、川椒、肉桂、炙甘草等。代表方为理中汤、黄芪建中汤。

【病案举例】宋某，男，53岁。主诉：腹泻1周。患者平素大便溏，1周前因食用冰镇西瓜后出现腹痛、腹泻，在某医院诊断为急性肠胃炎，给予抗生素及对症处理后症状缓解，但大便仍不成形。刻下症：大便溏泄，每日4~5次，神疲乏力，脘腹冷痛，四肢不温，不思饮食，口淡无味，眠可，小便正常。舌质淡，苔白腻，脉沉细无力。既往体健。否认高血压病、冠心病、糖尿病等病史，否认肝炎、结核、伤寒等传染病史。否认食物及药物过敏史。查体：生命体征平稳，神清，精神一般。心肺查体未见明显异常。腹部无明显压痛、反跳痛，肠鸣音亢进。西医诊断为腹泻。中医诊断为泄泻；脾阳虚证。治以健脾温中。方选理中汤加减。处方：干姜10 g，白术10 g，党参10 g，甘草6 g，茯苓30 g，苍术10 g，陈皮10 g。7剂，每日1剂，水煎服。

二诊，患者腹泻止，大便仍溏，每日2次，纳可，眠可，口中和，舌质淡红，苔薄白，脉沉细。上方去苍术，继服7剂。后泄泻已止。

【按语】素体脾阳虚者，一因脾阳不足，寒邪内生，脉络失于温养，易致虚寒胃病；二因极易感受外寒、内外合邪，则成寒积胃痛；三因劳倦过度，饮食生冷，极易导致胃中寒凝而痛发，其脾胃阳虚诸证更为显露。表现为畏冷食而喜热饮；中焦虚寒，故口淡不渴；脾阳虚则运化力不足，故食减不化，大便或溏或秘；阳虚无以温煦，故四肢不温，不耐寒冷；舌质淡嫩，苔白滑，脉右关沉细或迟弱，均为阳虚内寒之象。如《素问·举痛论》谓："寒邪客于肠胃之间，膜原之下，血不得散，小络引急，故痛。"治宜温中散寒，佐以理气止痛，理中汤、黄芪建中汤可临症随机加减选用。《温病条辨》所云："理中汤温中散寒，人参、甘草，胃之守药；白术、甘草，脾之守药；干姜能通能守，上下两泄者，故脾胃两守之；且守中有通，通中有守，以守药作通用，以通药作守用。"本方运用应始终围绕理中的旨意，中即为太阴脾土，太阴为三阴之首，并为阴气外出的门户，故其主开，其性喜燥恶湿且太阴之上湿气主之。从该方的君药干姜可以看出，仲景配伍的本意重在一个"温"字上，中焦得温则湿气自化，化源足则气得生，故一切无有不生。中焦是机体气机升降的枢纽，气血生化之源，气机的升降要经过中焦调节，气血的来源要依靠中焦。临床辨证遇到中焦阳气不足的证候，均可运用理中汤加减治疗。

13. 健脾固脱法

本法适用于脾虚滑脱，泄泻证。症见泻痢日久，滑脱不禁，脱肛，或鸡鸣泄泻，不思水谷，食而不化，神倦乏力，舌淡苔白，脉沉迟无力。常用药物有补骨脂、肉豆蔻、五味子、吴茱萸、赤石脂、诃子肉、石榴皮、罂粟壳、炒白术等。代表方为真人养脏汤、四神丸。

【病案举例】许某，男，53岁。主诉腹痛泄泻6个月余。患者6个月前无明显诱因出现晨起腹痛泄泻，泻后痛减，便中有脓血等症状，到当地医院查肠镜示：溃疡性结肠炎。大便常规见大量的红细胞、脓细胞。予消炎、止泻等西医治疗，症状较前稍好转，但仍反复发作，严重影响生活。刻下症：精神疲倦，肢体乏力，腰膝酸软，形寒肢冷，食少纳呆，大便每日5～6次，有血性黏液，小便清长。舌淡苔薄白，脉沉迟无力。既往有溃疡性结肠炎病史。否认高血压病、冠心病、糖尿病等病史，否认肝炎、结核、伤寒等传染病史。否认食物及药物过敏史。查体：生命体征平稳，神清，精神一般。心肺查体未见明显异常。腹部无明显压痛、反跳痛，肠鸣音亢进。肠镜示溃疡性结肠炎。大便常规见大量的红细胞、脓细胞。西医诊断为溃疡性结肠炎。中医诊断为泄泻；脾肾阳虚证。治以温肾暖脾，涩肠止泻。方选四神丸加减。处方：补骨脂15 g，肉豆蔻15 g，山药20 g，吴茱萸6 g，茯苓10 g，五味子10 g，炮姜10 g，黄连6 g，肉桂6 g，附子10 g，木香15 g，苍术15 g，白芍20 g，炙甘草6 g。10剂，每日1剂，水煎服，早晚温服。

二诊，诸症均减，大便成形，每日1～2次，饮食可。随访半年，未见复发。

【按语】五更泄，又名鸡鸣泄、肾泄、晨泄，是指黎明之前，五更时分出现的泄泻。肾泄的概念最早见于汉代华佗所撰，后由唐代孙思邈编集的《华佗神医秘传》。在《华佗神医秘传·华佗治肾泄神方》中有"肾泄者，五更溏泄也"，并附有"神方"以治之。中医认为肾泄的基本病机是由命门火衰，脾肾阳虚，阴寒内盛所致。命门之火能温煦脾阳，腐熟水谷，有助于饮食的消化吸收，肾阳衰微后，命门之火就不足，以致脾失温煦，运化失常而发生泄泻。常用四神丸加减治疗有效。本方的基本病机为脾肾阳虚。脾肾阳虚证，是脾肾两脏阳气亏虚表现的症候。多由脾、肾久病耗伤阳气，或素体阳虚，或年高脾肾亏虚，或久泻久痢，或水邪久踞，以致肾阳虚衰不能温阳脾阳，或脾阳久虚不能充养肾阳，终则脾肾阳气俱伤而成。正如《医方集解》所谓："大补下焦元阳，使火旺土强，则能制水而不复妄行矣。"脾肾温则运化复，大肠固而泄可止。四神丸由肉豆蔻、五味子、补骨脂、吴茱萸、生姜、大枣组成。方中补骨脂辛苦而温，补肾助阳，温脾止泻，尤善补命门之火以散寒邪，为治肾虚泄泻，壮火益土之要药，正如李时珍谓其"治肾泄，通命门，暖丹田，敛精神"，故为君药。肉豆蔻涩肠止泻，温中行气，与补骨脂相配既可助温肾暖脾之功，又可涩肠止泻，为臣药。汪昂《医方集解》谓肉豆蔻"辛温，能行气消食，暖胃固肠"。吴茱萸辛热温中散寒，消除阴霾之气。李时珍《本草纲目》说："吴茱萸辛热，能散能温苦热，能燥能坚。"故其所治之症，皆取其散寒温中、燥湿解郁之功而已。五味子收敛固涩以助止泻。正如柯琴所云"故五味子散乃引用故之酸温，以收坎宫耗散之火，少火生气以培土也。佐吴茱萸之辛温，以顺肝木欲散之势，为水气开滋生之路，以奉春生也"。生姜以温肾散寒。大枣补脾益胃以助运化。诸药合用，温热与酸涩并用，而以温补治本为主，水土兼顾，而重在补命门以暖脾土，律火旺土强，肾泄自愈。

14. 健脾润肠法

本法适用于脾阴不足之肠中燥结证。症见口干咽燥，大便秘结，时而腹痛，胃纳不振，舌红津少，脉细数。常用药物有火麻仁、郁李仁、白芍、杏仁、肉苁蓉、柏子仁、太子参、当归、生白术等，常用方为麻子仁丸加味。

【病案举例】宋某，男，3岁。主诉便秘半年余。患儿近半年反复便秘，大便常3~4日1次，色褐，呈羊粪状。在外院检查大便常规正常，曾服四磨汤好转，但药停便秘又同前。后长期使用开塞露通便，近4日未排便来就诊。刻下症见：精神烦躁，面红气粗，腹胀不适，便秘，胃纳差，口气臭，夜寐欠佳，小便调。舌红，苔黄厚腻，脉滑数。既往体健。否认食物及药物过敏史。查体：生命体征平稳，神清，精神一般。心肺查体未见明显异常，腹部按之有条索状硬块。大便常规正常。西医诊断为便秘。中医诊断为便秘；燥热内结，津液不足，传导失常。治以健脾润肠，行气通便。方选麻子仁丸加减。处方：火麻仁9 g，枳实6 g，大黄3 g，炒白芍9 g，厚朴6 g，炒杏仁6 g，白术10 g，炙甘草6 g。颗粒剂，每日1剂，水冲90 mL，分3次服，共5剂。

二诊，服药后，诸症减轻，大便每日1次，偏干。续用原方5剂。药后诸症消失，大便每日1次，食欲可，随访半年未见复发。

【按语】中医学对便秘的称谓众多，最早的可追溯到《黄帝内经·素问》称"后不利""大便难"和"闭"，汉代张仲景《伤寒杂病论》称"不大便"和"脾约"，至清代沈金鳌在《杂病源流犀烛》中首先正式提出"便秘"病名，并为临床一直沿用至今。早在《黄帝内经》中已认识到便秘与脾胃受寒、肠中有热等有关，如《素问·厥论》曰："太阴之厥，则腹满䐜胀，后不利。"《医学心悟·大便不通》将便秘分为"实闭、虚闭、热闭、冷闭"四种类型。《诸病源候论·大便不通候》："小儿大便不通者，脏腑有热，乘于大肠故也。脾胃为水谷之海，水谷之精华化为血气，其糟粕行于大肠。若三焦五脏不调和，热气归于大肠，热实，故大便燥涩不通也。"本案所系便秘，大便3～4日1次，面红气粗，烦躁哭闹，脉滑数，舌红苔黄厚腻，此谓燥热内结肠道，导致津液不足，肠道干涩，传导失常，为里实证，治当从里，燥者润之，留者功之，治疗以健脾润肠，行气通便之剂，故用火麻仁润肠通便，厚朴、枳实加强行气通便之功；枳实、大黄消导通便；更加杏仁开宣肺气，使上下气机通畅，大便顺利排出；生白术益气健脾，润肠通便，善补气健脾，为"脾脏补气健脾第一要药"。白芍敛阴，通下泄热而不伤正，热去便通而津液得以保存。关于白芍的用法，不能囿于后世味酸敛阴之说。《神农本草经》载芍药："味苦、平，主邪气腹痛，除血痹，破坚积、寒热、疝、瘕，止痛，利小便，益气。"其中论"瘕"应与上述《伤寒论》191条所论"固瘕"等同，其病机是寒热不调导致的血脉滞涩。可以说白芍是治疗"固瘕"的一个主要药物，临床中治疗此类"先硬后溏"的虚秘常以芍药类方取效，远期疗效满意。综观全方，补脾益气，补而不滞，气行便通，润肠通便与攻下积热并行，组成攻润相合之剂，使津液充足，积热得下，腑气得通。

15. 健脾养心法

本法适用于心脾两虚，气虚血少之心悸、怔忡等证。症见心中悸动、短气懒言、食少乏力、失眠健忘、咽干便结、舌淡、苔白、脉结代。常用药物有人参、炙甘草、生地黄、酸枣仁、柏子仁、炙远志、何首乌、麦冬、五味子、茯神、龙眼肉、大枣等。代表方为养心汤、炙甘草汤、归脾汤。

【病案举例】王某，男，57岁。主诉心慌胸闷反复发作6年余，加重3个月。患者约6年前无明显诱因下反复出现心慌胸闷，每次持续数分钟，含服硝酸甘油片症状可缓解。到当地医院就诊，查心电图提示：ST-T改变。冠状动脉造影示：冠状动脉部分狭窄。诊断为冠心病，服用复方丹参滴丸、阿司匹林肠溶片等药物。数年来心慌胸闷仍发作频繁。为求中医治疗，遂来诊。症见：精神疲倦，阵发性心慌、胸闷憋气，偶有心前区疼痛，症状持续2～3 min。每于紧张、劳累后及夜间发作，无夜间阵发性呼吸困难，无恶心呕吐，纳佳，眠差梦多、易惊，二便调。有高脂血症、前列腺增生、颈椎病、腰椎间盘突出症病史。否认食物及药物过敏史。查体：生命体征平稳。肺部听诊未见明显异常。心界叩诊不大，心律齐，各瓣膜听诊区未闻及病理性杂音。腹平软，无压痛及反跳痛，肝脾肋下未触及，双下肢无浮肿。辅助检查，冠状动脉造影示：冠状动脉部分狭窄。心电图示：ST-T改变，室性期前收缩，可见单发及成对。超声心动图示：主动脉硬化，左房轻度增大，左心室舒张功能减低。西医诊断为心房颤动。中医诊断为心悸；心脾两虚，气血不足。治以健脾养心，宁神定悸。方选归脾汤加减。处方：黄芪20g，党参15g，白术10g，龙眼肉15g，茯苓20g，木香6g，丹参10g，远志6g，当归9g，炒枣仁15g，炙甘草10g，生姜3片，大枣5个。5剂，水煎服，每日1剂。

二诊，心慌、胸闷憋气发作次数明显减少，睡眠较前好转。守前方改茯苓用量为15g。继服5剂。

三诊，心慌、胸闷憋气症状已不明显，心前区疼痛未再发作。予归脾丸继续调理1个月，诸症皆愈，心电图正常。随访半年多，未再发作。

【按语】冠心病作为一种临床上常见的疾病，冠心病合并心律失常会导致患者出现胸闷、乏力、心悸、头晕等症状。本病属于中医学"胸痹""心痛""心悸"等范畴，"胸痹而痛，所以然者，责其极虚也"。由于气血阴阳亏虚，或痰饮瘀血阻滞，导致心失所养、心脉不畅、心神不宁而引起的以心中急剧跳动、惊慌不安、不能自主为主要表现的一种病证，其证有虚有实。笔者认为气虚、阳虚、阴虚、血虚是导致胸痹心痛、心悸怔忡的根本原因。冠心病患者大多病程较长，年龄也较大，因心气虚推动无力致瘀，故补气能够达到气血相长，平调阴阳，扶正祛邪之目的。本例患者常年从事脑力劳动，思虑劳心，属典型的心脾两虚、气血不足之象。脾主思，久思伤脾而致脾气不足，生化乏源；思虑劳心，暗耗心血，气血愈发不足，以致心失所养。心藏神，神属阳，需赖阴血的滋养制约，一旦失去阴血的滋养制约，心神无所依附而浮于外，则表现为心神不宁、易惊易恐、心中悸动不安；夜晚阳不交阴，神游于外，可见多梦、失眠。综观之，本例证属心脾两虚，而以脾虚为核心，以气血虚为基础。归脾汤出自宋代严用和的《济生方》，主治思虑过度、劳伤心脾、健忘怔忡。方中以党参、黄芪、白术、甘草、生姜、大枣甘温之品补脾益气；茯神、酸枣仁、龙眼肉甘平之品养心神；佐以木香辛温行气散滞，以解郁结之气而理气醒脾，防止补益之品滋腻滞气。明代薛立斋《校注妇人良方》于原方增加当归、远志两味，意在取当归甘辛温而补血，且引血归其所归之经，远志交通心肾而定志宁心。笔者治疗此证，并未着眼于心脏本身，也没有以心电图的变化为指导，而是进行整体辨证，抓住脾气虚而致心血不足的主要矛盾所在，主要治脾，以补益气血、健脾养心而治心悸。

16. 健脾攻积法

本法适用于脾虚寒积证。症见便秘，喜温喜按、手足不温、舌苔白、滑脉沉弦等。常用药物有附子、干姜、党参、白术、厚朴、大黄、甘草等。代表方为温脾汤。

【病案举例】黄某，男，45岁。主诉间断性心下痞胀不舒2年余。患者2年前食用生冷食物后出现心下痞胀不舒，服用多潘立酮等药物乏效，又求诊于多位中医，皆给予行气健脾、消食导滞之药，但病情时轻时重。症见：精神疲倦，脘腹满闷，时轻时重，喜温喜按，每因腹部受凉或饮食寒凉后加重，神疲乏力，手足不温，大便溏薄，纳呆，小便正常。舌淡暗，苔白，脉沉迟细。否认高血压病、冠心病、糖尿病等病史，否认肝炎、结核、伤寒等传染病史。否认食物及药物过敏史。查体：生命体征平稳，神清，精神一般。心肺查体未见明显异常。腹部无明显压痛、反跳痛。西医诊断为功能性消化不良。中医诊断为痞满；中焦虚寒，升降失司。治以温阳健脾，散寒行气。方用温脾汤加减。处方：附子6g，熟大黄6g，干姜5g，木香10g，红参5g，槟榔10g，当归10g，厚朴12g，炙甘草6g。7剂，每日1剂，水煎服。

二诊，患者诸症减轻。原方又进7剂，告愈。

【按语】痞即痞满，是由于中焦气机阻滞，升降失常，出现以胸腹痞闷胀满不舒为主症的病证，一般触之无形，按之柔软，压之不痛。按部位分为胸痞、心下痞，又称为胃痞。痞证多见于现代医学的慢性胃炎、功能性消化不良、胃下垂、胆囊炎等疾病，临床上以慢性胃炎和功能性消化不良最为多见。痞满的病因可归纳为饮食阻滞、误下伤中、痰气壅结、脾胃虚弱等。诚如《兰室秘藏》指出："脾湿有余，腹满食不化。"虚责之于本，多由脾胃素虚，内外之邪乘而袭之，使脾之清阳不升，胃之浊阴不降所致，阻碍中焦气机，而发为痞证。正如《证治汇补》曰："大抵心下痞闷，必是脾胃受亏。"脾胃为机体气机升降之枢纽，痞满一症总由脾胃素虚、内外之邪乘而袭之，使脾胃升降失职而发生。在论治上要重视气机的升降出入。胃之受纳，也就是既要重视"纳"，又不可忽视"运"。脾胃同居中焦，脾以升为健，胃以降为用，中焦为气机升降之枢纽，脏腑精气的升降敷布无不赖于中焦气机的畅达。治疗中焦脾胃之病，辨证上宜细审脉证详察病机，辨别寒热虚实，但均旨在恢复脾升胃降的生理功能，其根本是在于调理中焦气机。本例胃痞患者素体脾胃阳虚，中寒不运，气机不利，清阳升降失常，导致脘腹满闷；手足不温、喜温喜按、大便溏薄、舌淡暗、苔白、脉沉迟细皆属脾胃虚寒之象。本方证虽属寒积便秘，但脾阳不足是为致病之本，若纯用攻下，必更伤中阳；单用温补，则寒积难去，唯攻逐寒积与温补脾阳并用，方为两全之策。唐代孙思邈《千金要方·心腹痛门》中温脾汤由大黄、芒硝、附子、干姜、人参、当归、甘草组成。具有温补脾阳，攻下冷积的功用，主治腹痛，脐下绞痛不止。本方专为脾阳不足、冷积内停而设，若单用温补则积滞难去，若予以攻下恐更伤中阳，故本方温泻并用，功专温补脾阳、逐下冷积。主治"下久赤白，连年不止，及霍乱，脾胃冷实不消"。

方中附子配大黄为君，用附子之大辛大热温壮脾阳，解散寒凝，配大黄泻下已成之冷积。芒硝润肠软坚，助大黄泻下攻积；干姜温中助阳，助附子温中散寒，均为臣药。人参、当归益气养血，使下不伤正为佐。甘草既助人参益气，又可调和诸药为使。诸药协力，使寒邪去，积滞行，脾阳复，脾胃运化正常，则胃痞自愈。

17. 培土生金法

本法适用于脾弱肺虚者。症见咳嗽日久，痰多清稀，食欲减退，四肢乏力，大便溏烂，舌淡脉弱等。常用药物有党参、白术、茯苓、陈皮、法半夏、莲子、五味子、白扁豆、山药、薏苡仁、炙甘草等。代表方为参苓白术散、金水六君煎。

【病案举例】付某，男，53岁。主诉反复咳嗽3个月余。3个多月前受寒后患感冒咳嗽，感冒愈后仍咳嗽不止，痰稀，色白，量多，晨起尤甚，痰去后咳方减轻，咳时伴汗出。曾服用抗菌、止咳化痰之药，效果不明显。前来寻求中医治疗。刻下症见：咳嗽无力，痰多稀白、量多，体态虚胖，胸脘痞闷，面色萎黄，神疲肢倦，纳呆，大便溏烂，小便调。舌淡胖，苔白腻，脉濡滑。既往体健。否认高血压病、冠心病、糖尿病等病史，否认肝炎、结核、伤寒等传染病史。否认食物及药物过敏史。查体：生命体征平稳，神清，精神一般。心肺腹查体未见明显异常。咽部无明显充血，扁桃体无肿大，双肺呼吸音低，未闻及干湿啰音。血常规正常，胸部X线片提示双肺纹理增粗。西医诊断为急性支气管炎。中医诊断为咳嗽；脾肺气虚，痰湿中阻证。治以健脾益肺、化痰止咳法。方选参苓白术散加减。处方：党参12g，茯苓10g，白术10g，桔梗10g，陈皮10g，法半夏10g，薏苡仁20g，山药20g，白扁豆15g，莲子15g，砂仁6g，炙甘草6g。5剂，每日1剂、水煎服。

二诊，咳嗽减轻，痰量减少，食欲好转。效不更方，再进3剂。

三诊，咳嗽基本消失，余症俱减。嘱患者服参苓白术散成药，每次6g，每日2次，连服半个月，巩固疗效。

【按语】临床上治疗咳嗽不能只着眼于肺，"五脏六腑皆令人咳，非独肺也"，咳嗽虽然是肺失宣降的表现，若脾气亏虚，运化无权，水湿内生，脾湿犯肺亦可令人咳。因此脾虚生痰，痰湿犯肺才是病机所在。

清代李用粹《证治汇补》所言："脾为生痰之源，肺为贮痰之器。"此患者体胖，为痰湿体质，如清代《石室秘录》载："肥人多痰，乃气虚也，虚则气不运行，故痰生之。"所以不应一味治肺，应健脾化湿，宣肺止咳，方用参苓白术散加减。参苓白术散出自《太平惠民和剂局方》，本方是在四君子汤基础上加山药、莲子、白扁豆、薏苡仁、砂仁、桔梗所组成。全方温而不燥，补中有行，升降并用，药力平和，是一首补气健脾、渗湿止泻、兼可保肺之良方，是体现"培土生金"治法的常用方剂。方中人参益气健脾，白术、茯苓健脾渗湿，共为君药；山药补脾益肺，莲子健脾涩肠，白扁豆健脾化湿，薏苡仁健脾渗湿，合用可健脾止泻，共为臣药；茯苓、白扁豆、薏苡仁健脾祛湿。薏苡仁健脾渗湿且《药性本草》记载其能"治肺痿、咳嗽涕唾"。佐以砂仁芳香醒脾，行气和胃，化湿止泻；桔梗宣利肺气，一者配砂仁调畅气机，二者开提肺气，通调水道，三者以其为舟楫之药，载药上行，使全方兼有肺脾双补之功。炙甘草、大枣补脾和中，调和诸药，而为佐使。补脾气，行气滞，渗湿浊，脾气健运，痰湿得去，则诸症自除。

18. 健脾驱虫法

本法适用于小儿脾虚虫积证。症见小儿虫积腹痛，消化不良，嗜食异物，面黄肌瘦，腹大胀满，口气秽臭，舌苔花剥等，常用药物有炒神曲、使君子、胡黄连、肉豆蔻、炒麦芽、水仙子、炒白扁豆、雷丸、白术、鸡内金等。代表方为肥儿丸、使君子丸。

【病案举例】卢某，男，1岁。其母代述患儿厌食已半月余，口干欲饮，卧则汗出等症状。经儿科治疗，疗效未著，求治中医。症见：肌肤消瘦，头发不泽，心烦性躁，咬牙剥甲，挖耳揉鼻，厌食，夜寐欠佳，大便稍稀，一日3～4次，小便调。舌淡红，苔薄白，脉弱。既往体健。否认肝炎、结核、伤寒等传染病史。否认食物及药物过敏史。查体：生命体征平稳，神清，精神一般。心肺腹查体未见明显异常。西医诊断为消化不良。中医诊断为小儿疳积证；脾虚虫积证。治以健脾驱虫法。方选肥儿丸加减。处方：神曲3 g，黄连1 g，肉豆蔻2 g，使君子3 g，麦芽3 g，槟榔2个，木香3 g，炒白术3 g，炙甘草1 g。5剂，每日1剂。

二诊，服药5剂后，纳食已增，口不干，大便成形，原方合拍，续进3剂，药后症状悉除。随访半年未再复发。

【按语】消化不良即肠吸收不良综合征，是指小肠吸收和/或消化功能减退，使肠腔内营养物质不能顺利转运至体内，而从粪便中排出，从而继发营养不良。中医学认为，消化不良属于小儿疳积，是儿科四大病之一。《幼幼集成》云："皆真元怯弱……究其病源莫不由于脾胃"，又"有因幼少乳食肠胃未坚，食物太早，耗伤真气而成，有因甘肥肆进、饮食过餐、积滞日久，面黄肌削而成者……其证头皮光急，毛发焦稀，腮缩鼻干、口馋唇白、目眼昏烂、揉眉擦鼻、脊耸体黄、磨牙咬甲、焦渴自汗、尿白泻酸、肚胀肠鸣，癖结潮热，酷嗜瓜果咸炭水泥者，皆其候也"。以上是说明疳积的成因与其出现之症状。《幼幼集成》云："殊不知疳之为病，皆虚所致，即热者亦虚中之热，寒者亦虚中之寒，积者亦虚中之积，故治积不可骤攻，治凉不宜峻温，治热不可过凉，虽积为疳之母，而治疳必先于去积，然遇极虚者而迅攻之，则积未去而疳危矣。故壮者先去积而后扶胃气、衰者先扶胃气，而后消之。"以上指出了治虚积治法和先后缓急次序。肥儿丸为儿科常用中成药之一，其方源悠久，据考证，最早载于宋代《太平惠民和剂局方》，本方主治为饮食不节，食滞脾胃，郁久化热，湿热生虫所致之小儿疳积证。方中重用神曲、麦芽消食化积，健脾和中；黄连清热燥湿，治生虫之源；肉豆蔻、木香健脾止泻，行气止痛，合神曲、麦芽健脾消食积；槟榔、使君子下气驱虫，化积消疳；更用猪胆汁和药为丸，与黄连为伍增其清热之力。诸药相合，标本兼顾，共奏驱虫消积，健脾清热之功。使食积得消，脾虚得健，热去虫下，正气渐复，病愈而体肥，故得名"肥儿"。

19. 健脾调经法

本法适用于肝郁脾虚之月经不调者。症见月经不调，乳房作胀，或经前头痛，食少乏力，舌淡红，脉弦而无力等。常用药物有柴胡、当归、白术、香附、茯苓、山药、麦芽、益母草、甘草、大枣等。代表方为逍遥散。

【病案举例】王某，女，27岁。自述因家庭琐事于2个月前开始，月经周期或提前或错后，经量时多时少，色暗红，有块，精神抑郁，乳房胀痛，胸闷胁胀，食少乏力，夜寐欠安，二便调。舌淡红，苔薄白，脉弦细。既往体健。否认高血压病、冠心病、糖尿病等病史，否认肝炎、结核、伤寒等传染病史。否认食物及药物过敏史。查体：生命体征平稳，神清，精神一般。心肺腹查体未见明显异常。西医诊断为月经不调。中医诊断为月经先后无定期；肝郁脾虚证。治以健脾调经法。方选逍遥散加减。处方：柴胡10 g，当归10 g，白术10 g，白芍20 g，茯苓10 g，香附10 g，丹参10 g，党参15 g，陈皮10 g，甘草6 g。每日1剂，水煎服。行经前3日始服，连服3个周期，诸症消失。

【按语】月经病是月经的周期、经期、经色、经质的异常，或伴随月经周期出现症状为特征的疾病。月经不调在中医学属于"崩漏""经期延长""经量多"的范畴。一般情况下，饮食不规律、过度吸烟、酗酒、情绪刺激、环境因素等都有可能引发月经不调。导致月经不调的因素有很多，如内分泌疾病、血液病、生殖器病变或功能出现异常者，肝病、高血压病、流产、异位妊娠、生殖道感染等。中医认为主要因七情所伤或外感六淫，使脏腑受损，肝脾肾功能失常，气血失调而发病。目前中医治疗女性月经不调的临床疗效得到广泛认同，根据月经不调分型的不同，选择正确的中医治疗方式能提高临床治疗有效率。在叶天士的《临证指南医案》中有曰："女子以肝为先天。"肝为藏血之脏，并与冲任两脉具有内在的联系，决定着血海的泻溢与满盈，发生疏泄异常便会引起月经不调。对于月经不调的治疗其根本在于调经。临床上主要的方法是理气、补肾、扶脾等方法。逍遥散出自《太平惠民和剂局方》，由甘草、当归、茯苓、白芍、白术、柴胡组成。方中柴胡疏肝解郁；薄荷助柴胡条达肝木；当归、白芍养血和血，使肝血得补、肝气得疏；白术、茯苓健脾祛湿，佐以甘草、煨姜健脾和中。纵观全方，既疏肝解郁又健脾养血柔肝，且具备了顺应肝的曲直之性，同时也有药性平和，不伤正气的特点，是疏肝解郁的常用方剂，所以庄子云"逍遥于天地之间而自得"，故名为逍遥散。肝郁得疏，血虚得养，脾弱得复，则月经自调。

20. 健脾止带法

本法适用于脾虚带下证。症见带下清稀，无臭味，胃纳差，倦怠乏力，面色白，大便溏烂，舌淡苔白，脉缓弱。常用药物有苍术、白术、山药、党参、薏苡仁、莲子、黄芪、陈皮、土茯苓、樗白皮等。代表方为完带汤，黄芪莲肉汤。

【病案举例】李某，女，33岁。自述白带增多3个月余，曾多方治疗病情经久不愈。症见：白带量多，清稀如水，无臭味，神疲乏力，少气懒言，少腹坠痛喜温，夜寐一般，小便清长，大便调。舌淡红，苔薄白，脉沉滑无力。既往体健。否认高血压病、冠心病、糖尿病等病史，否认肝炎、结核、伤寒等传染病史。否认食物及药物过敏史。查体：生命体征平稳，神清，精神一般。心肺腹查体未见明显异常。妇科B超示盆腔炎。西医诊断为盆腔炎。中医诊断为崩漏；脾虚带下证。治以健脾止带法。方选完带汤加减。处方：炒白术30 g，山药30 g，党参15 g，白芍15 g，熟地黄30 g，车前子10 g，苍术10 g，陈皮3 g，荆芥穗10 g，柴胡3 g，小茴香10 g，甘草3 g。5剂药后症状明显减轻，效不更方，继服5剂而愈。随访半年未再复发。

【按语】正常的白带是女子在肾气旺盛，性功能成熟的条件下，阴液通过"任脉"下注于胞宫而形成，能使阴道保持"津津常润"的状态，属于生理现象。如果带下量明显增多，或色、质、气味发生异常，则属于病态，称之为带下病。带下病的主要病因是湿邪为患。湿邪的来源可感染自外界环境，亦可因脾虚、肝郁而自内生。相当于西医学的阴道炎、宫颈炎、盆腔炎及妇科肿瘤引起的带下异常。完带汤出自《傅青主女科》，组成药物有白术、山药、人参、白芍、车前子、苍术、甘草、陈皮、荆芥、柴胡，为脾虚肝郁、湿浊带下而设。方中重用白术、山药为君，意在补脾祛湿，使脾气健运，湿浊得消；炒白术以增强健脾和胃之功，山药并有固肾止带之功。臣以人参补中益气，以助君药补脾之力；苍术燥湿运脾，以增祛湿化浊之力；白芍柔肝理脾，使肝木条达而脾土自强，酒炒可减其寒性，缓其酸收，取其补中，行散；车前子利湿清热，令湿浊从小便分利。佐以陈皮之理气燥湿，既可使补药补而不滞，又可行气以化湿；柴胡、荆芥穗之辛散，得白术则升发脾胃清阳，配白芍则疏肝解郁，甘草调药和中。诸药相配，使脾气健旺，肝气条达，清阳得升，湿浊得化，则带下自止。此方脾、胃、肝三经同治之法，寓补于散之中，寄消于升之内，开提肝木之气，则肝血不燥，何至下克脾土；补益脾土之元，则脾气不湿，何难分消水气。至于补脾而兼以补胃者，由里以及表也。脾非胃气之强，则脾之弱不能旺，是补胃正所以补脾耳。傅山先生用药剂量轻重悬殊，主次分明佐使有制：君药白术、山药各一两，佐使药柴胡、黑芥穗仅五六分，但紧扣白带脾虚湿盛之病机。

21. 健脾止遗法

本法适用于脾肾两亏所致的遗尿症。症见小便频数而清，夜间遗尿，纳呆，神疲，舌淡，苔白，脉沉迟等。常用药物有桑螵蛸、山药、党参、黄芪、炒白术、益智仁、鸡内金、乌药等。代表方为缩泉丸。缩泉丸（山药、乌药、益智仁）合桑螵蛸散（桑螵蛸、党参、茯苓、龙骨、龟甲、石菖蒲、远志、当归）之义。方中桑螵蛸、远志、石菖蒲、党参、当归补养心肾；石菖蒲、远志通窍醒神，交通心肾；桑螵蛸收敛止遗，白术、山药、茯苓补气健脾，增强运化功能；益智仁温脾暖肾，兼有固摄之功；乌药行气暖脬，振奋膀胱，与酸敛固肾的金樱子相合，能温阳化气，暖肾固脬，遗尿可止，以本方为基础临证疗效尚好。

【病案举例】李某，女，4岁。主诉：遗尿4年。几乎每夜遗尿，冬春季寒凉之时尤甚，常一夜2～3次，平素体质差，易感冒咳嗽，面色萎黄，纳少，时有腹痛，喜温喜按，溏便无臭。尾骶片示：无脊椎裂。舌淡苔白，脉细弱。证属脾肾两虚，阳气虚弱，治宜缩泉丸合桑螵蛸散加减。处方：党参10 g，焦白术5 g，炒山药10 g，桑螵蛸15 g，鸡内金5 g，乌药5 g，益智仁10 g，续断15 g，桑寄生15 g，焦山楂10 g，鹿角霜10 g，砂仁5 g，石菖蒲5 g，陈皮10 g，炙甘草5 g。服药7剂后，一晚遗尿1～2次，咳止，舌淡苔根略腻，脉沉缓。原方去陈皮加藿香10 g，狗脊5 g，又服3剂。后遗尿已轻，偶遗尿，尿利，但哭闹，焦虑，舌淡苔白，脉沉缓。以原方为基础加煅龙骨、煅牡蛎、炒枣仁、柏子仁各10 g，又服14剂后遗尿消失，腹痛消失，不易感冒。以原方为基础加减，又服1个月停药，后未发遗尿。

22. 健脾固精法

本法适用于脾虚、肾关不固之遗精者。症见遗精梦泄，腰酸腿软，头昏耳鸣，纳谷不香，倦怠乏力，脉细弱等，常用药物有莲子、莲须、沙苑子、山药、鸡内金、煅龙骨、煅牡蛎等。代表方为金锁固精丸加减。

【病案举例】唐某，男，55岁。主诉双下肢水肿1个月余，患者曾在某院诊断为肾病综合征，通过肾穿刺病理检查，诊断为膜性肾病。采用足量激素治疗12周后，遂出院要求中医治疗。症见：食少，体乏，眼睑浮肿，双下肢水肿，胫前压迹（＋），舌质暗红、胖大，苔白，脉弦细。尿常规检查示尿蛋白（＋＋＋）。中医辨证属脾肾阳虚、脉络瘀阻。治宜温阳健脾、活血通络。予赖祥林经验方加减。处方：黄芪60 g，当归15 g，淫羊藿10 g，菟丝子15 g，山药30 g，莪术15 g，锁阳25 g，川芎15 g，益母草15 g。每日1剂，水煎分服，每日2次，14剂后症状缓解，后继续调理治疗。

23. 健脾补血法

本法适用于脾虚气血不足者。症见食欲不振，气短懒言，四肢乏力，头晕目眩，面色萎黄，舌淡苔薄，脉虚无力等。常用药物有人参、黄芪、白术、当归、熟地黄、桑椹子、何首乌、茯苓、大枣、谷芽等。代表方为黑归脾汤、圣愈四物汤、导水茯苓汤等。

【病案举例】甘某，女，39岁。主诉心悸1年。症见善太息，情志抑郁，头晕目眩，神疲乏力，食欲较差，腹胀便溏不爽，纳呆食少，少寐多梦，健忘。体征：动态心电图监测到不同程度的心肌缺血和心律失常。舌淡红，苔白，脉弦缓。中医辨证为心脾两虚证。予黑归脾汤加减。处方：熟地黄30 g，白术20 g，党参30 g，酸枣仁30 g，远志10 g，丹参15 g，当归15 g，茯苓15 g，半夏10 g，女贞子10 g，旱莲草10 g，炙甘草10 g，大枣6 g。6剂后症状明显好转，继续服药1个月，病情治愈。

24. 健脾消肿法

本法适用于脾虚水肿证。症见遍身浮肿，腹部胀满，小便不利，食欲减退，舌淡苔白，脉浮缓等。常用药物有黄芪、白术、防己、茯苓、猪苓、泽泻、大腹皮、陈皮、姜皮、薏苡仁等。常用方有春泽汤、胃苓汤、防己黄芪汤、导水茯苓汤等。

【病案举例】陆某，女，38岁。主诉腹泻3年。症见腹泻，每日2~3次，不成形，稍进油腻食品，症状加重，面色萎黄，食少，舌淡苔薄白，脉细弱。大便常规示：黄色稀便；大便镜检：有少许脂肪颗粒。西医诊断为消化不良症。中医诊断为泄泻，证属脾胃虚弱，气虚水停，下注于肠。故治以健脾益胃、升气止泻。方以胃苓汤加味。处方：猪苓10 g、茯苓15 g、白术10 g、桂枝6 g、泽泻10 g、苍术10 g、厚朴6 g、陈皮6 g、黄芪30 g、党参15 g、芡实9 g、炙甘草6 g、生姜9 g、大枣4枚。2日1剂，水煎，晚饭前半小时服。患者服10剂后症状明显好转。因患者患病时间较长，故不可操之过急，以本方加减调治3个月后，患者腹泻消失。

25. 健脾敛汗法

本法适用于脾肺气虚自汗证。症见汗出恶风，胃纳不振，面色白，气短懒言，易感外邪，舌淡苔，脉浮缓无力。常用药物有黄芪、白术、麻黄根、浮小麦、生牡蛎、太子参等。代表方为玉屏风散。

【病案举例】苏某，男，52岁。主诉反复咳嗽、咳痰，伴有喘息3年，复发并加剧7日。患者3年前受寒后开始出现咳嗽、咳痰，经治疗后好转。此后每因受凉或气候变化而发作。7日前受凉后咳嗽、咳痰发作，稍气喘，在门诊给予抗感染等治疗，效果不佳。症见咳嗽，咳白色泡沫痰，伴有活动后气喘，易出汗，自觉神疲乏力，大便溏，纳呆。舌质暗淡，舌胖苔薄白，脉细。听诊双肺可闻及少许干啰音。X线示：双肺纹理增粗。中医辨证为脾肺两虚证。处方：黄芪30 g，白术15 g，防风10 g，麻黄根10 g，浮小麦10 g，生牡蛎15 g，太子参15 g，陈皮10 g，茯苓15 g，半夏10 g，细辛3 g。患者服用7剂后，症状有明显好转，仍稍有咳嗽，再予服药7剂，咳嗽消失。

26. 健脾活络法

本法适用于脾虚瘀积证。症见形体消瘦，腹满不能食，干血内停，肌肤甲错，两目暗黑，舌暗红，脉弦涩等。常用药物有大黄、赤芍、生地黄、丹参、白术、党参、鸡内金等。代表方为大黄䗪虫丸加减。

【病案举例】张某，女，38岁。主诉反复下腹胀痛2年。症见腰骶酸痛，倦怠乏力，时有低热，月经不调，有血块，白带量多。经前乳房胀痛，情志抑郁，大便秘结。舌暗有瘀点，苔薄，脉弦涩。B超示：右下腹炎性块物，边界不清，实质不均的暗区，内有较密的光点，液性暗区。诊断为盆腔炎性包块（拳头大）。中医辨证为气滞血瘀证，治以调气活血，消症散结为主。处方：大黄6 g，土鳖虫6 g（炒），水蛭6 g（制），虻虫6 g（去翅足，炒），蛴螬3 g（炒），桃仁6 g，苦杏仁10 g，黄芩10 g，生地黄15 g，白芍10 g，党参15 g，白术10 g，甘草6 g。1周后下腹痛明显减轻，连用3个月后，腹痛完全消失，月经正常，面色红润有光泽。B超见腹部包块已缩小至鸡卵大。遂制成丸剂继服2个月后，B超检查已无包块。

27. 健脾生津法

本法适用于脾胃阴亏消渴证。症见烦渴引饮，饮一溲一，形体消瘦，舌红少津，脉细数。常用药物有生地黄、山药、天花粉、麦冬、北沙参、金钗石斛、苦瓜干等。代表方为玉泉散。

【病案举例】 冯某，女，53岁。主诉口干2个月。症见患者形体消瘦，两目红赤，口干苦，饮一溲一，彻夜不寐，时腹痛，大便不爽。舌红少苔，脉细数。处方：生地黄15 g，山药15 g，天花粉10 g，麦冬10 g，北沙参10 g，金钗石斛10 g。药后口干有缓解，夜能入睡3~4 h，目赤已减，故以上方续服10剂而告愈，后以知柏地黄汤4剂巩固。

28. 健脾理气法

本法适用于脾虚气滞证。症见脘腹胀痛，嗳气频作，纳呆便溏，舌淡红，脉弦细等。常用药物有人参、厚朴、柴胡、枳壳、青皮、法半夏、甘草等。代表方为厚朴生姜半夏甘草人参汤。

【病案举例】 黄某，女，35岁。主诉胃脘及腹部胀6个月。患者6个月前因饮食不节出现胃脘部胀满，食后加剧，嗳气频作，纳呆便溏。无泛酸恶心呕吐，月经正常。胃镜检查示：慢性非萎缩性胃炎。B超查肝、胆、脾、胰、双肾、子宫及附件均无异常。西医诊断为慢性非萎缩性胃炎。中医诊断为胃痛。诊见：胃腹胀满，喜温喜按，舌淡胖、苔薄白腻，脉缓弱。证属脾虚气滞。治宜健脾温运，行滞除满。方用厚朴生姜半夏甘草人参汤。处方：党参15 g，法半夏10 g，厚朴10 g，白术10 g，茯苓15 g，炙甘草10 g，生姜10 g。每日1剂，水煎服。服6剂，矢气颇多，继服10剂，诸症消失。随访半年未复发。

29. 健脾和胃法

本法适用于温病后期胃阴受损者。症见咳逆短气，咽喉不利，不思饮食，舌红少苔，脉虚数等。常用药物有太子参、北沙参、麦冬、麦芽、生地黄、玉竹、白芍、粳米、冰糖、大枣等。代表方为麦冬汤、养胃汤。

【病案举例】 李某，男，56岁。主诉咳嗽愈后口干10日。伴咽喉不利，呕恶，不思饮食，便秘，舌红少津，脉细带数。证属肺胃之阴大伤，胃气未苏故也。方用麦冬汤加减。处方：大麦冬15 g，玄参10 g，沙参10 g，石斛10 g，玉竹10 g，山药10 g，芦根10 g，太子参15 g，法半夏10 g，生甘草6 g，大枣3枚。5剂后复诊，症状消失。

30. 健脾降逆法

本方适用于脾虚胃气上逆者。症见呕吐呃逆，胃脘不振，胃脘痞硬，或泛吐清涎，舌苔白滑，脉虚弦。常用药物有旋覆花、党参、法半夏、代赭石、白术、砂仁等。代表方为旋覆代赭汤加荜澄茄等。

【病案举例】 袁某，女性，37岁。主诉胃脘部反复疼痛半年，加重5日。症见心下痞满，嗳气频频，纳则更甚，两胁胀痛，口苦泛酸，神疲乏力，舌红苔白微黄，脉细。治以辛开苦降，理气和胃。方选旋覆代赭汤加减。处方：旋覆花15 g，代赭石10 g（先煎），茯苓10 g，枳壳10 g，陈皮10 g，瓜蒌10 g，黄连2 g，太子参15 g，荜澄茄10 g，炙甘草10 g，生姜10 g。每日1剂，水煎，分2次，温服。连服5剂，胃脘痞满消失，其他诸症均明显减轻，继服3剂，诸症消失，痊愈。

【按语】脾者，后天之本，生化之源也，主运化，司散精，统血脉，营养周身。脾病可累及其他脏腑，引起多种病变，它脏有病亦可影响脾脏。治脾之法，范围颇广，本文所述，乃以健脾治脾为主的主要方法。

第六节 肺病治疗十法

1. 解表蠲饮法

肺主气，为五脏之华盖，上连喉咙，开窍于鼻，司呼吸，为气机升降出入之道，外合皮毛，主一身之表。肺为娇脏，畏寒畏热，主清肃，不耐邪侵。寒湿之邪，易于伤人阳气，阳气受损，水湿易于停聚为饮。症见咳嗽，气喘，发热无汗，微恶风寒，舌质淡红，苔白，脉浮紧等症。治宜外解风寒，内清停饮。方选小青龙汤为主方。常用药物有桂枝、麻黄、射干、芍药、干姜、细辛、制半夏、五味子、陈皮、茯苓等。本法多用于治疗慢性支气管炎、肺源性心脏病、胸腔积液等风寒外束，内有停饮者。

【病案举例】钟某，女，61岁。诉反复咳痰，时胸闷气喘3年余，复发10日。胸部膨隆胀满，气紧不得平卧，痰稀泡沫状，恶寒重，发热轻，肢体酸楚，面浮，口干不欲饮，舌暗淡，苔白滑，脉浮紧。有慢性支气管炎3年。查体：呼吸22次/分，双肺闻及湿啰音。诊断为慢性支气管炎，肺源性心脏病。按喘病，风寒束肺证，予宣肺散寒，温化水饮。方选小青龙汤加减。处方：桂枝9 g，麻黄6 g，射干9 g，芍药9 g，干姜4 g，细辛3 g，制半夏12 g，五味子6 g，陈皮6 g，茯苓18 g，橘红9 g。每日1剂，水煎，分2次服，并配合对症治疗2周，症状消除。

2. 宣肺清热法

外感风热病邪，或风寒之邪入里化热，肺气不宣，邪郁化热，热壅于肺，痰热阻肺。症见发热，咳嗽，痰黄而黏，痰多痰鸣，气粗而喘，胸痛，口渴烦躁，小便黄赤，大便干燥，舌红，苔黄腻，脉弦滑数。若热盛损伤肺络，则见咯血。治宜清热宣肺为主，方选麻杏石甘汤加减。常用药物有麻黄、生石膏、杏仁、甘草、川贝母、天竺黄、鱼腥草、苇茎、天竺黄等。咳血者加侧柏叶、白茅根凉血止血，胸痛者加郁金、延胡索通络止痛。本法适用于感受外邪，邪热壅肺，以致肺失宣降。

【病案举例】罗某，男，41岁。诉发热，咳嗽，痰黄，气紧3日。痰多痰鸣，气粗而喘，胸痛，口渴烦躁，小便黄赤，大便干燥，舌红，苔黄腻，脉弦滑数。查体：呼吸24次/分，双肺闻及湿性啰音。诊断为急性支气管炎，按喘病，痰热壅肺，予清热化痰，宣肺平喘，方选麻杏石甘汤加减。处方：麻黄6g，生石膏30g（先煎），杏仁12g，甘草6g，川贝母6g，天竺黄9g，鱼腥草30g，苇茎18g。每日1剂，水煎，分2次服，并配合对症治疗2周，症状消除。

3. 降气平喘法

中阳不运，积湿生痰，痰浊阻肺，以致肺失肃降。湿痰上阻于肺，肺气不得宣畅，肺气上逆。症见咳嗽，气喘，痰白黏腻量多，咯吐不利，胸中满闷，口黏不渴，纳差，呕恶，舌质淡，苔白腻，脉滑。祛痰降逆，宣肺平喘。方选苏子降气汤加减，常用药物有紫苏子、法半夏、前胡、橘红、当归、厚朴、杏仁、紫菀、苍术等。本法多用于治疗慢性支气管炎、肺炎、肺气肿等痰湿阻肺者。

【病案举例】文某，男，52岁。诉咳嗽，气喘，痰白黏腻量多7日。咯吐不利，口黏不渴，纳差，呕恶，舌质淡，苔白腻，脉滑。查体：呼吸24次/分，双肺可闻及湿啰音。诊断为慢性支气管炎，按喘病，痰湿壅肺，予祛痰降逆，宣肺平喘，方选苏子降气汤加减。处方：紫苏子9g，法半夏9g，前胡12g，橘红6g，当归6g，厚朴9g，杏仁9g，紫菀12g，苍术6g，莱菔子9g，炙甘草9g。每日1剂，水煎，分2次服，并配合对症治疗2周，症状消除。

4. 定喘止咳法

风寒入里化热，或肺胃素有蕴热，或饮食厚味积热，或湿痰蕴久化热，皆可成为痰热，胶结于肺，壅塞气道。治宜清热化痰，宣肺平喘，方选定喘汤加减，常用药物有白果、麻黄、款冬花、白芥子、浙贝母、天竺黄等。本法适用于外感风寒，入里化热，即外寒里热。症见咳嗽，气喘，哮鸣有声，痰黄稠难咯，夜不能卧，发热恶寒，呼吸喘促，舌质红，苔黄腻而干，脉浮数。本法多用于治疗支气管炎、肺炎、支气管哮喘等痰热壅肺者。

【病案举例】张某，男，21岁。诉反复气喘、喉间痰鸣1年，复发7日。诊见咳嗽，气喘，哮鸣有声，痰黄稠难咯，夜不能卧，发热恶寒，呼吸喘促，舌质红，苔黄腻而干，脉浮数。查体：呼吸23次/分，双肺呼吸音粗，闻及大量哮鸣音。胸部X线片示：肺纹理稍增多、增粗。心电图示：窦性心律。血气分析提示低氧血症。西医诊断为支气管哮喘。中医诊断为喘病，风哮。治以清热化痰，宣肺平喘，方选定喘汤加味。处方：紫苏子10g，苦杏仁9g，白果6g，麻黄6g，黄芩6g，白芥子6g，浙贝母9g，天竺黄9g，桑白皮15g，款冬花9g，甘草6g。每日1剂，水煎服。配合对症治疗2周，临床症状缓解出院。

5. 燥湿化痰法

本法适用于脾胃虚弱，痰湿内生咳嗽。本法多用于慢性支气管炎、肺炎支气管扩张、肺气肿等痰湿壅肺者。脾虚健运失常，痰湿内生，水谷不能化为精微上输以养肺，聚生痰浊，即所谓"脾为生痰之源，肺为贮痰之器"。症见咳嗽，气喘，痰白黏腻量多，咯吐不利，胸中满闷，口黏不渴，纳差，呕恶，舌质淡，苔白腻，脉滑。治宜燥湿化痰，方选涤痰汤，常用药物有陈皮、法半夏、前胡、橘红、杏仁、胆南星、苍术等。

【病案举例】莫某，女，64岁。咳嗽咳痰反复5年，再发伴气紧1个月。诊见咳嗽，气紧，痰白黏腻量多，咯吐不利，胸中满闷，口黏不渴，纳差，呕恶，舌质淡，苔白腻，脉滑。查体：呼吸21次/分，口唇无发绀，双肺呼吸音减弱，闻及少量湿性啰音。螺旋CT：右肺中叶支气管扩张并肺部感染。西医诊断为支气管扩张并感染。中医诊断为咳嗽，痰湿壅肺。予燥湿化痰，方选涤痰汤加味。处方：陈皮6 g，法半夏9 g，前胡12 g，橘红12 g，杏仁9 g，胆南星9 g，苍术9 g，浙贝母12 g，茯苓20 g，炙甘草6 g。每日1剂，水煎服。配合对症治疗2周，临床症状缓解出院。

6. 祛寒化饮法

本法适用于脾胃阳虚，以致饮停中焦，肺失肃降。症见胸胁支满，心悸气短，痰多，胸闷，怯寒肢冷，背部寒冷如掌大，纳差，小便不利，足跗浮肿，或吐清水痰涎，大便或溏，舌体胖大，舌质淡，苔白腻，脉滑。治宜温阳补脾，祛寒化饮，方选苓桂术甘汤。常用药物有茯苓、桂枝、细辛、干姜、茯苓、半夏、泽泻等。

【病案举例】梁某，女，66岁。咳嗽气喘反复6年，双下肢浮肿6日。诊见胸胁支满，心悸气短，痰多，胸闷，怯寒肢冷，背部寒冷如掌大，纳差，小便不利，足跗浮肿，或吐清水痰涎，大便或溏，舌体胖大，舌质淡，苔白腻，脉滑。查体：呼吸22次/分，口唇轻微发绀，双肺呼吸音减弱，闻及少量湿啰音。双下肢轻度凹陷性浮肿。X线胸片示：肺纹理增多，增粗；心影增大。西医诊断为慢性阻塞性肺疾病，慢性肺源性心脏病。中医诊断为喘病，脾胃阳虚，痰饮内停。予温阳补脾，祛寒化饮。方选苓桂术甘汤加味。处方：茯苓30 g，桂枝6 g，细辛3 g，干姜6 g，姜半夏10 g，泽泻10 g，白术15 g，紫苏子12 g。每日1剂，水煎服。配合对症治疗1周，下肢浮肿消除，临床症状缓解出院。

7. 补肾纳气法

本法适用于肾气不足，肾不纳气，以致咳嗽气喘，夜不能卧，四肢厥冷，腰膝腿软，动则气喘，咳嗽加重，耳鸣，口干，舌质淡，苔白，脉沉缓。治宜补肺益肾。方选七味都气丸加味，常用药物有人参、蛤蚧、紫河车等。本法多用于慢性支气管炎、肺部感染、肺气肿、慢性肺源性心脏病或各种慢性疾病合并肺部感染等阴阳两虚者。

【病案举例】姚某，男，66岁。咳嗽气喘反复8年，复发20日。诊见咳嗽气喘，夜不能卧，四肢厥冷，腰膝腿软，动则气喘，咳嗽加重，耳鸣，口干，舌质淡，苔白，脉沉缓。查体：呼吸22次/分，双肺呼吸音减弱，闻及湿性啰音。双下肢无浮肿。血气分析提示低氧血症。西医诊断为慢性阻塞性肺疾病。中医诊断为喘病，肺肾两虚。予补肺益肾，方选七味都气丸加味。处方：红参10 g（另炖服），蛤蚧1对，紫河车9 g（研末冲服），五味子6 g，核桃肉10 g，熟地黄30 g，山茱萸6 g，山药30 g，茯苓15 g，牡丹皮9 g，淫羊藿12 g，怀牛膝12 g。每日1剂，水煎服。配合对症治疗2周，临床症状缓解出院。

8. 培土生金法

本法适用于脾虚湿盛，聚湿生痰所致之咳嗽多痰，恶心欲吐，胃纳不振，疲乏困倦，大便溏烂，小便清长，舌质淡，苔白腻，脉滑。脾为生痰之源，肺为贮痰之器。肺脾气虚，气不化津，痰浊滋生，以致肺失肃降。湿痰上壅于肺，肺气不得宣畅。症见咳嗽多痰，恶心欲吐，胃纳不振，疲乏困倦，大便溏烂，小便清长，舌质淡，苔白腻，脉细弱。治宜补脾健肺，培土生金。方选参苓白术散。常用药物有党参、白术、当归、黄芪、陈皮、干姜、茯苓、橘红、制半夏、紫菀、款冬花、山药、炙甘草。

【病案举例】黄某，男，71岁。气喘反复20年，复发10日。诊见咳嗽多痰，恶心欲吐，胃纳不振，疲乏困倦，大便溏烂，小便清长，舌质淡，苔白腻，脉滑。查体：呼吸22次/分，双肺呼吸音减弱，闻及湿性啰音。西医诊断为慢性阻塞性肺疾病。中医诊断为咳嗽，肺脾气虚。予补肺健脾，培土生金，方选参苓白术散加味。常用药物有党参30 g，白术12 g，当归6 g，黄芪18 g，陈皮6 g，干姜6 g，茯苓30 g，橘红9 g，制半夏9 g，紫菀12 g，款冬花9 g，山药30 g，炙甘草10 g。每日1剂，水煎服。配合对症治疗2周，临床症状缓解出院。

9. 清肺润燥法

本法适用于秋燥之气侵犯肺腑，使肺卫不固，令燥伤肺。症见咳嗽频作，咽痒流涕，咳而少痰，甚则气喘，夜间难寐，口干咽燥，咳甚胸痛，或痰中带有血丝，舌尖红少津，苔黄而干，脉细数。燥热犯肺，耗伤津液，故咳嗽少痰，或黏痰难咯；热伤肺络，则痰中带血；燥胜则干，故见口干咽燥；舌尖红少津，苔黄而干，脉细数，均为燥热之证。治宜清肺润燥，疏风清热，方选清肺救燥汤加味。常用药物有南杏仁、北沙参、冬桑叶、贝母、沙参、百合、麦冬、玉竹、桑叶、枇杷叶等。

【病案举例】黄某，女，37岁。咳嗽流涕，少痰，口干7日。诊见咳嗽频作，咽痒流涕，咳而少痰，夜间难寐，口干咽燥，舌尖红少津，苔黄而干，脉细数。查体：双肺呼吸音粗，未闻及啰音。痰细菌培养及鉴定提示：未培养出明显致病菌、真菌。西医诊断为支气管炎。中医诊断为咳嗽，燥热伤肺。予清肺润燥，疏风清热。方选清肺救燥汤加味。处方：南杏仁9g，北沙参18g，冬桑叶9g，贝母9g，百合18g，麦冬12g，玉竹12g，桑叶12g，枇杷叶12g，甘草6g。每日1剂，水煎服。配合对症治疗1周，临床症状消除出院。

10. 豁痰化瘀法

本法适用于痰饮内结，以致肺气郁滞，肺气失肃。症见咳嗽，痰少，气急，胸胁刺痛，呼吸、转侧疼痛加重，心下痞硬，干呕，口渴，咽干，舌质暗红，苔白或黄，脉弦数。本法多用于胸腔积液、肺气肿、肺源性心脏病以及心力衰竭等痰饮内结者。饮停胸胁，脉络受阻，肺气郁滞，饮邪久郁，气机不利，络脉痹阻，以致肺气郁滞。方选葶苈大枣泻肺汤加减。常用药物有葶苈子、大枣、白芥子、瓜蒌皮、枳壳、猪苓、紫苏子、郁金、延胡索等。

【病案举例】黎某，女，61岁。咳嗽，气急，胸胁胀满疼痛1个月。诊见咳嗽，痰少，气急，胸胁胀满刺痛，呼吸、转侧疼痛加重，不能平卧，口渴，咽干，舌质淡红，苔白或黄，脉弦数。查体：左侧肺底呼吸音减弱。胸腹平片提示：①腹部平片检查未见异常；②左侧胸腔积液。螺旋CT提示：①两上肺高密度灶，考虑陈旧性结核；②左侧胸腔积液。胸腔水病理检查：液基制片下见淋巴细胞、间皮细胞，西医未见异形细胞。西医诊断为结核性胸膜炎。中医诊断为饮证，饮停胸肺。予泻肺祛饮，理气和络，方选葶苈大枣泻肺汤加减。处方：葶苈子10g，大枣30g，白芥子10g，瓜蒌皮30g，枳壳10g，猪苓20g，紫苏子6g，郁金12g，延胡索15g，川芎9g，薏苡仁30g。每日1剂，水煎服。配合对症治疗3周，临床症状缓解，复查胸平片提示左侧胸腔积液较前减少。不同意抗结核治疗，好转出院。嘱定期复查。

第七节　治肾二十法

治肾之法临床应用范围颇广，前贤有不少论述，但尚乏专论。然肾脏功能的盛衰对人体的生长、发育、长寿及人类的繁衍都有很大的影响。很多疾病都与肾有关，因此，对治肾法的临床研究，尤为必要。

1. 清热利湿法

本法适用于因湿热下注所致的小便深赤、尿频急涩痛或淋沥不畅，甚则癃闭不通，小腹胀满，咽干口燥，大便干结，舌质红，苔黄腻，脉弦数等。常用药物有生地黄、瞿麦、扁蓄、车前子、白茅根、苍术、黄柏、滑石、栀子、木通、淡竹叶、海金沙、金钱草、金银花、蒲公英、生大黄、甘草、灯芯草等。代表方为八正散、导赤散及自拟九味清淋饮（金银花、金钱草、车前子、白茅根、蒲公英、地丁草、生地榆、生黄柏各15 g，甘草梢6 g）。笔者常用本法治疗急性尿路感染、尿路结石、前列腺炎、前列腺肥大等属湿热留恋下焦者，收效满意。

【病案举例】李某，女，49岁。天气炎热，饮水较少，汗出较多，致小便频、急、涩痛，小便黄短赤3日，伴下腹胀痛，纳呆，口渴，口气秽臭，大便干结，2日未解。曾服西药诺氟沙星胶囊等症未减。诊见形体偏瘦，舌质红，苔黄偏干，脉弦数。脉症合参，证属热淋，下焦湿热所致，以清热利水之九味清淋饮加减治之。处方：生地黄15 g，金钱草20 g，金银花15 g，白茅根15 g，车前草15 g，海金沙15 g，淡竹叶10 g，木通6 g，蒲公英15 g，黄柏9 g，地榆10 g，甘草6 g。3剂，每日1剂，水煎，分2次服，服药后诸症减，唯小便仍偏黄，口干，效不复方，原方加紫花地丁15 g，以加强清热之效，连服3剂，病已告愈。

2. 滋阴补肾法

本法适用于因肾阴亏虚所致的多种疾病。症见腰膝酸软，头晕目眩，耳聋、耳鸣，盗汗，遗精，女子月经不调，或骨蒸潮热，手足心热，咽干喉痛，口渴引饮，舌红，少苔，脉细数无力等。常用药物有生地黄、山药、山茱萸、牡丹皮、泽泻、枸杞子、五味子、黄精、龟甲、女贞子、茯苓等。代表方为六味地黄汤、左归饮、八仙长寿汤等。常用本法为主治疗急性肾炎恢复期、慢性肾炎、慢性肾盂肾炎、甲状腺功能亢进症、糖尿病、肺结核、原发性高血压病等属肾阴亏损者疗效卓著。

【病案举例】

韦某，女，63岁。诉腰酸痛膝软，头晕目眩反复1年余，伴耳鸣耳聋，咽干欲饮，甚则咽喉疼痛，尿蛋白（++），曾到某院诊为慢性肾炎。长期服用泼尼松片，X线片诊为骨质疏松症。诊见神疲乏力，满月脸，舌质红绛，少苔，脉细数。此属肾阴亏损所致，以滋阴补肾之法，方选八仙长寿汤为主方。处方：熟地黄15 g，太子参30 g，山药15 g，麦冬12 g，五味子10 g，枸杞子15 g，何首乌15 g，肉苁蓉15 g，女贞子12 g，旱莲草15 g，布楂叶15 g，茯神15 g，山茱萸10 g，牡丹皮10 g，泽泻12 g，杜仲15 g，鹿衔草15 g，黄根20 g。每日1剂，水煎服，连服30剂，症状明显改善，尿检尿蛋白消失，仍觉时乏力，腰痛，纳呆。仍以原方为主，加楮实子15 g、山楂10 g、黄芪20 g。每日1剂，再服1个月，症状明显改善，唯尿酸仍偏高，按原法适当加入青风藤、川萆薢、红鱼眼等药调治3月，症状缓解。

3. 温肾壮阳法

本法适用于因肾阳不足所致之腰酸脚软，下半身有冷感，少腹拘急，小便不利或小便清长，畏寒怕冷，四肢不温，舌质淡胖，苔白，脉沉细无力，以尺脉为甚者。常用药物有熟地黄、山药、茯神、山茱萸、熟附子、肉桂、巴戟天、锁阳、川杜仲、淫羊藿等。代表方为金匮肾气丸、右归饮等。常用于治疗慢性肾炎、慢性肾功能衰竭早期、甲状腺功能低下、帕金森病等属肾阳亏损者。

【病案举例】谭某，女，65岁。诉头晕肢软乏力，畏寒怕冷反复1个月余，伴心悸，夜难寐，小便清长，胃纳不振，曾到某院住院拟诊为帕金森病。服药后症状反复，诊见四肢震颤，舌质淡暗，苔白，脉沉无力。证属肾阳亏损之虚劳症。治当温阳壮肾为主，方用右归饮为主方。处方：熟地黄20 g，山药15 g，山茱萸10 g，熟附子9 g，肉桂6 g，淫羊藿15 g，巴戟天15 g，川杜仲15 g，锁阳15 g，胡芦巴子15 g，益智仁15 g，熟枣仁30 g，炙远志9 g。每日1剂，水煎服，服药3剂，症状缓解，唯胃纳仍不振，守原方加炒白术15 g，党参15 g，连服15剂，症状明显缓解。

4. 暖肾利水法

本法适用于因肾阳亏虚气化不利所致之肢体浮肿，腰酸脚软，小便不利，排出无力，面色㿠白，畏寒怕冷，胃纳不振，甚则头晕心悸，舌质淡胖，苔白，脉沉细无力，以两尺为者。常用药物有熟附子、桂枝、熟地黄、山药、山茱萸、茯苓、牡丹皮、泽泻、车前子、怀牛膝、楮实子、大腹皮等。代表方为济生肾气汤、温阳利水汤。本法常用于治疗慢性肾炎、慢性肾盂肾炎、慢性肾功能衰竭中期、老年性前列腺肥大等偏于肾阳亏虚，水湿泛滥者。

【病案举例】唐某，女，58岁。诉腰痛不舒，面目及双下肢水肿反复3年余，伴下肢沉重，畏寒怕冷，胃纳不振，小便不利，大便溏烂。曾到某院诊疗，拟诊为慢性肾炎并肾功能不全，曾使用利尿剂对症治疗，症状反复，要求中医药治疗。诊见面色㿠白，四肢不温，双下肢呈凹陷型水肿，舌质淡胖，舌苔白腻，脉沉迟无力。尿蛋白（+++）。脉症合参，证属肾阳不振，水湿泛滥之水肿，法当暖肾利水为主，方选济生肾气汤为主方。处方：熟附子10 g，茯苓皮30 g，桂枝6 g，山药15 g，车前子15 g，怀牛膝15 g，泽泻15 g，淫羊藿15 g，山茱萸10 g，黄芪30 g，防己12 g。每日1剂，水煎，分3次温服。并予低盐、低脂、低蛋白、高热量饮食，治疗2周，浮肿消退，腰痛减轻，纳增，原方加楮实子15 g、芡实30 g、布楂叶15 g。服药3周症状改善，尿蛋白消失，症状进一步改善，继以原法调治，防外感，以巩固疗效。

5. 补肾填精法

本法适用于因肾精不足无以生髓、脑髓失充所致之头晕耳鸣，腰酸膝软，头发脱落，牙齿松动，骨蒸潮热，梦遗滑精，舌质淡红，少苔，脉细数或芤而无力等。常用药物有紫河车、麦冬、天冬、怀牛膝、川杜仲、熟地黄、龟甲胶、山茱萸、核桃肉、肉苁蓉、菟丝子、黄精、巴戟天、盐黄柏、补骨脂等，代表方为河车大造丸、川芎核桃汤。本法多用于治疗阳痿、早泄及老年性脑动脉硬化症等偏于肾精不足者。

【病案举例】陈某，男，60岁。诉头晕目眩，双耳蝉鸣反复3年，经久不愈，劳则加重，伴腰膝酸软，牙齿松动，头发脱落，夜寐多梦，步履不稳，小便乏力，纳呆便结。诊见神疲乏力，舌质嫩红，苔薄，脉沉细无力。证属肾精不足、脑髓失养所致之眩晕症，治当补肾填精，佐以益阴为主，方选川芎核桃汤为主方。处方：核桃肉30 g，川芎6 g，枸杞子15 g，女贞子15 g，何首乌18 g，桑椹18 g，熟地黄18 g，山药18 g，龟甲胶18 g，肉苁蓉18 g，山茱萸12 g，泽泻9 g。每日1剂，水煎，分2次服。服药2周，症状改善，时有口干，夜仍多梦，原方加葛根、熟枣仁各30 g，服药4周，症状缓解。

6. 益肾缩泉法

本法适用于肾元亏虚，约束无力所致之下元虚冷、小便频数，青少年遗尿伴头晕疲乏，记忆力减退，食欲不振，夜寐多梦，舌质淡、苔白、脉沉细无力等。常用药物有山药、益智仁、枸杞子、菟丝子、五味子、乌药、桑螵蛸、煅牡蛎、炮鸡内金、锁阳等。代表方为缩泉丸、桑螵蛸散。笔者曾使用本法治疗多例青少年遗尿症属肾元亏损者，均收到显著疗效，一般服药7～10日即愈。

【病案举例】祥某，男，12岁，学生。小便频数，记力下降，精神不集中，夜间遗尿已半年，伴纳呆，乏力，夜间多梦。诊见舌质淡红，苔白，脉沉细无力。为肾元亏虚之少年遗尿症，以益肾缩泉之法，方选缩泉丸加减。处方：益智仁10 g，山药15 g，枸杞子12 g，菟丝子12 g，五味子12 g，鸡内金12 g，桑椹12 g，乌药6 g，熟地黄15 g，大枣15 g。每日1剂，水煎，分2次饭后服。并嘱睡前少饮水，并每日早餐吃煨熟鸡蛋1枚，服药10日，诸症消失，已无遗尿。

7. 养阴生精法

本法适用于肾阴亏虚、阴精不足所致之精液稀少，久婚不育，或女子月经失调、质稀、量少，伴腰腿酸软，夜梦频多，阳痿早泄或不射精，舌质红，少苔，脉沉细数等。常用药物有枸杞子、女贞子、五味子、菟丝子、覆盆子、车前子、莲子、金樱子、韭菜子、楮实子、黄精、生地黄、山茱萸、龟甲胶、锁阳等。代表方为五子衍宗丸，自拟九子补肾汤等。笔者采用本法治疗因肾精亏损所致之男性不育症者，收效很好。

【病案举例】罗某，男，25岁。诉婚后3年未育，腰酸胀，多梦，性功能低下，查精液精子活力下降，畸形多，舌质红，少苔，脉细数，症属肾阴亏损，阴精不足所致之男性不育症。治当养阴生精为主，方选自拟九子补肾汤为主。处方：枸杞子15 g，金樱子15 g，桑椹15 g，车前子15 g，覆盆子15 g，菟丝子15 g，韭菜子15 g，胡芦巴15 g，女贞子15 g，鹿角霜30 g，肉苁蓉20 g，熟地黄25 g，黄精25 g，五味子6 g，山茱萸9 g，山药30 g。每日1剂，水煎，分2次温服，服药1个月，症状改善，原方加楮实子15 g，连服3个月，复查精液已正常。其爱人已怀孕，次年产下一男婴，随访小孩健康成长。

8. 补肾健脑法

本法适用于因进入老年期后肾之功能减退，脑髓失养所致之听力减退，毛发变白，头晕失眠，健忘多梦，记忆力减退，性欲减退或消失，腰酸腿软，夜多小便，思维迟钝，反应缓慢，舌淡，苔薄白，脉沉缓等症。常用药物有山茱萸、茯苓、山药、熟地黄、肉苁蓉、枸杞子、川杜仲、楮实子、何首乌、巴戟天、远志、石菖蒲、五味子等。代表方为还少丹、何首乌延寿丹。本法常用于治疗老年性脑动脉硬化、高血脂、高黏滞综合征、老年性痴呆、高血压病等属肾功能衰退、脑髓失养者。

【病案举例】李某，男，66岁。诉头晕失眠，记忆力明显减退，性欲明显减退，腰膝酸软，夜多小便，毛发脱落，已秃顶。原住某院拟诊老年脑动脉硬化性脑梗死。虽补液，服西药，症状反复。诊见舌质淡暗，苔白，脉弦细，为脑失所养之肾虚证。治当补肾健脑为主，方选还少丹为主。处方：山茱萸10 g，山药15 g，茯神12 g，熟地黄20 g，肉苁蓉15 g，楮实子15 g，菟丝子15 g，牛膝15 g，小茴香6 g，巴戟天15 g，炙远志9 g，石菖蒲9 g，五味子6 g，大枣15 g，何首乌15 g。每日1剂，水煎，分2～3次服。服药2周，症状改善，嘱在原方基础上加核桃肉20 g，明党参15 g，口服1～2个月，症状缓解。

9. 交通心肾法

本法适用肾阴亏虚，心肾不交所致的心烦失眠，夜寐多梦，头晕耳鸣，烦热盗汗，咽干欲饮，男子遗精，女子月经不调，舌边尖红，少苔或无苔、脉弦细数等。常用药物有生地黄、龟甲、生龙齿、石菖蒲、炙远志、茯神、川黄连、肉桂、阿胶、酸枣仁、柏子仁、合欢皮、鸡子黄、夜交藤、百合等。代表方为交泰丸、枕中丹加减。本法常用于治疗神经衰弱、更年期综合征、脑动脉硬化症等偏于肾阴亏虚，心火偏旺，心肾不交者。

【病案举例】陈某，男，73岁。诉失眠多梦反复3个月余，伴头晕，目眩，心烦，时口干，曾有肾炎及高血压病史多年，诊见舌质红，苔薄，脉弦细数，证属不寐，肾阴亏损，心肾不交所致，治当交通心肾为主，方选枕中丹为主方加味。处方：龟甲30 g（另包先煎），生龙骨30 g（另包先煎），九节菖蒲10 g，炙远志6 g，熟酸枣仁20 g，柏子仁15 g，茯神15 g，百合30 g，生地黄20 g，夜交藤15 g，合欢花15 g，小麦30 g，大枣15 g，甘草6 g，川黄连3 g。每日1剂，水煎，分2次服。服药6剂，已能入睡，仍多梦，原方加紫石英30 g以重镇安神，服药2周，已能安然入睡。

10. 补肾安胎法

本法适用于肾元虚亏，冲任不固，胎失所养而致之妊娠期中出现的腰酸腹胀，有下坠感，或阴道流血，头晕耳鸣，小便频数，或曾屡次堕胎，舌质淡、苔白，脉沉弱等。常用药物有黄芪、太子参、白术、炙甘草、菟丝子、熟地黄、川续断、川杜仲、桑寄生、阿胶、艾叶、山茱萸、白芍等。代表方为泰山磐石散、安胎饮加减。本法多用于治疗先兆流产、习惯性流产等属肝肾虚亏，冲任不固者。

【病案举例】蒋某，女，33岁。主诉停经2个月，腰膝酸痛，有下坠感，阴道有少量流血，伴头晕耳鸣，小便频多，曾先后2次流产。以补肾安胎之法，方选安胎饮为主。处方：阿胶15 g（另包烊化），艾叶10 g，当归头10 g，川芎6 g，熟地黄15 g，白芍12 g，菟丝子15 g，续断15 g，炒白术12 g，太子参30 g，炙甘草9 g。每日1剂，水煎，分2~3次温服，并嘱卧床休息，注意调节饮食及生活。服药1周，症状改善，阴道流血已止。在原方基础上适当调整，服药3周，病情稳定。当年12月足月产下一男婴。随访至今，母子健康。

11. 补肾化瘀法

本法适用于肾阳不足、瘀血内停所致之小便不通，或点滴难下，排出无力，面色㿠白，神气怯弱，畏寒怕冷，腰酸腿软，夜不安寝，舌质淡胖而有瘀点，脉沉涩等。常用药物有肉桂、茯苓、丹参、赤芍、桃仁、熟附子、山药、山茱萸、怀牛膝、车前子、鹿角霜、牡丹皮、泽泻、楮实子等。代表方为肾气丸合桂枝茯苓丸加减。多用于治疗老年性前列腺肥大或前列腺炎等属阳虚血瘀者。

【病案举例】陆某，男性，67岁。诉小便不畅，时点滴难下，排出无力，余沥未尽，反复3月余，伴腰痛肢冷，夜难安寐，畏寒怕冷，神疲体倦。有前列腺增生病史。诊见舌质暗红，边有瘀斑，苔白，脉沉涩。证属瘀血停滞、肾阳亏损所致之癃闭。治当温肾化瘀为主，方选肾气丸合桂枝茯苓丸加减。处方：桂枝6枝，茯苓15 g，牡丹皮9 g，赤芍15 g，桃仁10 g，怀牛膝15 g，鹿角霜

20 g，熟附子10 g，车前子15 g，泽泻15 g，丹参18 g，楮实子15 g，猪苓12 g，川草薢15 g。每日1剂，水煎，分2次饭后温服。服药2周，小便较前通畅，已能入寐。原方加淫羊藿15 g、巴戟天15 g，以加强壮阳之效，服药3周，病情缓解。

12. 益气补肾法

本法适用于气阴两虚、肾阴亏损所致之头晕眼花，两耳鸣响，腰膝酸软，四肢倦怠，咽干口燥，盗汗，遗精滑泄或眼睑及下肢浮肿，经久不愈，舌质偏红，苔薄黄而干，脉细数等。常用药物有太子参、麦冬、黄芪、生地黄、山药、茯苓、牡丹皮、泽泻、五味子、芡实、北沙参、枸杞子、天冬等。代表方为参芪麦味地黄汤、生脉地黄汤、大补元煎加减。多用于治疗慢性肾炎、甲亢、肺结核等疾病属气阴两亏，肾元不足者。

【病案举例】何某，男，31岁。诉眼睑浮肿，腰痛，头晕，眼花，耳鸣已3个月余，伴倦怠乏力，口干舌燥，遗精滑泄。尿常规检查异常，拟诊肾病综合征，曾服泼尼松片2个月余。诊见舌质红，苔黄干，脉细数，此属气阴两亏之肾病，治以益气补肾之法，方选参芪麦味地黄汤为主方。处方：太子参30 g，黄芪15 g，麦冬15 g，五味子6 g，生地黄30 g，山药15 g，山茱萸10 g，牡丹皮9 g，泽泻12 g，茯苓皮15 g，布楂叶15 g，旱莲草15 g，益母草30 g，雷公藤25 g（另包先煎1 h），甘草9 g。每日1剂，水煎，分2～3次服。服药1个月，浮肿渐消，余症减轻，原方加减楮实子15 g、女贞子15 g、芡实30 g，继服2个月，症状缓解，尿常规检查正常。

13. 滋阴降火法

本法适用于因肾阴不足，阴虚火旺，虚火上炎所致之骨蒸劳热，盗汗梦遗，牙齿肿痛，咽喉疼痛，口唇糜烂，小便短赤，大便干结，舌红，苔薄黄而干，脉细数等症。常用药物有盐知母、盐黄柏、生地黄、山药、山茱萸、牡丹皮、泽泻、鳖甲、龟甲、生石斛、天冬等。代表方为知柏地黄汤、大补阴丸加减。笔者将本法用于治疗复发性口腔炎、慢性咽喉炎、牙周炎、甲状腺功能亢进症等属肾阴不足，阴虚火旺者。

【病案举例】陈某，女性，43岁。诉牙龈肿痛3日，伴唇舌糜痛，咽喉疼痛，夜间多梦，烦躁不安，小便偏黄，大便秘结。诊见形疲，舌红，苔黄干，脉细而数。证属肾阴亏损，阴虚火旺，虚火上尖之牙痛，治当滋阴降火，清热为主。方选知柏地黄汤为主，处方：知母12 g，黄柏10 g，生地黄20 g，山药15 g，茯苓10 g，牡丹皮9 g，牛膝15 g，石斛15 g，白芷10 g，麦冬15 g，黄芩12 g，生石膏20 g。每日1剂，水煎，饭后服，服药3剂，症状消失。

14. 补肾通阳法

本法适用于因肾阳虚衰所致心阳不振的心痛胸痹患者，症见胸痛彻背，背痛彻心，喘息咳唾，气虚不足以息，胸闷气短，不得平卧，肋下逆满抱心，时急时缓，舌质暗淡，脉沉缓等。常用药物有人参、熟附子、巴戟天、瓜蒌、薤白、桂枝、法半夏等。代表方为参附汤合瓜蒌薤白白酒汤为主方，常用于治疗冠心病、心绞痛属心肾阳虚者。

【病案举例】梁某，女，71岁。诉心胸烦闷疼痛1日，伴胸痛彻背，气短乏力，有时难以平卧，呼吸乏力，口唇青紫，到某院急诊，诊断为急性心肌梗死，住ICU病房抢救，已发病危通知，建议放支架治疗，因患者经济困难，要求中医诊治。诊见神疲萎靡，气短乏力，舌质暗淡，脉沉涩。证属心肾阳虚所致之胸痹，以参附汤合瓜蒌薤白汤为主。处方：西洋参12 g（另焗），熟附子10 g，丹参20 g，瓜蒌15 g，巴戟天13 g，桂枝10 g，炙甘草15 g，枳实9 g，川芎9 g，薤白15 g。每日1剂，水煎，分3次服。连服3剂，胸痛、气短改善，继以原方加生脉饮为主，治疗1个月，症状缓解，嘱随时诊疗。随访至今已1年余，病情稳定。

15. 补肾壮骨法

本法适用于因肝肾虚亏所致之筋挛骨软，腰膝无力，腿足瘦弱，步履不稳，行走不便，夜梦多，小便清而长或腰痛肢酸，麻木不舒，舌红，少苔，脉虚无力等。常用药物有虎骨、芍药、熟地黄、枸杞子、菟丝子、怀牛膝、骨碎补、锁阳、龟甲、盐黄柏、鹿衔草、川续断、桑寄生等。代表方为虎潜丸。笔者曾用本法为主治疗多发性神经根炎、小儿麻痹症后遗症、肥大性脊椎炎属肝肾亏损者，收到一定疗效。

【病案举例】秦某，男，18岁。主诉腰脊疼痛，活动不便，行走困难已3个月余，腰膝乏力，晨起僵硬疼痛，不能弯曲，步履艰难，行走不便，腰腿麻木不舒，转侧不便，夜间多梦，曾到某院诊疗，拟诊为强直性脊椎炎，已休学2个月。诊见舌质淡红，苔白，脉细数无力。此属肝肾亏损之骨痹，以补肾壮骨之法。处方：熟地黄15 g，山药15 g，茯苓10 g，山茱萸10 g，续断15 g，川杜仲15 g，狗脊15 g，白僵蚕15 g，黄根30 g，千斤拔15 g，千年健15 g，走马胎15 g，黑老虎15 g，红鱼眼15 g，枫荷桂15 g，骨碎补15 g，威灵仙15 g，川木瓜15 g，雷公木20 g，徐长卿12 g，白芍30 g，甘草9 g。每日1剂，水煎，分3次饭后温服。服药2周，症状明显改善。效不更方，原方加当归10 g、鸡血藤30 g、络石藤15 g，服药4周，症状进一步改善，以本方为主调治3个月余，症状缓解已复学。

16. 温肾蠲痹法

本法适用于因风寒湿痹日久不愈，肝肾两亏，气血不足引起的腰膝冷痛，肢节屈伸不利、肢体麻木、畏寒喜温、口淡不渴、手足拘挛、肩肘痹痛、舌淡苔白、脉象细弱或沉缓等症。常用药物有独活、桑寄生、秦艽、细辛、防风、羌活、川芎、当归、熟地黄、白芍、川杜仲、怀牛膝、党参、黄芪、炙甘草、核桃肉、淫羊藿、桂枝、茯苓、枸杞子、熟附子、菟丝子等。代表方为蠲痹汤、独活寄生汤、三痹汤为主方。笔者用本法治疗风湿性关节炎、类风湿性关节炎、肥大性脊椎炎、坐骨神经痛等属肝肾两亏、气血不足、风寒湿盛者，常加雷公藤、鸡血藤20~30g，收效尚好。

【病案举例】刘某，女，53岁。主诉四肢关节疼痛，僵硬已2年余，伴腰膝冷痛、肢体麻木、畏寒喜暖、手足拘挛、屈伸不利、口淡乏味、行走不便。在当地医院诊疗，拟类风湿性关节炎，服激素等症状反复。诊见舌淡红，苔白，脉沉缓无力。证属肝肾亏损，气血不足所致之顽痹。治当温肾蠲痹为主，方选三痹汤为主方。处方：独活10g，桑寄生20g，秦艽10g，细辛3g，川芎6g，当归10g，熟地黄15g，白芍18g，桂枝10g，茯苓15g，杜仲18g，牛膝15g，党参18g，黄芪20g，川木瓜15g，威灵仙15g，甘草6g，鸡血藤30g，雷公木20g，雷公藤25g（另先煎1h），僵蚕15g，白花蛇舌草15g。每日1剂，水煎，分3次饭后服。服药30剂，症状明显改善，行走自如，效不更方，原方加徐长卿15g，络石藤15g，再服30剂，病情缓解。

17. 补肾延衰法

本法适用于肝肾不足所致之未老先衰，头发早白、牙齿脱落、失眠健忘、腰酸乏力、遗精阳痿、崩漏带下、舌淡脉虚等症。常用药物有何首乌、肉苁蓉、山茱萸、女贞子、炙远志、黄精、枸杞子、菟丝子、桑椹、山药、楮实子、小茴香、巴戟天、石菖蒲等。代表方为七宝美髯丹、还少丹。本法多用于治疗老年性脑动脉硬化症、更年期综合征等属肝肾两虚者。

【病案举例】罗某，男，72岁。腰腿酸软，疲乏无力反复半年余，有高血压病史，伴失眠健忘、须发早白、心悸气短、双下肢步履累重，诊见舌质略淡，苔薄白，脉结。证属心肾亏损，肝肾不足所致，治当补益心肾，补肾延衰为主。处方：何首乌15g，熟地黄20g，明党参20g，五味子10g，九节菖蒲10g，黄芪15g，枸杞子15g，沙苑子15g，女贞子15g，巴戟天15g，肉苁蓉15g，楮实子15g，山茱萸15g，桑椹15g，核桃肉20g，小茴香6g。每日1剂，水煎，分2次服。服药2周，症状改善。继守原方为主适当加减，调治3个月，病情好转。

18. 补肾通窍法

本法适用于因肾水不足、虚火上升所致之头晕目眩，耳鸣耳聋，夜间多梦，夜寝不安，伴腰膝酸软，疲乏无力，舌红少苔，脉沉细而数等症。常用药物磁石、粉葛根、石菖蒲、芡实、远志、生地黄、山药、五味子、山茱萸、北柴胡、茯神、泽泻、牡丹皮等。代表方为耳聋左慈丸。笔者曾使用本方加葛根30~50 g，治疗神经性耳聋患者数例，收效甚佳。

【病案举例】苏某，男，38岁。诉耳鸣、耳聋，夜寐不安已2周。睡眠多梦，腰酸腿软，疲乏无力，精神不振，小便频多。诊见舌红少苔，脉细数无力。证属肾阴亏损所致之耳鸣耳聋。治以补肾通窍为主。处方：磁石50 g，石菖蒲10 g，五味子10 g，熟地黄20 g，山药15 g，山茱萸10 g，茯神15 g，芡实30 g，泽泻20 g，牡丹皮9 g，炙远志6 g，沙苑子15 g，粉葛根50 g。每日1剂，水煎，分2~3次服。服药7剂，耳鸣、耳聋明显减轻。原方加桑椹15 g、龙眼肉15 g，再服2周，诸症除。

19. 补肾纳气法

本法适用于肾气亏虚，肺气不足所致之肾不纳气的咳喘患者。症见咳嗽痰白，动则气喘，反复发作，经久不愈，腰膝酸软，头晕耳鸣，夜多小便，舌淡苔白，脉沉缓无力。常用药物有人参、蛤蚧、核桃肉、枸杞子、炙远志、巴戟天、紫河车、紫菀、款冬花、五味子、海蛤壳等。代表方为人参蛤蚧散、人参胡桃汤为主方。本法多用于治疗慢性支气管炎喘息性与气管炎、哮喘、肺气肿等属肾不纳气的患者。

【病案举例】蒋某，男，55岁。诉咳嗽气喘反复3年，近1个月咳喘加重，咳嗽痰白，动则气喘，反复发作，经久不愈，伴腰酸腿软，头晕耳鸣，夜多小便，胃纳不振，夜不能寐，大便溏烂。诊见舌质红，苔白，脉沉细无力。证属肾气亏虚，肺气不足所致。治当补肾纳气，方用人参胡桃汤加减。处方：西洋参15 g（另焗），核桃肉30 g，紫菀15 g，当归10 g，炙远志9 g，白果15 g，巴戟天15 g，款冬花12 g，五味子10 g，海蛤壳30 g，白芥子10 g，紫苏子12 g。每日1剂，水煎服。服药2周，症状缓解，咳喘减轻，继以原方加龙脷叶15 g，枸杞子15 g，继法调治2个月余，症状缓解。

20. 补肾通络法

本法适用于因肝肾阴虚所致之中风先兆或中风患者。症见头晕头痛，耳鸣目眩，少眠多梦，腰酸腿软，突然一侧手足麻木沉重，口眼歪斜，半身不遂，舌强语謇，舌质红，苔黄干，伸舌偏歪，脉弦细数。常用药物有何首乌、白芍、天冬、怀牛膝、龟甲、龙骨、生地黄、肉苁蓉、远志、石菖蒲、石斛、广地龙、生牡蛎、钩藤、茯苓、麦冬等。代表方为建瓴汤、地黄饮子为主方。本法多用于治疗老年性中风先兆及中风偏于肝肾阴亏，瘀血阻滞者。

【病案举例】林某，男，75岁。突然左侧肢体麻木，沉重，左半身不遂已1周，伴头晕目眩，耳鸣耳聋，腰酸腿痛，肢体乏力，纳呆，难寐，小便不利，大便数日1解，口干不欲饮。曾住院3周，拟脑血栓形成，使用调血管扩张剂等，症未改善，要求出院中药治疗。诊见神清乏力，语言謇涩，伸舌偏右歪，舌质暗红，苔薄黄，脉弦涩，左上下肢不能抬举，肌力0级，肌张力增强。脉症合参，病乃中风–中经络，证属肝肾亏损，气虚血瘀之候。治以补肾通络、益气化瘀为主。处方：钩藤25 g，天麻12 g，石决明30 g（另包煎），桑寄生15 g，何首乌15 g，杜仲15 g，怀牛膝15 g，地龙15 g，黄芪90 g，赤芍18 g，丹参20 g，葛根50 g。每日1剂，水煎，分3次服，并配合肢体功能锻炼。服药2周，症状明显改善，纳增，能寐，二便调，左侧肢体已能屈伸活动，仍有头晕耳鸣，原方加枸杞子15 g，女贞子12 g，肉苁蓉18 g，以加强补肾之力。治疗4周，症状进一步改善，继以原方加路路通、鸡血藤各18 g，黄芪加至120 g。调2个月，肢体功能基本恢复，生活能自理。

以上所述，乃治肾的常用之法，因与肾脏有关的疾病很多，范围颇广，辨证时必须分清属阴、属阳，辨别虚实寒热，以治肾为主，兼顾他脏，选用不同的治法，遣方用药、准确灵活，并结合现代医学的病名辨证治疗，方能收到预期的疗效。以上治法乃临床较常用之法，对于其他方法，有待进一步研讨。

第八节　脑病辨治十法

中医学认为，脑为髓之海，主藏而不泻，喜盈而恶亏虚，喜静而恶躁扰，至清而不容邪，主精神意识、情志思维、感觉认知、机体运动，故又名"精明之府""元神之府"。脑病常见有中风、头痛、眩晕、痫病、痿病、不寐、痴呆、颤病等，相当于现代医学脑血管病、后循环缺血、癫痫、重症肌无力、睡眠障碍、痴呆、帕金森病、肝豆状核变性等疾病。脑病是多种致病因素作用于人体，直接或间接地引起脑的病理变化的总称。这些致病因素包括六淫、七情、痰饮、瘀血、饮食、劳倦、疫疠、毒邪、外伤及先天因素等。中医脑病的病因病机多为年老久病，肝肾亏虚，气血不足导致髓海空虚，脑髓失养。脑髓精血不足为发病之根本，加之风、火、痰、虚、瘀、邪毒侵袭机体，髓虚毒损而发病。笔者总结前人经验，结合自己的临床心得，得出中医脑病的治疗方法治标多从息风化痰祛瘀入手，治本以补益气血、调肝补肾为总体方向，并根据疾病的性质及轻重缓急，将治标与治本相结合，形成了镇肝息风、疏肝解郁、益气化瘀、化痰降浊、清肝泄热、补肾健脑、健脾醒脑、益气养血、滋养肝肾、化痰通络，10种辨治老年脑病的常用基本治法。

1. 镇肝息风法

老年人肝肾阴虚，肝阳偏亢，肝风易动，血气并走于上，可见头晕目眩，脑中疼热，面色如醉等肝阳上亢之症，如不及时救治可发为中风偏瘫，此法方选镇肝息风汤或建瓴汤为主。常用药物有怀牛膝、代赭石、龙骨、龟甲、白芍、玄参、天冬、牡蛎、川楝子、麦芽、菊花、钩藤、葛根等。此法应用于伴有头痛、眩晕、震颤、抽搐等症状的脑病患者，尤其适用于伴有高血压病者。此风当以内风居多，且老年患者多阴虚阳亢之质，故在治风之时，当首先考虑平肝以息风，兼顾肝肾，故此法多选用镇肝息风汤为基本方加减，笔者应用本法治疗高血压病属肝阳上亢者，效果较好。若血压过高、头痛剧烈者，加夏枯草、石决明等清肝泻热。

【病案举例1】贾某，男，76岁。诉左侧肢体乏力2个月余，头痛3日。自述于3日前无明显诱因出现头痛，无呕吐，伴头晕，烦躁易怒，纳尚好，夜难寐。既往有高血压病史多年，最高达190/110 mmHg。查体：血压178/98 mmHg，神清，行走拖步，左侧鼻唇沟稍变浅，伸舌偏左，四肢肌张力基本正常，左侧上、下肢肌力Ⅳ级，右侧肢体肌力正常，各腱反射（++），痛温觉及深感觉未见异常，病理反射未引出。舌暗红，苔黄，脉弦。中医诊断：中风-中经络（肝肾阴虚，风阳上扰）。西医诊断：①脑梗死恢复期；②高血压病3级（极高危组）。中医以补虚泻实为则，治以镇肝息风为法，方选镇肝息风汤加减。处方：怀牛膝30 g，代赭石30 g，龙骨15 g，龟甲15 g，天冬15 g，牡蛎15 g，白芍15 g，玄参15 g，茵陈12 g，川楝子12 g，麦芽12 g，菊花12 g，钩藤12 g，甘草6 g。每日1剂，水煎服。配合针灸治疗1个多月。1个月复诊时患者左侧肢体乏力较前明显好转，肌力Ⅴ级，活动欠灵活，继服上剂，并嘱其康复锻炼以加强疗效。

【按语】中风病所遗留的半身不遂、口眼歪斜、言语謇涩等多以高血压病为基础病。前贤医家张锡纯以肝肾阴虚为病机所在，创立了镇肝息风汤，方中重用牛膝，降其上行之血并能滋养肝肾；代赭石降其上逆之气，并能平肝潜阳，为主药；龙骨、牡蛎、龟甲潜阳降逆，柔肝息风；玄参、天冬、白芍滋养阴液，柔润息风，均为辅药；茵陈、川楝子协助主药以清泻肝阳之有余，茵陈与麦芽同用能疏肝气，有利于肝阳的平降，甘草和中，均为佐使药。诸药合用，则滋水涵木，补虚息风，降气降火以平逆，堪称治中风之精华，然平素之差异，体质之不同，症出则有别，变化之无穷，治法均不一，当辨证论治。

【病案举例2】罗某，男，71岁。头晕、步态不稳2日。纳尚好，夜难寐。

查体：血压178/98 mmHg，神清，面色暗红，舌红、苔黄，脉弦。眼底检查：高血压性视网膜动脉轻度硬化。X线胸片：主动脉形心。中医诊断：眩晕（肝阳上亢）。西医诊断：①高血压病2级；②脑动脉硬化。中医治以镇肝息风，佐以化瘀之法。处方：钩藤12 g（后下），桑寄生15 g，怀牛膝15 g，杜仲15 g，茯苓15 g，天麻9 g，生石决明20 g，丹参20 g，地龙9 g，葛根30 g。每日1剂，水煎服。配合对症治疗3周，血压稳定在正常范围，继以平肝滋肾之法以巩固疗效。

【按语】《黄帝内经》曰："诸风掉眩，皆属于肝"，本病与肝肾不足，肝阳上亢，肾水亏虚有关。故治当滋肾水，平肝阳，息肝风，调整机体阴阳平衡，着重肝肾调治，方用镇肝息风汤加减。方中钩藤、天麻平肝风，桑寄生、怀牛膝、杜仲补益肝肾，生石决明平肝潜阳，丹参、地龙活血化瘀，诸药合用以滋肾阴，平肝阳，息肝风，使阴阳平衡其病自愈。临床用药根据症候随证加减，以期切合病机，阴阳平衡。

2. 疏肝解郁法

由于情志内伤，导致肝失疏泄，横逆犯脾，肝郁化火，久则脏腑阴阳失调、气血失和，以致心神不宁而出现心烦易怒，喜太息，心悸不寐，纳呆等症状，大多表现为主诉较多，对病情十分担忧，反复询问预后情况，平素性格多思多虑。此法首选加味逍遥散或柴胡疏肝散等为基本方加减。常用药物有柴胡、郁金、栀子、黄芩、茯苓、白术、白芍、香附、酸枣仁、合欢皮、夜交藤、牡蛎、百合等。此法应用于合并抑郁焦虑症状脑病患者。

【病案举例】廖某，女，52岁。诉心烦寐差1年。自诉1年前因离异，逐渐出现烦躁易怒，情绪失控，夜寐差，入睡困难，梦多，纳少。反复就医，症状时好时坏，未坚持吃药，自觉心烦易怒，不思饮食，口渴喜饮，目赤口苦，小便黄赤，大便秘结，舌红，苔黄，脉弦而数。四诊合参，中医诊断：不寐（肝郁化火）。西医诊断：睡眠障碍。中医治以疏肝解郁、清热安神为法，以加味逍遥散加减。处方：柴胡12 g，郁金12 g，栀子9 g，黄芩9 g，茯苓12 g，白术12 g，香附9 g，酸枣仁15 g，合欢皮15 g，夜交藤15 g。7剂，每日1剂，水煎服。1周后症状改善，继服2个月症状基本消失。

【按语】不寐，病名出自《难经·第四十六难》，其病因、病机主要有虚实两方面，实者为七情内伤、肝失条达、饮食失节、痰热上扰；虚者为心肾不交、水火不济、劳倦过度、心脾两虚。《景岳全书·不寐》对形成不寐的原因作了精辟的分析："不寐虽病有不一，然惟知邪正二字则尽之矣。有邪者多实，无邪者皆虚。"对于不寐的治疗，要注重调理脏腑阴阳气血，由于不寐主要因脏腑阴阳失调、气血失和，以致心神不宁而不寐。因而首先应从本而治，着重调治所病脏腑及其气血阴阳，以"补其不足、泻其有余、调其虚实"为总则。《素问·六元正纪大论篇》"木郁达之"。方中柴胡、郁金、香附疏肝理气，栀子、黄芩清泻肝火，茯苓、白术祛湿化痰，酸枣仁、合欢皮、夜交藤解郁安神。全方共奏疏肝解郁安神之功。同时加强精神疗法，情志不舒或精神紧张、过度焦虑等精神症状是导致不寐的常见因素，因而消除顾虑及紧张情绪，保持精神舒畅，是治疗不寐的重要方法之一，每每可取到药物所难以达到的疗效。

【病案举例】赵某，女，67岁。左侧肢体偏瘫，情绪抑郁半个月。症见患者半身不遂，左侧肢体完全瘫痪，纳呆，情绪低落，烦躁，悲观失望，不愿配合康复治疗，寐差。舌暗，苔薄黄，脉弦细。头颅CT示右侧基底节区脑梗死。中医诊断：中风后抑郁（肝气郁结）。西医诊断：①卒中后抑郁；②脑梗死。中医治以疏肝解郁，活血化瘀为法，方以柴胡疏肝散合活血化瘀药。处方：柴胡12 g，郁金12 g，远志12 g，栀子9 g，白芍9 g，茯苓12 g，当归12 g，丹参12 g，石菖蒲12 g，炙甘草6 g。10剂，每日1剂，水煎服。同时加用抗抑郁药舍曲林治疗，10日后症状改善，能配合康复治疗。继服1个月可扶行，并嘱其继续康复锻炼以加强疗效。

【按语】本病属中医学郁病与中风合病，中风之后，情志内伤，导致肝失疏泄，水木失养，心神失常，久则脏腑阴阳气血失调，心、肝、脑脏腑功能失职，变生而成。在临床中发现，中风后抑郁的发生初期以肝郁为主，中期则以肝脑同病为主，后期以脑病症状为主，肝病牵制脑病的转向而成互相交恶的状态，从而使该病迁延难愈，易于反复。上方中柴胡、郁金、远志疏肝理气；当归、白芍养血柔肝；丹参清血中浮火兼有养血安神之效；栀子清三焦之火、导热下行；石菖蒲醒脑开窍健脑益智；炙甘草益气补中，缓肝之急。如此配伍，既补肝体，又助肝用，全方共奏健脑益智，安神定智之功，为中风后抑郁之效方。

3. 益气化瘀法

本法多用于因年迈体弱，元气大亏，鼓动无力，温运无权，致瘀阻脉道，经络受阻而致中风、颤病、痿病、眩晕等患者。症见半身麻木乏力，或半身汗出，头晕头痛，震颤，口角流涎，面色少华，小便频数，食欲不振，舌淡有瘀斑，脉细涩或弦涩无力。治以益气化瘀通络。方选补阳还五汤加减。常用药物有黄芪、地龙、桃仁、红花、赤芍、川芎、当归尾、丹参、党参、钩藤、葛根、蜈蚣等。伴小便频数者加桑寄生、牛膝，气虚甚者加人参。

【病案举例1】唐某，男，70岁。诉反复阵发性头晕2个月余，伴一过性右侧肢体麻木1 h，伴口干不欲饮，气短乏力，面色萎黄，胃纳不振，寐差，夜尿频，大便正常。舌暗有瘀点，苔薄黄，脉沉涩无力。既往有高血压病病史约5年。入院查胆固醇5.09 mmol/L，低密度脂蛋白4.9mmol/L。颈动脉彩超可见双侧颈动脉粥样硬化斑块形成。头颅CT未见异常。诊断：中风先兆（气虚血瘀证）。西医诊断：短暂性脑缺血发作。中医治以益气化瘀通络为法，方选补阳还五汤加减。处方：黄芪30 g，葛根30 g，地龙15 g，桑寄生15 g，牛膝15 g，赤芍15 g，钩藤15 g（后下），石决明15 g（先煎），夏枯草15 g，当归尾6 g，丹参20 g，天麻10 g。每日1剂，水煎，分2次服。并予降压、调脂、稳定斑块及对症治疗。经治疗2周后患者头晕症状改善明显，未再出现一过性右侧肢体麻木，乏力症状明显好转。嘱其避风寒，调情志，饮食清淡，可多进食益气健脾之物。治疗1个月后随访，患者诉近半个月无阵发性头晕发作，饮食睡眠好转，舌淡，苔薄白，脉和有力。

【按语】中风先兆是与中风有着密切联系的临床综合征，中风发生之前出现的中风先兆，预示了患中风病的危险性。在现代生活中，年老体衰、情志失调、嗜好烟酒、饮食不节、劳作过度、作息不规律、肥胖及遗传与中风先兆的发病密切相关。《素问·上古天真论》有云："避邪气，调情志，节饮食，慎起居，远房帏。"在平日生活中注意调情志、节制饮食、戒烟酒、适度运动。本证由年老正气亏虚，气虚血瘀，脉络瘀阻所致。正如《灵枢·刺节真邪第七十五》所言："虚邪偏客于身半，其入深，内居荣卫，荣卫稍衰则真气去，邪气独留，发为偏枯。"本方重用黄芪，补益元气，意在气旺则血行，瘀去络通，为君药；当归尾活血通络而不伤血，用为臣药；赤芍、丹参协同当归尾活血祛瘀；地龙通经活络，力专善走，周行全身，共为佐药；再加以葛根生精止渴；桑寄生、牛膝补肝肾，强筋骨；钩藤、石决明、夏枯草平肝息风。合而用之，则气旺、瘀消、络通。

【病案举例2】钟某，男，68岁。右侧肢体麻木、乏力3个月余，伴头晕，口舌歪斜，言语謇涩，面色㿠白，气短乏力，自汗出，心悸便溏，手足肿胀。舌质暗淡，有齿痕，舌苔白腻，脉沉细。既往有高血压病史多年。头颅CT示：左侧放射冠梗死。中医诊断：中风-中经络（气虚血瘀）。西医诊断：①脑梗死（恢复期）；②高血压病3级（极高危组）。中医以补虚泻实为则，治以益气化瘀通络。方选补阳还五汤加减。处方：黄芪30 g，地龙10 g，赤芍10 g，当归10 g，红花6 g，川芎6 g，丹参20 g，龟甲20 g。每日1剂，水煎服。配合输液治疗1个月余。调后复诊，患者右侧肢体无麻木，肢体乏力较前好转，活动欠灵活，继以益气化瘀为法，并嘱其康复锻炼以加强疗效。

【按语】缺血性中风恢复期的主要病机是气虚血瘀，气虚是发病之因，而血瘀既是病理产物，又是致病因素。"气者，人之根本也。"（《难经·八难》）正所谓"正气存内，邪不可干"。如若正气不足、脏腑功能低下，则人体阴阳失调，气血不和，外易感受六淫之邪，内易滋生痰湿、瘀血等病理产物，导致疾病发生。瘀血既是病理产物，亦是中风病重要的致病因素。血液环流不止，主要依赖气的推动，《血证论》曰："运血者，气也。"气虚日久，导致血行缓慢，流行不畅，滞于脉络而成血瘀。瘀血在中风发病中起关键作用，早在《黄帝内经》中就已认识到："清浊相干……乱于头，则为厥逆，头重眩仆。"《血证论》说："化其瘀滞则偏枯萎废自愈也。"《医学纲目》谓："中风皆因脉道不利，血气闭塞也。"瘀血可促进痰的产生，因为瘀为体内血液停滞而成，痰乃津液停聚而生，津血同源，津血在生理上相互转化、病理上又可相互影响。诚如《锦囊秘录》云："气血清顺，则津液流通，何痰之有？惟气血浊，则津液不行，熏蒸成聚，而变为痰。"瘀血、痰浊壅积留滞，郁而化热生火，痰瘀火热，蕴积不除，毒邪乃生。毒邪最易败坏形体，攻伐脏腑，扰神闭窍，所以其一旦生成，必然会给脑髓造成巨大损害，使病情加重。瘀血可壅塞气道，阻碍气机，而气滞又进一步加重血瘀。瘀血日久，阻塞经络，筋脉失养，即可出现手足拘挛、屈伸不利等。瘀血日久必然影响气、血、津、精之化生，淤阻愈久，其气愈虚，瘀血不去，则新血难生，导致此期患者病情恢复缓慢。故本方重用黄芪，补益元气，意在气旺则血行，瘀去络通，为君药。当归尾活血通络而不伤血，用为臣药，赤芍、川芎、红花协同当归尾活血祛瘀。地龙通经活络，力专善走，周行全身，共为佐药，再加以龟甲滋阴降火。合而用之，则气旺、瘀消、络通。

4. 化痰降浊法

主要应用于素体肥胖，劳逸失宜，加之食甘厚味，痰热内生，痰浊内结，阻滞气机，蒙蔽清窍而致中风、眩晕、痫病等患者。症见：体胖，头痛，胸闷不舒，呕吐痰涎，口苦口臭，头晕目眩，肢体困重，或心悸胸痛，四肢麻木，手足抽搐，或半身麻木，半身无汗，大便秘结，舌稍红、苔腻，脉弦滑有力。治法：化痰降浊。方选温胆汤或定痫丸加减。常用药物有半夏、天麻、白术、浙贝母、石菖蒲、枳实、陈皮、甘草、茯苓、泽泻、竹茹、山楂、茵陈、丹参等。

【病案举例1】赵某，女，70岁。患者突发语謇，右侧肢体偏瘫2日就诊。症见半身不遂，右侧肢体完全瘫痪，伴头晕，胸闷，咳痰为黄色黏痰，纳少，寐差，小便正常，大便2日未解。舌暗淡，苔薄黄，脉弦滑。头颅CT示：左侧基底节区脑梗死。既往有高血压病史。中医诊断：中风-中经络（痰浊内阻）。西医诊断：脑梗死。中医治以化痰降浊、活血通络为法，方选温胆汤加减。处方：半夏15 g，白术15 g，天麻15 g，陈皮6 g，茯苓12 g，枳实12 g，竹茹6 g，石菖蒲10 g，泽泻12 g，茵陈12 g，丹参20 g，桃仁15 g。每日1剂，水煎服。配合口服抗血小板药物及改善循环输液治疗2周，人扶可站立，并嘱其继续配合康复锻炼以加强疗效。

【按语】中医对本病的病因病机早有认识，李东垣认为"中风者，非外来风邪，乃本气病也"。朱丹溪认为"百病皆由痰作祟"，强调中风病乃"湿土生痰，痰生热，热生风也"。又曰"半身不遂大率多痰，在右属痰"。总的来说，中风病的发生主要与风、火、痰、瘀、虚等因素有关，故中风为本虚标示之证，急性期一般以风痰上扰，痰热腑实多见，其中尤以痰湿为主要因素。温胆汤具有和胃化湿，清郁热，涤痰，断痰湿之来路，顺肝胆条达之性。对痰浊内阻者宜不偏不倚，谨守中风病机，轻重缓急，标本兼顾。无论中风前后诸症，均可用之。故急性期的治疗，宜辨证选用具有清胆化痰功效的温胆汤加减。临床治疗在原方的基础之上加用泽泻、茵陈以加强化痰降浊之功；加桃仁、丹参以活血化瘀；眩晕加天麻、钩藤以平息肝风。随症加减，疗效颇著。

【病案举例2】王某，男，53岁。既往有高血压病史，2年前车祸致脑挫裂伤后出现反复发作性神志不清、四肢抽搐、口吐白沫，持续1～3 min不等，醒后自觉肢体困倦，舌稍红，苔白腻微黄，脉滑。长期口服丙戊酸钠控制癫痫发作，但仍反复发作。诊断为痫病，证属痰湿内阻，郁而化热，上蒙清窍发为本病，治以化痰降浊、息风为法，方选定痫丸加减。处方：天麻12 g，川贝母12 g，半夏9 g，茯苓9 g，胆南星9 g，石菖蒲9 g，全蝎5 g，僵蚕9 g，陈皮9 g，远志9 g，丹参9 g，麦冬9 g，竹沥汁适量。20剂后，患者癫痫发作明显减少，嘱其改颗粒冲剂口服以巩固疗效，同时逐渐减少丙戊酸钠用量。

【按语】《医学心悟》曰："痫者，忽然发作，眩仆倒地，不省高下，甚则瘛疭抽搐，目斜口㖞，痰涎直流，叫喊作畜声，医家听其五声，分为五脏……虽有五脏之殊，而为痰涎，则定痫丸主之。既愈之后，则用河车丸以断其根。"该病每因惊恐忿怒，气机逆乱，阳亢化风，触动积痰，痰随风动，上蒙脑窍而卒然眩仆倒地；肝风内动，故见目睛上视，甚或手足抽搐；痰涎壅盛则口吐白沫，喉中痰鸣；急当化痰降浊、开窍安神为治。方中竹沥、贝母、胆南星苦凉性降，清热化痰，其中竹沥尚能镇惊利窍，贝母功擅开郁散结，胆南星兼具息风解痉；半夏、陈皮、茯苓相合，温燥化痰，理气和中，是取二陈汤之义；全蝎、僵蚕、天麻功专平肝息风而止痉。以上为本方涤痰息风的主要组成部分。又伍石菖蒲、远志、茯神祛痰开窍，宁心安神；丹参、麦冬偏凉清心，麦冬甘润又能养阴润燥；合贝母可防半夏、陈皮、全蝎、僵蚕辛烈伤阴；甘草调和诸药。全方共奏化痰降浊、息风定痫之效。

5. 清肝泄热法

此法适用于肝经郁热，肝火上逆而致清窍不利者。南方气候炎热多雨，由于雾露瘴气的影响，许多疾病发病后可表现为湿热证。而如朱丹溪言"湿痰生热"能致中风，张锡纯曰"肝胆之火夹血上冲头部"可致中风。症见头痛，头晕，肢麻偏瘫，口苦口臭，双目红赤，胸胁不舒，夜寐不安，尿黄便结，舌红，苔黄腻，脉弦数。此型患者多患有高血压病、神经衰弱。治以清肝泄热法，方选龙胆泻肝汤加减。常用药物有龙胆草、黄芩、栀子、泽泻、柴胡、车前子、生地黄、菊花、钩藤、木通、青葙子、牛膝、葛根等。其中头痛头晕、烦躁不安者加钩藤、夏枯草平肝泻火；大便秘结者加枳实、大黄理气泻火通腑；呕恶纳呆者加姜半夏、麦芽健胃止呕；舌体有瘀斑者加丹参、川芎、鸡血藤活血祛瘀。临床根据辨证灵活应用。

【病案举例1】梁某，男，69岁。诉头晕半个月，伴口苦口臭，胸闷纳呆，尿黄便秘，夜间难寐，舌暗红，苔黄腻，脉弦数。原有慢性肝炎、高血压、高脂血症、高黏滞综合征等病史。中医诊断：眩晕，肝经郁热证。西医诊断：①高血压病；②高脂血症。中医治以清肝泄热之法，方选龙胆泻肝汤加减。处方：龙胆草6 g，甘草6 g，当归6 g，泽泻12 g，柴胡9 g，车前子15 g，茵陈15 g，生地黄20 g，葛根30 g，栀子10 g，黄芩10 g。每日1剂，水煎，分2次服。服药1周，头晕减轻，仍觉口苦，睡眠转佳，舌红苔稍腻，脉弦。原方加菊花10 g，再进1周，症状明显减轻，头晕消失。嘱间断服药，以巩固疗效。

【按语】由于老年患者基础病多，症状复杂，易产生恐惧、消极、悲观、烦躁的生理反应，导致其肝气不舒，肝郁化火，肝胆经郁热，火邪炽盛，上扰清窍而导致头晕。遵其治病求本的原则，治当以清肝泻火为法，龙胆泻肝汤具有疏肝、清热、泻火作用，方中配伍泻中有补，疏中有养。方中柴胡、栀子、当归、甘草等疏肝清热养血，诸药合用，泻肝经之火，又能补肝脏之阴血，使邪去而正不伤，从而达到扶正祛邪的目的。对头晕患者，表现为肝经实火者，先采用清肝泻火之法治其标，待标证尽去，再以滋养肝肾之法固其本，临床上可取得良好的效果。

【病案举例2】李某，女，70岁。反复头晕2年余，伴发作性左侧肢体乏力麻木1 h，伴口苦口臭，双目红赤，烦躁易怒，寐差，舌暗，苔薄黄，脉弦数。既往有高血压病史，血压最高达190/90 mmHg。头颅CT检查未见异常。中医诊断：中风先兆，肝经郁热证。西医诊断：高血压病3级（高危组）。中医治以清肝泻热之法，以龙胆泻肝汤加减。处方：龙胆草6 g，栀子10 g，木通10 g，泽泻10 g，当归10 g，牛膝10 g，黄芩10 g，生地黄12 g，柴胡12 g。每日1剂，水煎服。服药2周，先兆症状未再发作，头晕，口苦，口臭，双目红赤，咽干，烦躁易怒，寐差均明显减轻。

【按语】清代医家李用粹在《证治汇补·中风》中说："平人手麻木，不时眩晕，乃中风先兆。"本病多发于中老年患者。同时证属肝经郁热中风先兆患者不在少数，方中以龙胆草苦寒，清肝泻热为主药，配以栀子、黄芩、柴胡、泽泻疏肝清热之品以达到泻肝火、清肝热、息肝风之效。

6. 补肾健脑法

肾主骨生髓，上通于脑，脑病的发生与肾有密切关系。进入老年期后人体各脏腑功能逐渐衰退，尤以肾脏功能衰退为显著，表现为听力减退，鬓发变白，头晕失眠，健忘多梦，记忆力减退，性功能减弱或消失，腰酸腿软，夜多小便，思维迟钝，反应缓慢等为主症。治宜补肾健脑为主，另选首乌延寿丹或还少丹加减。常用药物有山茱萸、茯苓、山药、熟地黄、肉苁蓉、枸杞子、杜仲、怀牛膝、楮实子、何首乌、巴戟天、石菖蒲、黄精、远志等。多制成丸、散，或丹、膏，以缓缓治之。本法适用于脑动脉硬化、老年性痴呆、中风后遗症等属肾阴亏损，肾阳不足者。

【病案举例1】张某，女，67岁。诉反复头晕1年余。症见头晕、耳鸣，疲乏无力，听力减退，夜寐多梦，记忆力下降，下肢酸软无力，夜尿频多，心烦，口干明显，舌红苔光少，脉弦细略数。双侧颈动脉彩超示：双侧颈动脉粥样硬化性改变伴斑块形成。中医诊断：眩晕，肝肾亏虚证。西医诊断：脑动脉硬化。中医治以补肾健脑之法，以还少丹加减。处方：山茱萸9g，熟地黄20g，枸杞子12g，山药12g，泽泻9g，茯苓9g，天麻9g，何首乌15g，黄精15g，钩藤15g，牛膝9g，桑寄生15g，夜交藤15g。7剂，每日1剂，水煎服。症状改善，头晕、耳鸣减轻，仍感乏力，守上方加菟丝子，继服2周，症状基本消失。

【按语】张介宾《真阳经》曰："五脏之伤，穷必及肾。肾藏精，精生髓，髓聚为脑……"眩晕发生的根源在于脑，所以及时改善脑功能是预防疾病发生的必要条件，治脑先治肾，调理肾的功能又为先决条件。还少丹中山茱萸、熟地黄、枸杞子、山药、何首乌滋养肾之精气，肾气旺，精气足，元气盛，就可以截断眩晕症状及向中风发展的通道；配合茯苓、泽泻利湿而泻肾浊，牛膝、桑寄生补肝肾强筋骨，钩藤平肝息风，夜交藤安神定志。现代药理研究表明，枸杞子、何首乌含有成分能够营养脑细胞，改善脑神经功能，促进脑血管的血液循环，对预防脑病具有积极作用。

【病案举例2】王某，男，68岁。语謇、右侧肢体乏力8个月余。患者家属代述于8月前无明显诱因出现语謇、右侧肢体乏力，行走拖步，伴头晕，病后住院治疗，诊断为脑梗死，经治疗后，患者症状改善，仍语謇、右侧肢体活动不灵便，腰膝酸软无力，夜尿频多，舌红苔光少，脉弦细。既往有高血压病史多年。中医诊断：中风后遗症，肝肾亏虚证。西医诊断：①脑梗死后遗症；②高血压病3级（极高危组）。中医以补虚泻实为则，治以补肾健脑为法，方选还少丹加减。处方：山茱萸9g，熟地黄20g，枸杞子12g，山药12g，泽泻9g，茯苓9g，天麻9g，何首乌15g，黄精15g，钩藤15g，牛膝9g，桑寄生15g。每日1剂，水煎服。10剂后症状改善，唯腰酸乏力明显，守上方加菟丝子、巴戟天等加强补肝肾强筋骨，并嘱其配合康复锻炼。

【按语】中风属本虚标实之证，多发生于中老年人，以40岁以上居多。故认为本病发生与肾虚有着密切的关系，人过40岁以后，由盛极转入衰退。肾主骨生髓，主藏精通于脑，脑为髓之海，髓由精生，精由气化，因过劳耗精，久病气衰，则脑海失充，血不得运，筋不得养，故中风之证缠绵难愈。因中风发生的病机，虽以虚为本，但痰瘀入络很难清净，痰瘀阻滞脉络，气血不畅，故中风之证难以消除，采取还少丹治疗中风后遗症，意在补肾以治肾，固本以培元，驱邪可扶正，该法以治本为主，治标为辅，标本兼治，相得益彰。方中山茱萸、熟地黄、枸杞子、山药、黄精、何首乌滋养肾之精气，茯苓、泽泻利湿而泻肾浊，牛膝、桑寄生补肝肾强筋骨，钩藤平肝息风，夜交藤安神定志，天麻为治眩晕之要药。诸药合用，效果显著。

7. 健脾醒脑法

肾为先天之本，脾为后天之本，由于老年人脏腑功能明显减退，脾虚表现较为突出。症见胃纳不振，体倦乏力，神疲思睡，或不寐心烦，动作反应迟钝，步履艰难，大便溏烂，小便清长，近期记忆明显减退，甚则神志昏愦，舌淡嫩，脉虚缓无力。治宜益气健脾醒脑，多选用五味异功散或参苓白术散合益气聪明汤。常用药物有人参、白术、茯苓、龙齿、莲子、黄芪、陈皮、石菖蒲、大枣、山药、益智仁等。本法多用于治疗脑动脉硬化、痴呆等症。

【病案举例1】朱某，男，72岁。语謇、右侧肢体乏力1年余，伴头晕健忘，不识亲人，体倦乏力，神疲思睡，大便溏烂，小便清长，舌淡嫩，脉虚缓无力。既往有高血压病史多年。中医诊断：中风-中经络，脾气亏虚证。西医诊断：①脑梗死后遗症；②血管性痴呆；③高血压病3级（极高危组）。中医以补虚泻实为则，治以健脾益气醒脑为法，方选参苓白术散合益气聪明汤加减。处方：白术12g，茯苓12g，山药12g，益智仁12g，莲子12g，黄芪35g，龙齿30g（先煎），陈皮9g，石菖蒲9g。10剂，每日1剂，水煎服。症状较前改善，守上方继服，并嘱其配合康复锻炼。

【按语】随着社会人口老龄化的到来，中风发病率逐年升高，中风后遗症的治疗更显得尤为重要。中风病具有很高的致残率，约85%的患者尚有不同程度的功能障碍，影响日常生活能力，同时多数患者常伴有情绪障碍，智能减退，严重者发展为中风痴呆。据统计，在中风的辨证分型中，气虚血瘀占主导地位，占中风病的75%以上。中风后恢复期及后遗症期气虚血瘀，气血运行不畅，闭阻经脉，筋脉失养，致使肢体偏枯萎废，瘀血上逆，壅塞脑络血脉；病延日久，气虚精亏，脑失所养，脑络闭塞，髓海失充，则元神失聪，智能减退。由此可见，气虚血瘀，脉络瘀阻清窍是该病的主要病机。治疗上以益气健脾，活血通络，醒脑利窍为大法。方中白术、山药、黄芪甘温，益气之品，补气健脾；益智仁健脾益肾生髓；龙齿重镇安神；陈皮、石菖蒲豁痰开窍；尤其重用黄芪，取其力专性走，周行全身，以推动诸药之力，使气旺血行，瘀祛络通。此法对中风症状的改善、语言恢复、运动功能的提高，以及在减低血脂、血液黏滞度方面，均有明显疗效。

【病案举例2】董某，男，72岁。头晕眼花半年，行走不稳，肢体困倦，腹泻纳呆，耳鸣，夜寐多梦，记忆减退，舌淡，苔白腻，脉沉细。中医诊断：眩晕。西医诊断：脑动脉硬化。证属脾胃亏虚，肾气不足，脑髓失养。治以健脾醒脑方选参苓白术散加减。处方：党参12g，白术12g，茯苓12g，山药12g，陈皮6g，砂仁6g，石菖蒲6g，黄芪20g，藿香9g，厚朴9g，半夏9g。7剂腹泻停止，余症状减轻。继以原方加白扁豆9g，每日1剂，水煎服。2周后症状改善，嘱其继服健脾益气之品以巩固疗效。

【按语】古人云："血随气行，气为血帅，气少则血行缓慢，故生瘀滞。"随着年龄的增长，患者脏腑功能明显减退，脾虚表现较为突出。脾虚则气血生化无源，气虚则血行不畅，脑窍失养而致头晕，故组方药物是在益气健脾的基础上，加用醒脑开窍药物。方中党参、白术、山药、黄芪为甘温益气之品，补气健脾；陈皮、石菖蒲豁痰开窍；尤其重用黄芪，取其力专性走，周行全身，以推动诸药之力，使气旺血行，瘀祛络通。

8. 益气养血法

《灵枢·天年篇》指出"六十岁心气始衰，苦忧悲，血气懈惰，故为卧"。进入老年期后，由于免疫功能降低，内分泌功能失调，代谢紊乱，消化功能低等原因，多系统疾病同时存在，表现为气血不足者较多。症见头晕眼花，面色苍白或萎黄，心悸怔忡，纳呆乏力，四肢倦怠，记忆力明显减退。舌淡、苔白，脉细弱或虚大无力等。治宜益气养血，方选八珍汤或川芎核桃汤加味。常用药物有当归、川芎、何首乌、熟地黄、白芍、党参、白术、核桃肉、枸杞子、茯苓、大枣、甘草等。本法用于治疗感染性多发性神经炎、运动神经元病、重症肌无力、肌营养不良、脑供血不足等属气血两虚者。

【病案举例1】张某，女，66岁。既往有脑动脉粥样硬化病史，患者因头晕眼花6个月余就诊。症见头晕眼花，面色苍白或萎黄，心悸怔忡，纳呆乏力，四肢倦怠，夜寐多梦，记忆力明显减退。舌淡、苔白，脉细弱。中医诊断：眩晕，气血亏虚证。西医诊断：脑动脉硬化。中医治以益气养血，方选八珍汤加减。处方：当归9g，川芎9g，何首乌15g，熟地黄12g，白芍12g，党参10g，白术10g，核桃肉10g，枸杞子10g，茯苓10g，甘草6g。10剂，每日1剂，水煎空腹服。服后，患者症状减轻。继以原方治疗1个月后症状消失。

【按语】《灵枢·天年篇》指出"六十岁心气始衰，苦忧悲，血气懈惰，故为卧"。进入老年期后，由于免疫功能降低，内分泌功能失调，代谢紊乱，消化功能低等原因，多系统疾病同时存在，表现为气血不足者较多。《医方考》曰："血气俱虚者，此方主之。人之身，气血而已。气者百骸之父，血者百骸之母，不可使其失养者也。是方也，人参、白术、茯苓、甘草，甘温之品也，所以补气；当归、川芎、芍药、地黄，质润之品也，所以补血。气旺则百骸资之以生，血旺则百骸资之以养。形体既充，则百邪不入，故人乐有药饵焉。"故八珍汤治疗气血两虚眩晕有明显优势。

【病案举例2】吴某，男，54岁。患者因对称性四肢乏力麻木3个月余就诊，发病后在某医院明确诊断为急性感染性多发性神经炎，行激素冲击治疗后，症状好转，可独立行走，但仍感四肢乏力麻木。症见四肢末端痿软无力，如袜套样感觉麻木，头晕乏力，面色少华，心悸怔忡，四肢倦怠，纳呆梦多，舌淡、苔白，脉细弱。诊断为痿病，气血亏虚证。西医诊断：格林-巴利综合征。中医治以益气养血，方选八珍汤加减。处方：当归9g，川芎9g，熟地黄12g，白芍12g，党参10g，白术10g，茯苓10g，甘草6g。10剂，每日1剂，水煎空腹服。仍配合小剂量激素治疗，服后，患者自觉症状减轻，行走稍有力。继以原方治疗1个月后症状明显改善。嘱其继服上剂，逐渐减少激素用量。

【按语】痿病是指因外感或内伤，使精血受损，肌肉筋脉失养以致肢体弛缓、软弱无力，甚至日久不用，引起肌肉萎缩或瘫痪的一种病证。"治痿独取阳明"即指治痿病应重视调理脾胃，因脾胃为后天之本，气血生化之源，脾失健运，日久气血亏虚，不能充养肢体筋脉，导致痿病迁延不愈。治当健脾益气养血。方中人参、白术、茯苓、甘草，甘温之品补气健脾；当归、川芎、芍药、地黄，质润之品补血。气旺则百骸资之以生，血旺则百骸资之以养。对痿病的兼夹证要予以兼顾治疗，视其所夹湿热、痰湿、瘀血、积滞等，分别治以清湿热、化痰浊、祛瘀血、消积滞或清郁热等，辨证论治，才能收效。

9. 补益肝肾法

老年人肝肾亏损者，十有八九。因为进入老年期后肾气渐衰，肾精亏损，肝肾同源，肾水不足，肝木失去濡养，故导致肝肾亏损之候。症见头晕眼花，腰膝酸软，两耳蝉鸣，不耐疲劳，夜寐多梦，口干欲饮，须发早白，牙齿松动，记忆减退，健忘，舌红少苔，脉细数等。治宜滋养肝肾为主，方选杞菊地黄汤或补肾养肝息风汤加减。常用药物有枸杞子、女贞子、麦冬、生地黄、山药、山茱萸、何首乌、牡丹皮、泽泻、太子参、五味子、核桃肉、菊花、肉苁蓉、黄精、龟甲等。本法多用于治疗脑动脉硬化、颤病、中风先兆、老年性痴呆等偏于肝肾阴亏者。

【病案举例1】王某，女，70岁。头晕伴耳鸣1个月余。患者自诉于1个月余前在无明显诱因下开始出现耳鸣如蝉鸣，尤以夜间为甚，听力无障碍，头晕时作时止，时有心烦，曾自服消炎药无效。症见耳鸣如蝉鸣，尤以夜间为甚，听力无障碍，头晕时作时止，时有心烦，无发热、头痛、呕吐，饮食尚可，大便稍干，小便较多。既往体检。否认高血压、糖尿病等病史，否认肝炎、结核、伤寒等传染病史。查体：血压120/80 mmHg，神清，精神一般，双耳鼓膜浑浊、增厚，边缘尤重，舌红少苔，中间裂纹，脉弦细。中医诊断：眩晕，肾阴亏损，清窍失养证。西医诊断：后循环缺血。中医治以滋阴补肾，填精益髓。治以杞菊地黄汤加减。处方：熟地黄20 g，山茱萸20 g，枸杞子20 g，茯苓20 g，山药30，五味子10 g，牡丹皮10 g，女贞子20 g，墨旱莲20 g，黄芪30 g。6剂，每日1剂，水煎服。9日后复诊，服药后诸症均有所减轻，上方有效，遂守方继服。

【按语】早在《黄帝内经》就有髓海不足导致眩晕的理论，在论述"眩"的同时，还伴有"脑转耳鸣"的症状，后《景岳全书》更提出了"无虚不作眩"，为虚证眩晕提供了坚实的理论基础。本例患者年已七旬，年老精衰，髓海空虚，不能上荣于脑，则眩晕时发，精髓不足，清窍失养，可见耳鸣，舌红少苔中间裂纹，脉弦细，更是阴虚之明证。杞菊地黄汤是六味地黄丸加枸杞子、菊花组成，是滋肾壮水、以水涵木之良方。若精髓空虚，眩晕较甚，宜加鹿角胶、龟甲胶等，二者合用有阴阳双补的作用；"肝肾同源"，可加白芍、何首乌取其养肝补血作用；若阴虚阳亢，可加石决明、牡蛎以重镇滋阴潜阳。《素问·上古天真论》云："女子……七七，任脉虚，太冲脉衰少，天癸竭。"说明七旬之人肾精不足乃是正常现象，治疗至此已属不易。

【病案举例2】梁某，男，68岁。进行性四肢震颤1年余，伴行走缓慢，慌张步态，四肢乏力，大便干结，数日1次。舌红、苔黄，脉弦细。病后曾在外院诊治，诊断帕金森病，给予左旋多巴替代治疗。中医诊断：颤病，肝肾阴虚，肝风内动证。西医诊断：帕金森病。中医以补虚泻实为则，治以补益肝肾，养阴息风。方选补肾养肝息风汤加减。处方：何首乌15 g，枸杞子15 g，天麻12 g，钩藤15 g，龟甲15 g（先煎），白芍25 g，生地黄15 g，肉苁蓉15 g，五味子10 g，丹参18 g。每日1剂，水煎服。配合左旋多巴治疗2周余。2周复诊时患者四肢震颤乏力、大便干结较前明显好转，嘱其适当康复锻炼。

【按语】帕金森病是一种锥体外系的慢性退行性疾病，其起病缓慢、病程长，多见于中老年患者，以震颤、强直、运动减少及姿势调节障碍为临床特征。对帕金森病论述的中医文献，最早可追溯到《黄帝内经》的"诸风掉眩，皆属于肝"。本病多见于中老年人，《素问》云："年四十而阴气自半矣。"肝藏血，肾藏精，肝肾同源，精血互生，肝肾阴虚，水不涵木，风阳内动，筋脉失养，而发为颤证，揭示本病主要病机是肝肾阴虚。现代医家周仲瑛教授认为震颤麻痹主因为肝肾亏虚，标在内风火痰瘀。可见本病本虚标实，治宜补肾养肝为主，佐以息风、活血、化痰为法。基于上述认识，笔者组成补肾养肝息风汤治疗本病。方中何首乌、白芍、生地黄、龟甲、五味子、枸杞子补益肝肾，育阴潜阳；肉苁蓉温补肾阳，在较多滋阴药中用之温而不燥，并起到阴阳互生的作用；天麻、钩藤平肝息风；丹参养血活血通络。诸药相伍具有补肾养肝息风、活血通络之功。

10. 化痰通络法

脾为后天之本，老年人脏腑功能减退，脾虚尤为突出。脾虚则痰湿内生，风邪夹痰湿上扰清窍而发为眩晕、中风等病。临床症见头晕，头重如裹，恶心欲呕，不思饮食，体倦乏力，神疲思睡，舌淡嫩，脉虚缓无力。治宜健脾化湿，活血通络为法，选用半夏白术天麻汤加减。常用药物有半夏、白术、天麻、茯苓、陈皮、石菖蒲、甘草等。本法多用于后循环缺血、脑血管病、重症肌无力等症。

【病案举例】张某，男，62岁。既往有高血压病史，突发头晕、视物旋转1日就诊，恶心欲呕，胸闷，肢体困倦，纳少，夜寐多梦，舌暗淡，痰白腻，脉滑。中医诊断为眩晕，风痰上扰证。西医诊断：后循环缺血。中医治以健脾化湿、活血通络为法，方选半夏白术天麻汤加减。处方：白术12 g，天麻12 g，茯苓12 g，半夏9 g，陈皮9 g，石菖蒲9 g，丹参9 g，红花6 g，甘草6 g。7剂后症状完全消失。

【按语】古人言"无痰不作眩"。随着人口老龄化，老年患者脏腑功能明显减退，脾虚则痰湿内生，风痰夹湿上扰清窍而致头晕，视物旋转，故组方药物重在健脾化湿，加用活血通络的药物。方中白术、天麻、茯苓、半夏、陈皮、石菖蒲健脾化湿，醒脑开窍；加用红花、丹参活血通络。诸药合用，使痰去络通，眩晕自愈。

经过长期的临床实践，根据老年脑病的特点，在配伍上适当配合运用虫药，并酌加顾护脾胃之品，可提高疗效。叶天士曾言："病久则邪风混处其间，草木不能见其效，当以虫蚁疏络逐邪。"笔者认为虫类药多为血肉有情之品，最具走窜之性，为搜风通络之良药，其具有独特的疗效，常非草木类药物所能及，善治风痰瘀之顽疾，而老年脑病病程较长，多为疑难顽症，且其病标多在风痰瘀作祟，临证处方时当适当配伍使用虫类药。因此，在临证辨治偏头痛、癫痫、血管性痴呆、血管性眩晕等老年脑病时，常配伍使用蜈蚣、全蝎、地龙等虫类药，每可获得良效。

后 记

《名医奇难杂症临证精华》是遵照党中央国务院关于深入贯彻落实《医药卫生中长期发展规划（2011～2020年）》，加强中医药继承与创新，进一步做好名老中医药专家学术经验的传承工作，培养高层次中医药人才的指示精神，赖祥林全国名老中医药专家传承工作室根据国家中医药管理局下达的建设项目任务书的要求，工作团队全体成员经过三年的努力把赖老从医五十余载的学术思想和治疗经验撰写专著。

本书编写时正值广西壮族自治区成立六十周年大庆，中央慰问团的中央首长、广西壮族自治区的领导以及广西玉林市委市政府的主要领导亲临全国名老中医传承工作室慰问及指导，在此表示衷心感谢！

本书在撰写过程中得到了广西玉林市中西医结合骨科医院、广西玉林市中医医院及广西玉林市红十字会医院的领导的大力支持和帮助，在此特表示深切的谢意！

本书成书后得到了国医大师广西中医药大学韦贵康教授及全国百名中医广西中医药大学黄理明教授的推荐和指导，在此表示万分感谢！

传承精华，守正创新，我们要把老祖宗留下的中华文化瑰宝保护好，传承好，发展好，让中医药学的精华为人类健康事业作出更大的贡献。